Checklisten Anatomie und Physiologie

Checklisten Anatomie und Physiologie

4. Auflage

Unter Mitarbeit von: Tobias Sambale, Hamburg
Fachgutachten von: Andreas Fromm, Hamburg

ELSEVIER

Elsevier GmbH, Bernhard-Wicki-Str. 5, 80636 München, Deutschland
Wir freuen uns über Ihr Feedback und Ihre Anregungen an kundendienst@elsevier.com

ISBN 978-3-437-25277-8 eISBN 978-3-437-06525-5

4. Auflage 2026

Wichtiger Hinweis für den Benutzer
Die medizinischen Wissenschaften unterliegen einem sehr schnellen Wissenszuwachs. Der stetige Wandel von Methoden, Wirkstoffen und Erkenntnissen ist allen an diesem Werk Beteiligten bewusst. Sowohl der Verlag als auch die Autorinnen und Autoren und alle, die an der Entstehung dieses Werkes beteiligt waren, haben große Sorgfalt darauf verwandt, dass die Angaben zu Methoden, Anweisungen, Produkten, Anwendungen oder Konzepten dem aktuellen Wissensstand zum Zeitpunkt der Fertigstellung des Werkes entsprechen.
Der Verlag kann jedoch keine Gewähr für Angaben zu Dosierung und Applikationsformen übernehmen. Es sollte stets eine unabhängige und sorgfältige Überprüfung von Diagnosen und Arzneimitteldosierungen sowie möglicher Kontraindikationen erfolgen. Jede Dosierung oder Applikation liegt in der Verantwortung der Anwenderin oder des Anwenders. Die Elsevier GmbH, die Autorinnen und Autoren und alle, die an der Entstehung des Werkes mitgewirkt haben, können keinerlei Haftung in Bezug auf jegliche Verletzung und/oder Schäden an Personen oder Eigentum, im Rahmen von Produkthaftung, Fahrlässigkeit oder anderweitig übernehmen.

Für die Vollständigkeit und Auswahl der aufgeführten Medikamente übernimmt der Verlag keine Gewähr.
Geschützte Warennamen (Warenzeichen) werden in der Regel besonders kenntlich gemacht (®). Aus dem Fehlen eines solchen Hinweises kann jedoch nicht automatisch geschlossen werden, dass es sich um einen freien Warennamen handelt.

Bibliografische Information der Deutschen Nationalbibliothek
Die Deutsche Nationalbibliothek verzeichnet diese Publikation in der Deutschen Nationalbibliografie; detaillierte bibliografische Daten sind im Internet über https://www.dnb.de abrufbar.

26 27 28 29 30 5 4 3 2 1

In ihren Veröffentlichungen verfolgt die Elsevier GmbH das Ziel, genderneutrale Formulierungen für Personengruppen zu verwenden. Um jedoch den Textfluss nicht zu stören sowie die gestalterische Freiheit nicht einzuschränken, wurden bisweilen Kompromisse eingegangen. Selbstverständlich sind **immer alle Geschlechter** gemeint.

Planung: Julia Lux
Projektmanagement/Herstellung: Birgit Pietzsch
Redaktion: Theresa Hasselblatt, Itzehoe; Esther Kinateder, Waldkirchen
Bildrechteklärung: Elisabeth Pilhofer, Mainz
Zeichnungen: Gerda Raichle, Ulm [L190]; Martha Kosthorst, Borken [L138]
Satz: STRAIVE, Puducherry/Indien
Druck und Bindung: Drukarnia Dimograf Sp. z o. o., Bielsko-Biała/Polen
Umschlaggestaltung: SpieszDesign, Neu-Ulm
Titelabbildungen: © colourbox.de

Aktuelle Informationen finden Sie im Internet unter www.elsevier.de

Inhaltsverzeichnis

Warum Checklisten zur Anatomie und Physiologie?

Um sich die wichtigsten Fakten zu Anatomie und Physiologie vor der Prüfung in der Pflegeausbildung oder einem anderen Gesundheitsfachberuf zu vergegenwärtigen und mögliche Wissenslücken schnell und effektiv zu schließen, gibt es die Checklisten Anatomie und Physiologie. Sie sollen detaillierte Lehrbücher zum Thema nicht ersetzen, sondern – speziell in der Zeit der Prüfungsvorbereitung – ergänzen.

In alphabetischer Gliederung finden Lernende in den Checklisten die elementaren Stichpunkte zu anatomischen Strukturen und physiologischen Vorgängen. Alle Informationen sind auf das Wesentliche beschränkt und werden auf maximal zwei Seiten pro Thema beschrieben. 65 Abbildungen dienen der Veranschaulichung der menschlichen Anatomie.

Jedes Thema in den Checklisten Anatomie und Physiologie ist nach der gleichen Struktur gegliedert:

- Definition
- Bau/Beteiligte Organe
- Funktion/Funktionsmechanismen
- Wichtige Erkrankungen
- Besondere Informationen.

Einer kurzen und prägnanten *Definition* folgen bei anatomischen Strukturen stichpunktartige Informationen über den *Bau* (Anatomie) von Organen, beispielsweise der Niere oder des Herzens. Bei physiologischen Vorgängen werden die *beteiligten Organe* beziehungsweise die *beteiligten Stoffe* genannt. Beim Thema Abwehr sind dies zum Beispiel die örtlichen Barrieren, die lymphatischen und die sekundären lymphatischen Organe.

Der *Funktion* oder den *Funktionsmechanismen* (Physiologie) ist bei jedem Thema ein eigener Abschnitt gewidmet. Ebenso werden *wichtige Erkrankungen* benannt, womit die Checklisten Anatomie und Physiologie den Brückenschlag zur Krankheitslehre leisten. *Besondere Informationen* – gemeint sind weiterführende Hinweise zu Gesundheitsvorsorge und Pflege – runden jedes Thema ab. Zusätzlich bieten *Infokästen* praktische Tipps und Hinweise für den Alltag in Pflege- und anderen Gesundheitsfachberufen.

Informationen gezielt nachschlagen

In Pflege und Medizin besteht ein Nebeneinander von deutschen und lateinischen Fachbegriffen. Die Checklisten Anatomie und Physiologie sind alphabetisch nach den deutschen Bezeichnungen gegliedert. Dies soll gerade Anatomie-Neulingen das Auffinden von Inhalten erleichtern. Suchen Sie beispielsweise Informationen zum Pankreas, schlagen Sie bitte unter dem Stichwort Bauchspeicheldrüse nach. Innerhalb eines Themas finden sich dann selbstverständlich auch alle lateinischen Fachbegriffe. Diese sind in der Regel kursiv geschrieben.

Komplexe Themen sind in mehrere Teilabschnitte gegliedert. Das erleichtert es Ihnen, ohne Umwege genau die Information nachzuschlagen, nach der Sie suchen. Das Hauptthema Blut gliedert sich beispielsweise in die Abschnitte Grundlagen, Gelöste Bestandteile, Zellen, Atemgastransport und pH-Wert, Blutstillung und Blutgerinnung sowie Blutgruppen.

Querverweise, die Anknüpfungspunkte für vernetztes Lernen bieten, sind durch ➢ dargestellt und im Sachwortregister am Ende der Checklisten können Sie gezielt nach bestimmten Begriffen suchen.

Fehler gefunden?

An unsere Inhalte haben wir sehr hohe Ansprüche. Trotz aller Sorgfalt kann es jedoch passieren, dass sich ein Fehler einschleicht oder fachlich-inhaltliche Aktualisierungen notwendig geworden sind. Sobald ein relevanter Fehler entdeckt wird, stellen wir eine Korrektur zur Verfügung. Mit diesem QR-Code gelingt der schnelle Zugriff.

https://else4.de/978-3-437-25277-8

Wir sind dankbar für jeden Hinweis, der uns hilft, dieses Werk zu verbessern. Bitte richten Sie Ihre Anregungen, Lob und Kritik an folgende E-Mail-Adresse: kundendienst@elsevier.com

Abkürzungsverzeichnis

A./Aa.	Arteria/Arteriae bzw. Arterie
ant.	anterior
bes.	besonders
best.	bestimmte/n/r/s
chron.	chronisch/e/n/r/s
cm	Zentimeter
deutl.	deutlich
dist.	distalis bzw. distal/e/n/r/s
etw.	etwas
ext.	externa/externus
gg.	gegen
Gl./Gll.	Glandula/Glandulae
haupts.	hauptsächlich
i.d.R.	in der Regel
i.m.	intramuskulär
inf.	inferior
insbes.	insbesondere
int.	interna/internus
i.v.	intravenös
l	Liter
li.	links
Lig.	Ligamentum
lymphat.	lymphatisch/e/n/r/s
M./Mm.	Musculus/Musculi
med.	media/medius
mg	Milligramm
min.	Minuten
mind.	mindestens
mm	Millimeter
N.	Nervus
NaCl	Natriumchlorid
Ncl.	Nucleus
O_2	Sauerstoff
od.	oder
p.c.	post conceptionem, nach Empfängnis
PNS	peripheres Nervensystem
post.	posterior
Proc.	Processus
prox.	proximalis
re.	rechts
seitl.	seitlich/e/n/r/s
sog.	sogenannte/n/r/s
spez.	spezifische/n/r/s
SSW	Schwangerschaftswoche
sup.	superior/superius
tgl.	täglich
tw.	teilweise
u.	und
u.a.	unter anderem
v.	von/m
V. /Vv.	Vena/Venae bzw. Vene
v.a.	vor allem
versch.	verschiedene/n/r/s
WS	Wirbelsäule
z.B.	zum Beispiel
z.T.	zum Teil
zeitl.	zeitlich
ZNS	zentrales Nervensystem
zw.	zwischen

Abwehr – Grundlagen

Definition

Die Abwehr (das Immunsystem) schützt den Körper vor eindringenden Krankheitserregern u. eliminiert entartete Körperzellen. Zur Abwehr gehören mechanische Schutzeinrichtungen (z. B. Haut), spez. Abwehrzellen u. chemische Stoffe.

Beteiligte Organe

- Örtliche Barrieren: Haut (mechanische Barriere, Hautflora u. Säureschutzmantel); Schleimhäute (mechanische Barriere, antimikrobielle Substanzen); Säureschutz des Magens u. der Vagina
- Lymphatische Organe:
  - Primäre lymphatische Organe: Ort der Produktion u. Reifung v. Abwehrzellen: Knochenmark, Thymus. Abwehr-Zellen „lernen“ hier Unterscheidung v. körperfremd u. körpereigen
  - Sekundäre lymphatische Organe: Hauptorte, an denen Abwehrzellen ihren Aufgaben nachgehen: Lymphknoten, ➢ Milz, Mandeln (*Tonsillen*), Inseln lymphat. Gewebes im Magen-Darm-Trakt u. auf anderen Schleimhäuten

Funktionsmechanismen

4 miteinander vernetzte Teilsysteme:

- Spezifische Abwehr vs. unspezifische Abwehr
- *Zelluläre* Abwehr vs. *humorale* (lösliche) Abwehr

Daraus folgt:

- Spezifisch-zellulär: T-Zellen; antigenspezifisch
- Spezifisch-humoral: Antikörper, produziert v. *Plasmazellen* (= reifen B-Zellen)
- Unspezifisch-zellulär: *Makrophagen, neutrophile Granulozyten*, natürliche Killerzellen. Reaktion auf unspezifische Bestandteile v. Krankheitserregern (insbes. Bakterien).
- Unspezifisch-humoral: *Komplementsystem, Zytokine, Lysozym*
- Mechanische Barrieren (Haut, Schleimhaut) u. Säureschutzmäntel gehören zur unspezifischen Abwehr

Wichtige Erkrankungen

Reagiert das Immunsystem auf eigtl. harmlose Fremdstoffe extrem stark, liegt eine Allergie vor.

Es werden vier verschiedene Allergie-Typen unterschieden.

Die bekannteste ist die Sofortreaktion vom Typ I. Im schlimmsten Fall kann es zum anaphylaktischen Schock mit Schwellungen am Kehlkopf, Verengung der Atemwege u. lebensbedrohlichem Blutdruckabfall kommen.

Abwehr – Organe

Definition

Der Vorgang der Abwehr spielt sich in allen Organen u. Geweben ab. Lymphatische Organe sind Hauptort der Abwehr.

Beteiligte Organe

Primäre lymphatische Organe:
- ➢ Knochenmark
- *Thymus*: besteht aus 2 Lappen, liegt im oberen Mediastinum (zw. Lungen u. vor dem Herz)

Sekundäre lymphatische Organe:
- Lymphknoten (➢ Lymphsystem)
- Mandeln (*Tonsillen*)
- ➢ Milz
- Lymphatisches Gewebe in Magen-Darm-Trakt und Schleimhäuten

Funktionsmechanismen

Primäre lymphatische Organe: produzieren u. prägen Abwehrzellen.
- Knochenmark:
  - Bildung aller Blut- u. Abwehrzellen aus undifferenzierten Vorstufen (= Stammzellen)
  - Erste Reifungsschritte v. B- u. T-Zellen
  - Abschluss der Reifung v. Zellen der nicht-spezifischen Abwehr
- Thymus:
  - Ort der T-Zellen-Reifung
  - Bei Kindern u. Jugendlichen gut entwickelt; im Alter fast nur noch Fettgewebe u. deutl. kleiner

Sekundäre lymphatische Organe: Abwehrzellen werden in Kontakt mit *Antigenen* (= spezifische molekulare Merkmale v. Krankheitserregern) gebracht.
- B-Zellen erkennen „ihre" spezifischen Antigene u. wandeln sich in Plasmazellen um

Wichtige Erkrankungen

Lymphome sind Tumore der lymphatischen Zellen der B-Zell- od. T-Zell-Reihe. Charakteristisch für Lymphome sind derb geschwollene, nicht schmerzhafte Lymphknoten u. eine vergrößerte Milz. Daneben sollte immer auch auf die sog. B-Symptomatik geachtet werden:
- Fieber (> 38 °C)
- Nachtschweiß
- Gewichtsverlust

Abwehr – Zellen

Definition

Oberbegriff für alle Abwehr-Zellen ist *Leukozyten* (weiße Blutkörperchen). Sie lassen sich unterteilen in Zellen der unspezifischen Abwehr (*Makrophagen*, *Granulozyten*, natürliche Killerzellen) u. Zellen der spezifischen Abwehr (T- u. B-*Lymphozyten*). Es gibt auch Zellen, die anderen Zellen Antigene präsentieren (B-Zellen, Makrophagen, spezialisierte dendritische Zellen).

Bau

(➤ Abb. 1)
Einteilung der Abwehr-Zellen in *myeloische* Reihe (ganze Reifung im Knochenmark: Makrophagen, Granulozyten) u. *lymphatische* Reihe (Teil der Reifung in lymphat. Organen: B-, T-Zellen).
Makrophagen:

- Im Blut: *Monozyten*; ruhend im Gewebe: *Histiozyten*; aktiviert im Gewebe: unterschiedl. Namen, z. B. in Leber *Kupffer*-Zellen, in ZNS: *Mikroglia*
- Wenn aktiv: viele Fortsätze, viele Lysosomen

Granulozyten:

- *Neutrophile* Granulozyten: junge neutrophile Granulozyten: stabkernige Neutrophile mit zusammenhängendem Kern; ältere neutrophile Granulozyten: segmentkernige Neutrophile mit in 3–4 Segmente aufgeteiltem Kern
- *Eosinophile* Granulozyten: im Routineblutausstrich rote *Granula* im *Zytoplasma*
- *Basophile* Granulozyten: im Routineblutausstrich blaue Granula im Zytoplasma

B-Zellen:

- Sehr großer Kern

T-Zellen:

- Sehr großer Kern
- Unterscheidung nach Proteinen an der Oberfläche in Zellen mit CD4-Proteinen („CD4-positive“ = T-Helfer-Zellen) u. mit CD8-Proteinen („CD8-positive“ = T-Killer-Zellen)

Natürliche Killerzellen:

- Große Granula

Dendritische Zellen:

- Viele schlanke Fortsätze
- Bes. in lymphat. Organen, Haut- u. Darmschleimhaut

Funktionen

Makrophagen:

- Aufnahme u. Auflösung v. Mikroorganismen u. Fremdkörpern
- Am effizientesten bei mit Antikörpern markierten (= *opsonierten*) Zielen

Granulozyten:

- Neutrophile Granulozyten: Fresszellen; wandern bei Entzündungen aus Blutbahn zum Ort der Entzündung
- Eosinophile Granulozyten: Bekämpfung v. Parasiten, Würmern, Bedeutung bei Allergien
- Basophile Granulozyten: wenig bekannt, Rolle beteiligt bei allergischen Reaktionen u. Parasitenabwehr

B-Zellen:

- Bei Stimulierung durch spezifische Fremdkörper bzw. Teile v.

Mikroorganismen Umwandlung in Plasmazellen → Produktion v. Antikörpern
- B-Gedächtniszellen: Immungedächtnis

T-Zellen:
- CD4-positive: Stimulation v. anderen Abwehrzellen
- CD8-positive: Zerstörung v. Virus-infizierten od. Tumorzellen (Erkennung der Zellen durch sog. MHC1-Moleküle)
- T-Gedächtniszellen: Immungedächtnis

Natürliche Killerzellen:
- Ähnlich CD8-positive T-Zellen

Dendritische Zellen:
- Antigenpräsentation

Wichtige Erkrankungen

Bei Leukämie sind im Blut massenhaft unreife, nicht funktionstüchtige Abwehr-Zellen zu finden. Bei lymphatischer Leukämie finden sich B- od. T-Zell-Vorläufer, bei myeloischer Leukämie Vorläuferzellen der myeloischen Reihe.

Die normale Zahl der Leukozyten beim Erwachsenen ist 3 800–10 500 pro µl. Bei einer höheren Zahl spricht man v. *Leukozytose*, bei einer geringeren v. *Leukopenie*.

Eine Leukopenie kann die Folge einer Zytostatika-Behandlung od. einer allergischen Reaktion (Agranulozytose) sein. Daneben können Infektionskrankheiten den Verbrauch v. Leukozyten erhöhen u. so ebenfalls zu einer Leukopenie führen.

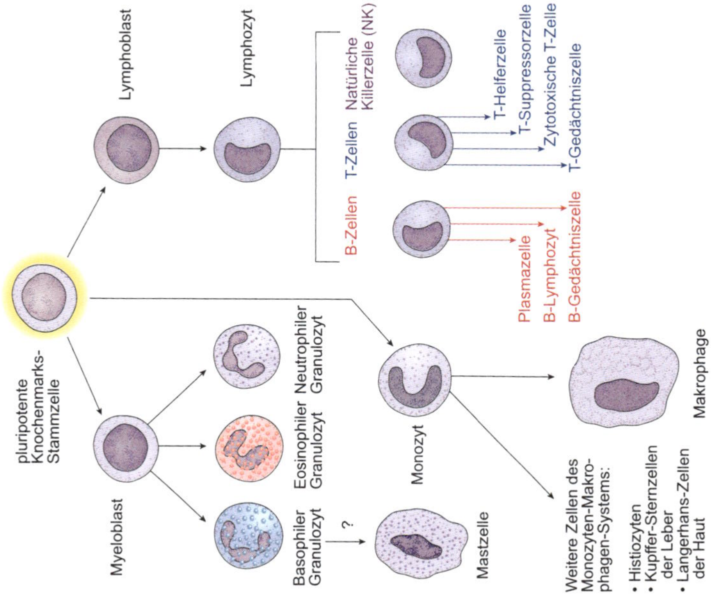

Abb. 1 „Stammbaum" der wichtigsten Abwehrzellen (stark vereinfacht); ausgehend von einer pluripotenten (vielkönnenden) Stammzelle des Knochenmarks entstehen mehrere Zelllinien, die zu einer Vielzahl von immunkompetenten Zellen ausdifferenzieren [L190]

Abwehr – Lösliche Bestandteile

Definition

Zu den löslichen (*humoralen*) Bestandteilen der Abwehr gehören das Komplementsystem, versch. Botenstoffe (*Zytokine*), das antibakterielle Enzym *Lysozym*, sowie als Teil der spezif. Abwehr v. Plasmazellen produzierte Antikörper.

Beteiligte Stoffe

Antikörper:
- Teil der spez. Abwehr
- „*Immunglobuline*" (kurz: Ig)
- V. Plasmazellen produzierte Proteine
- Grundform: Y-förmig; Antigen-Bindungsstellen: sehr variabel, antigenspezifisch
- IgG: Grundtypus, Y-Form; IgM: 5 Y-förmige Untereinheiten (auch mit nur einer Untereinheit auf der Membran v. B-Zellen); IgA: 2 Y-förmige Untereinheiten; IgE: eine Y-förmige Untereinheit; IgD: eine Y-förmige Untereinheit, auf der Membran v. B-Zellen

Komplementsystem:
- Teil der unspez. Abwehr
- System v. Proteinen im Plasma (durchnummeriert: C1–C9)
- Inaktive Formen d. Proteine werden durch an Antigene gebundene Antikörper („klassischer Weg") od. durch bakt. Antigene („alternativer Weg") aktiviert

Zytokine:
- Interleukine (Il)
- Interferone
- Tumor-Nekrose-Faktor (TNF)

Lysozym:
- Enzym in Tränenflüssigkeit, Speichel, Bronchialsekret

Funktionsmechanismen

Antikörper:
- Muss genau passend für Zielstruktur sein („Schlüssel-Schloss-Prinzip")
- Wenn Antikörper auf passendes Antigen trifft → Antigen-Antikörper-Komplex
- *Agglutination*: Antikörper (bes. IgM) binden Zielstrukturen aneinander
- *Komplementaktivierung*: führt zur Auflösung der Zielzelle
- *Opsonierung*: Antikörper markieren Strukturen für Abbau durch Phagozyten

Komplementsystem:
- Läuft stufenweise als Kaskade ab: aktiviertes Molekül einer niedrigen Stufe aktiviert viele Moleküle einer höheren Stufe („Schneeballprinzip")
- C3 + C4: opsonieren Bakterien
- C3 + C5: locken Entzündungszellen an (*Chemotaxis*)
- C5–C9 → Membranangriffskomplex: bilden eine Art Loch in zu beseitigender Zelle u. lösen sie auf

Zytokine (Botenstoffe der Abwehr):
- Interleukine: verschiedene Funktionen, z. B. Il-2: Vermehrung von T-Helferzellen; Il-4: Differenzierung verschiedener Abwehrzellen, Hemmung von Makrophagen

- Interferone: wirken antiviral und antiproliferativ (gegen Viren und Krebszellen)
- Tumor-Nekrose-Faktor: nicht in erster Linie zur Krebsabwehr (missverständl. Name!); verschiedene Abwehrfunktionen, u. a. zytotoxisch und entzündungsauslösend

Lysozym:

- löst Bakterienwand auf

Wichtige Erkrankungen

Beim Plasmozytom (Multiples Myelom), einem Lymphom, vermehrt sich eine Plasmazelle ungezügelt u. ohne die normalerweise notwendige Stimulation v. anderen Zellen bzw. Antigenen → im Blut finden sich massenweise (nutzlose) Antikörper bzw. Antikörperfragmente.

Durch Fortschritte in der Gentechnik stehen mittlerweile im Labor hergestellte sog. monoklonale Antikörper für die Therapie einiger Krebs- u. rheumatischer Erkrankungen zur Verfügung (z. B. Rituximab: Antikörper gegen CD20-Molekül auf B-Zellen).

Achsen und Lagebezeichnungen

Definition

Achsen, Richtungs- u. Lagebezeichnungen sind wichtig für die Orientierung am Körper. Lagebezeichnungen verstehen sich vom Patienten aus gesehen.

Achsen und Ebenen

(➢ Abb. 2)

- *Sagittalachse* = v. vorne nach hinten
- *Horizontalachse* = Querachse, seitl. durch Körper
- *Longitudinalachse* = Längsachse, senkrecht durch Körper
- *Sagittalebene* = Longitudinal- + Sagittalachse
- *Transversalebene* (Horizontalebene) = Sagittal- + Horizontalachse
- *Frontalebene* = Longitudinal- + Horizontalachse; parallel zur Stirn

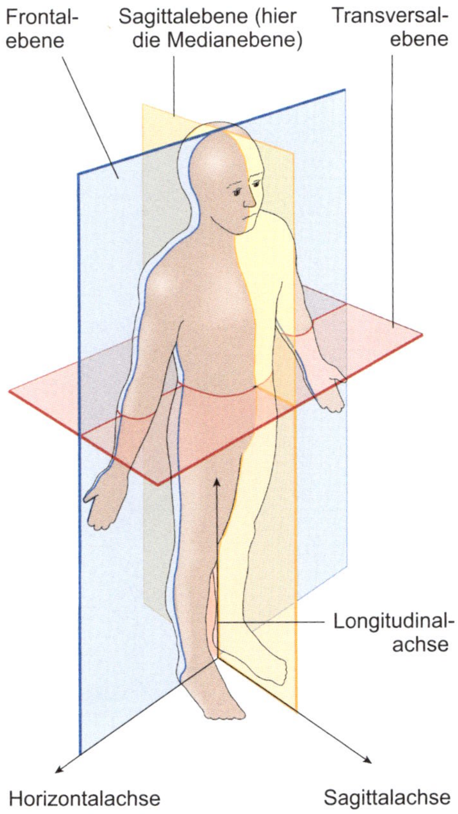

Abb. 2 Die Hauptebenen und -achsen des Körpers. Entsprechend den drei Ebenen des Raums unterscheidet man die Frontalebene (blau), die Transversalebene (gelb) und die Sagittalebene (rot). Jede Ebene wird aus zwei der drei Achsen des Körpers gebildet, also aus der Longitudinal-, Horizontal- und/oder Sagittalachse. [L190]

Richtungen und Lagen

(➤ Abb. 3)

- *superior* = oben; *inferior* = unten;
- *anterior* = vorne; *ventral* = bauchwärts; *posterior* = hinten; *dorsal* = rückenwärts
- *kranial* = kopfwärts; *kaudal* = steißwärts
- *radial* = zur Speiche hin; *ulnar* = zur Elle hin
- *okzipital* = hinterhauptwärts; *frontal* = stirnwärts
- *dexter* = rechts; *sinister* = links
- *lateral* = seitwärts, außen; *medial* = innen
- *distal* = vom Rumpf entfernt; *proximal* = nahe am Rumpf
- *volar, palmar* = zur Handfläche hin; *plantar* = zur Fußsohle hin

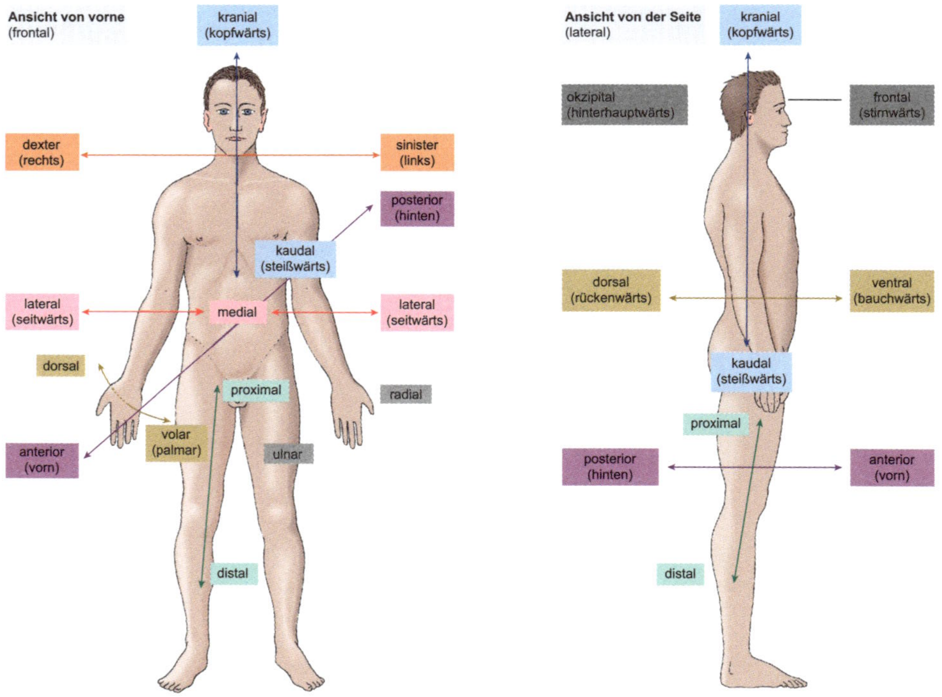

Abb. 3 Gebräuchliche anatomische Richtungsbezeichnungen [L190]

Arterien – Grundlagen

Definition

A. („Pulsadern") sind Gefäße des Hochdrucksystems (im Gegensatz zu Venen), in denen das vom Herzen kommende Blut fließt. Sie verzweigen sich in immer kleinere A. u. *Arteriolen* u. gehen schließlich in die Kapillaren über. In A. fließt nicht (!) immer sauerstoffreiches Blut: Im Lungen- und im fetalen Kreislauf *(A. umbilicalis)* führen sie sauerstoffarmes Blut.

Bau

(➢ Abb. 4)

Es gibt A. vom elastischen (*Aorta*, Anfang d. A. *pulmonalis,* A. *brachiocephalica,* A. *subclavia,* A. *iliaca communis* → große, herznahe Arterien) u. vom muskulösen Typ (an A. vom elast. Typ anschließend → alle mittelgroßen u. kleinen A.).

Gemeinsamkeit dreischichtiger Aufbau:

- *Tunica interna* (*Intima*): dünnes *Endothel* (Gefäßepithel) auf Basalmembran mit *Elastica interna*, einer ringförmigen elastischen Membran an Grenze zur Tunica media
- *Tunica media* (*Media*): ringförmig angeordnete glatte Muskelzellen, kollagene u. elastische Fasern; in vielen A. (bes. den mittelgroßen) ringförmige elastische Membran an Grenze zur Tunica externa
- *Tunica externa (Externa)*: Bindegewebe um A. herum

Unterschiede:

- A. vom elastischen Typ:
  - Intima: schmale Schicht mit *Fibroblasten* u. glatten Muskelzellen; Elastica interna nur schwer v. Media abzugrenzen.
  - Media: viele elastische Membranen, weniger glatte Muskelzellen
  - Dünne Externa
  - Äußere Wandhälfte wird nicht aus Blutstrom, sondern v. eigenen kleinen Blutgefäßen (*Vasa vasorum*) ernährt.
- A. vom muskulären Typ:
  - Intima: dünner
  - Media: viele Muskelzellen
  - Externa: im Verhältnis dünner als bei elast. A.

An A. schließen sich die Arteriolen an:

- Anfangs 2–3, am Ende nur noch eine Schicht Muskelzellen
- Dünnes Endothel, dünne Externa

Funktionen

- Endothel: gibt Stoffe ab, die Gefäßweite regulieren; verhindert Gerinnung
- A. vom elastischen Typ = Windkesselfunktion: bei *Systole* d. Herzens dehnt Blutdruck A. auf, bei *Diastole* ziehen sich A. wieder zusammen → Blutdruck sinkt nicht auf 0 ab (*diastolischer* Druck), Blutfluss auch bei Diastole, stoßweiser Blutfluss wird kontinuierlicher
- Arteriolen: erzeugen Großteil des Gefäßwiderstands, der die

Gewebedurchblutung steuert u. Höhe des Blutdrucks mitbestimmt

Wichtige Erkrankungen

Bei der Arteriosklerose bilden sich durch Fettablagerungen in der Arterien-Intima, Vermehrung v. Fibroblasten sowie glatten Muskelzellen sog. *Plaques*, die das *Lumen* einengen. Bei höhergradiger Arteriosklerose an den Herzkranzgefäßen kommt es zu *Angina pectoris* (anfallsartige Brustschmerzen insbes. bei Belastung). Reißen Plaques ein, bildet sich durch Anlagerung v. Thrombozyten sofort ein Blutgerinnsel, das die Arterie verstopfen kann → Herzinfarkt.

Risikofaktoren für Arteriosklerose sind Rauchen, Bluthochdruck, erhöhtes LDL-Cholesterin, Diabetes mellitus, (abdominelle) Fettleibigkeit. Die letztgenannten 4 Aspekte werden auch als „metabolisches Syndrom" zusammengefasst. Treten sie kombiniert auf, ist das Erkrankungsrisiko deutlich erhöht. Moderater Ausdauersport verringert das Risiko.

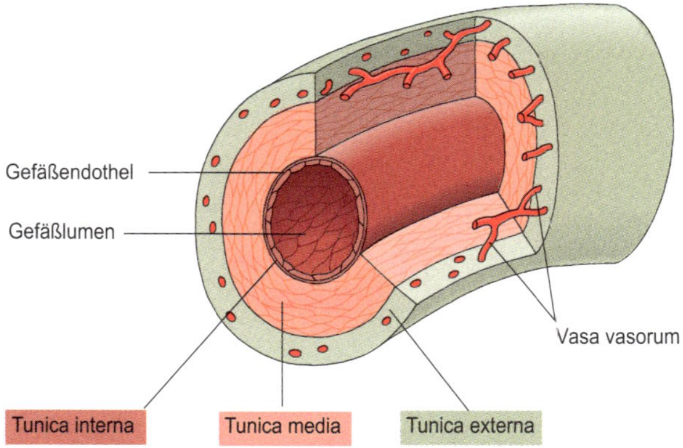

Abb. 4 Schichtaufbau größerer Arterien (und Venen) [L190]

Arterien – Rumpf

Definition

In den Leibeshöhlen des Rumpfes finden sich A. beider Kreisläufe: Der Lungenkreislauf entspringt mit dem Lungenarterienstamm (*Truncus pulmonalis*) der rechten Herzkammer, der Körperkreislauf entspringt mit der aufsteigenden Aorta der linken Herzkammer.

Bau

Lungenkreislauf:

- Truncus pulmonalis: teilt sich unter dem Aortenbogen auf in die beiden Lungenarterien (*A. pulmonalis dextra, A. pulmonalis sinistra*); diese teilen sich in d. Lunge auf u. folgen im Verlauf den Bronchien

Körperkreislauf:

- Aufsteigende Aorta (*Aorta ascendens*): beschreibt Bogen nach links hinten (Aortenbogen). Abgehende Gefäße:
  - *Truncus brachiocephalicus*: verzweigt sich in rechte Schlüsselbeinarterie (*A. subclavia dextra*) u. rechte gemeinsame Halsschlagader (*A. carotis communis dextra*)
  - Links gehen Halsschlagader u. Schlüsselbeinarterie als einzelne Gefäße vom Aortenbogen ab
- Absteigende Aorta (*Aorta descendens*): läuft in Nachbarschaft zur Wirbelsäule, heißt nach Durchtritt durchs Zwerchfell Bauchaorta (*Aorta abdominalis*); gibt im Bauchraum ab:
  - Als erstes: *Truncus coeliacus*
  - Obere u. untere Eingeweidearterie (*A. mesenterica sup., A. mesenterica inf.*)
  - Nierenarterien (*Aa. renales*)
- Aorta teilt sich vor Eingang ins Becken in rechte u. linke gemeinsame Beckenarterie (*A. iliaca communis dextra* u. *sinistra*)
- Diese teilen sich in äußere u. innere Beckenarterien (*A. iliaca ext.* u. *int.*)

Funktionen

- Lungenarterien: Transport sauerstoffarmen Bluts zur Lunge
- Schlüsselbeinarterie: wird zu *A. axillaris* u. zieht zum Arm
- Truncus coeliacus: gibt Gefäße zu Leber, Bauchspeicheldrüse, Milz, Zwölffingerdarm u. Magen ab
- A. mesenterica sup.: versorgt Darm bis etwa zur linken Kolon-Flexur
- A. mesenterica inf.: versorgt Darm etwa ab linker Kolon-Flexur
- A. iliaca int.: versorgt Beckeneingeweide
- A. iliaca ext.: wird haupts. zur Oberschenkelarterie (*A. femoralis*)

Wichtige Erkrankungen

Die Aussackung einer Arterie heißt Aneurysma. Am häufigsten kommt das Bauchaortenaneurysma vor. Wird der Durchmesser zu groß u. reißt die Aorta, kann der Patient innerhalb v. Minuten verbluten.

Aortenaneurysmen entstehen am häufigsten auf dem Boden einer Arteriosklerose in Kombination mit einer arteriellen Hypertonie. Daneben können seltener auch Bindegewebsschwächen (z.B. Marfan-Syndrom), od. lokale Entzündungsprozesse zu Aneurysmen führen.

Besondere Information

Arterien im Rumpf beim Fötus: Da die Lungen nicht belüftet u. kaum durchblutet werden u. sauerstoffreiches Blut aus der Nabelschnurvene kommt, besteht eine Verbindung zw. Pulmonalarterien u. Aorta (*Ductus arteriosus*) und zwischen dem re. und li. Vorhof *(Foramen ovale)*. Durch die Nabelarterien (*Aa. umbilicales*), die aus den Aa. iliacae communes entspringen, wird CO_2-reiches Blut zur Plazenta geleitet. Nach der Geburt verschließen sich Ductus arteriosus, Foramen ovale u. Nabelarterien normalerweise.

Da das Blut des Fötus eine niedrigere Sauerstoffkonzentration u. ein stärker bindendes Hämoglobin aufweist, kommt es in der Plazenta automatisch zu einer Sauerstoffübertragung v. der Mutter auf das ungeborene Kind.

Arterien – Kopf

Definition

Die A. am Kopf versorgen das Gehirn, Organe u. Muskeln des Kopfes, sowie des Halses. Die Blutversorgung des Kopfes speist sich aus *A. subclavia* (über Wirbelschlagader, *A. vertebralis*) u. *A. carotis communis*.

Bau

Die A. carotis communis teilt sich auf in:

- Äußere Halsschlagader (*A. carotis ext.*)
- Innere Halsschlagader (*A. carotis int.*):
  - Teilt sich auf in vordere u. mittlere Großhirnschlagader (*A. cerebri ant., A. cerebri med.*)
  - Bildet über Verbindungen (*A. communicans ant., Aa. communicantes post.*) zur Schädelbasisarterie (*A. basilaris* aus den *Aa. vertebrales*) Aderring an der Hirnbasis (*Circulus arteriosus Willisii*)

Die Aa. vertebrales:

- Vereinigen sich zur *A. basilaris*:
  - Gibt Äste zu Kleinhirn u. Hirnstamm ab
  - Verzweigt sich in hintere Großhirnschlagadern (*Aa. cerebri post.*)

Funktionen

- A. carotis ext.: versorgt Schilddrüse, Kehlkopf, Mundhöhle, Kaumuskulatur u. Gesicht
- A. cerebri ant. u. med.: versorgen vordere u. mittlere Großhirngebiete
- A. cerebri post: versorgt hintere Großhirngebiete
- Die hirnversorgenden Arterien sind in einem Kreislauf, dem Circulus Willisii, zusammengeschlossen: verminderte Blutzufuhr über ein Gefäß kann durch ein anderes ausgeglichen werden → Ischämieschutz des Hirngewebes

Wichtige Erkrankungen

Durch Verschluss od. Riss eines Hirngefäßes kommt es zum Schlaganfall (*Apoplex*).

Durch intensives Training und eine frühzeitige Behandlung (!) können sich Ausfallerscheinungen in der Folge eines Schlaganfalls bessern od. sogar verschwinden.

Auch die vaskuläre Demenz ist ursächlich auf Durchblutungsstörungen des Gehirns zurückzuführen. Hierbei sind die Gefäßverschlüsse jedoch so klein, dass es nicht zu den typischen Symptomen eines Schlaganfalls kommt. Stattdessen führen die Mikroinfarkte zu Gedächtnisstörungen u. Verhaltensänderungen.

Atmung – Ventilation

Definition

Die Ventilation ist der Vorgang, bei dem Luft aus der Umgebung durch ➤Nase, Rachen, ➤Kehlkopf u. Luftröhre in die ➤Lunge hinein u. wieder herausgelangt.

Beteiligte Organe

- Obere Atemwege: Nase, Nasenrachen (*Nasopharynx*), Mundrachen (*Mesopharynx*), Kehlkopfrachen (*Hypopharynx*)
- Untere Atemwege: Kehlkopf (*Larynx*), Luftröhre (*Trachea*), *Bronchien*, *Bronchiolen*
- Lunge
- Atemmuskulatur

Funktionsmechanismen

Angetrieben v. d. Atemmuskulatur u. beeinflusst v. d. Elastizität des Thorax u. der Dehnbarkeit der Lunge gelangt je nach Bedarf Luft in die Lunge.

Die Lunge einer erwachsenen Person fasst insgesamt durchschnittl. 6 l (= Totalkapazität); diese teilen sich auf in:

- Atemzugvolumen (AZV – Luftmenge, die bei normaler Ruheatmung bewegt wird): 0,5 l
- Inspiratorisches Reservevolumen (IRV – Luftmenge, die nach normalem Einatmen zusätzl. eingeatmet werden kann): 3,0 l
- Exspiratorisches Reservevolumen (ERV – Luftmenge, die nach normalem Ausatmen zusätzl. ausgeatmet werden kann): 1,0 l
- Residualvolumen (Luftmenge, die auch nach völligem Ausatmen noch in der Lunge bleibt): 1,5 l
- Forciertes exspiratorisches Volumen in der 1. Sekunde (FEV_1 – Menge Luft, die nach max. Einatmung in der ersten Sekunde höchstens ausgeatmet werden kann)

Werden Atemvolumina addiert, heißt das Ergebnis Kapazität:

- Vitalkapazität (VC = inspiratorisches Reservevolumen + Atemzugvolumen + exspiratorisches Reservevolumen): 4,5 l
- Totalkapazität (TLC = inspiratorisches Reservevolumen + Atemzugvolumen + exspiratorisches Reservevolumen + Residualvolumen): 6 l
- Funktionelle Residualkapazität (FRC = exspiratorisches Reservevolumen + Residualvolumen): 2,5 l
- Atemminutenvolumen (AMV = Atemzugvolumen × Zahl der Atemzüge pro Minute): bei 0,5 l AZV u. 14–16 Atemzügen pro Minute ca. 7,5 l

Wichtige Erkrankungen

Gehen die Wände vieler Alveolen zu Grunde, verkleinert sich d. Fläche für den Gasaustausch (➤Atmung – Gasaustausch). Die Lunge wird überbläht, es entwickelt sich ein Emphysem → Totalkapazität nimmt zu, FEV_1 nimmt ab.

Eine Einschränkung der Totalkapazität hingegen tritt bei *restriktiven* Lungenerkrankungen auf. Dem Thorax bzw. dem Lungengewebe fehlt es an Beweglichkeit, was dementsprechend die Ventilation einschränkt.

Kurz gefasst kann man sich merken: Einschränkungen der dynamischen Atemvolumina (FEV1) deuten auf eine *obstruktive* Erkrankung hin. Einschränkungen der statischen Atemvolumina (z. B. Vitalkapazität) deuten auf eine restriktive Erkrankung hin.

Bei einem Lungenfunktionstest können alle genannten Volumina u. Kapazitäten gemessen werden, das Residualvolumen jedoch nur in einem geschlossenen Ganzkörperplethysmografen.

Besondere Information

Auch der biochemische Prozess, bei dem Zellen unter Sauerstoffverbrauch Energie gewinnen, heißt Atmung. Um ihn klar v. der äußeren Atmung in der Lunge zu unterscheiden, wird er Zellatmung od. innere Atmung genannt.

Atmung – Gasaustausch

Definition

Der Gasaustauch findet in den Lungenbläschen (*Alveolen*) statt. Durch ihn wird im Körper angefallenes CO_2, das mit dem Blut in die Lunge kommt, durch Sauerstoff aus der Luft ersetzt. Im Gewebe läuft der Vorgang andersherum ab: Sauerstoff aus dem Blut wird gegen in den Zellen angefallenes CO_2 ausgetauscht.

Beteiligte Strukturen

(➤ Abb. 5)

- Lunge: Wand der Alveolen + Endothel der Blutkapillaren = Blut-Luft-Schranke. Sie ist extrem dünn, um auch bei kurzer Kontaktzeit große Gasdiffusion zu erreichen
- Blut: als Transportmedium für gelöste Gase
- Peripherie: Kapillarendothel u. Gewebe, Zellen

Funktionsmechanismen

Die Menge der in der Lunge effektiv mit dem Blut ausgetauschten Gase ist abhängig v.:

- *Ventilation*: Menge der in Lunge aufgenommenen Gase
- *Perfusion*: Durchblutung der Lunge (nicht ventilierte Lungenareale werden auch fast nicht perfundiert – Euler-Liljestrand-Reflex)
- *Diffusion*: je kürzer die Diffusionsstrecke, desto mehr Gas wird in kurzer Zeit ausgetauscht
- Partialdrücke:
  - Luftdruck auf Meereshöhe: 760 mmHg
  - Sauerstoff in Einatemluft: 21 % → Sauerstoffpartialdruck 21 % v. 760 mmHg = 160 mmHg
  - Sauerstoffpartialdruck in *A. pulmonalis*: 40 mmHg
  - Stoffe diffundieren immer entlang eines Konzentrationsgradienten (viel Sauerstoff in Alveole, wenig im Blut → Sauerstoff diffundiert ins Blut)
  - Sauerstoffpartialdruck in Ausatemluft: 114 mmHg
  - Bei Beatmung mit 100 % Sauerstoff: Sauerstoffpartialdruck = 760 mmHg → Konzentrationsgefälle größer, erleichterte Diffusion
  - Verhältnisse für CO_2: 0,2 mmHg in Einatemluft; 46 mmHg in A. pulmonalis; 29 mmHg (= 4 %) in Ausatemluft

Gastransport im Blut: physikalisch gelöst, als Bikarbonat od. an Hämoglobin gebunden.

Wichtige Erkrankungen

Wird die Alveolenwand u. damit die Blut-Luft-Schranke dicker (z. B. bei Lungenfibrose), wird die Diffusion erschwert. In Ruhe kann evtl. noch genügend Sauerstoff aufgenommen werden, bei Belastung kommt es aber zu Atemnot (*Dyspnoe*).

Die Sättigung des arteriellen Blutes mit Sauerstoff (SaO_2-Normalwerte 94–98 %) kann gemessen werden. Die Gabe v. Sauerstoff per Maske od. Nasensonde ist bei Atemnot, verminderter Sättigung u.a. indiziert. Dadurch kann eine verminderte Sättigung wieder in den Normbereich gebracht werden.

Auch bei Lungenödemen kommt es zu einer Verbreiterung der Diffusionsstrecke durch ins Gewebe eintretende Flüssigkeit. Betroffene Patienten benötigen daher neben der Sauerstoffgabe eine entwässernde Therapie u./od. spezielle Formen der Beatmung (PEEP-Applikation, CPAP, BiPAP, etc.).

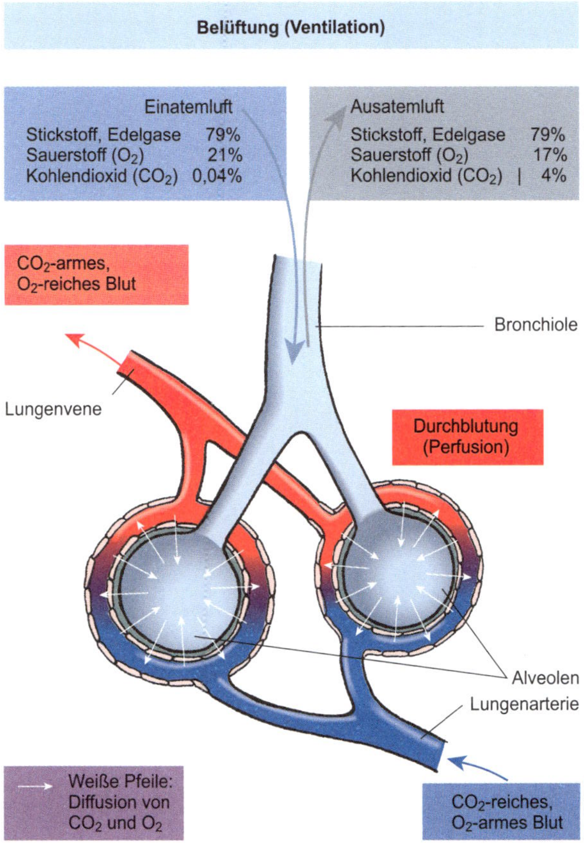

Abb. 5 Der Gasaustausch in den Alveolen [L190]

Atmung – Atemmechanik

Definition

Die Lunge wird durch Kräfte, die v. außen einwirken, gedehnt od. komprimiert → Einatmung (*Inspiration*), Ausatmung (*Exspiration*). Die Atemmechanik beschreibt das Zusammenspiel der Kräfte, die in Ein- u. Ausatmung resultieren.

Beteiligte Organe

- Knöcherner Thorax: Rippen, verbunden mit Brustbein, Wirbelsäule
- Muskulatur:
  - Zwerchfell (*Diaphragma*)
  - Äußere u. innere Zwischenrippenmuskeln (*Mm. intercostales externi, Mm. intercostales interni*)
- Atemhilfsmuskulatur (➤ Abb. 6):
  - Großer u. kleiner Brustmuskel (*M. pectoralis major, M. pectoralis minor*)
  - Hinterer oberer u. hinterer unterer Sägezahnmuskel (*M. serratus posterior superior, M. serratus posterior inferior*)
  - Treppenmuskeln (*Mm. scaleni*)
  - Kopfwender (*M. sternocleidomastoideus*)
  - Bauchmuskulatur
- Brustfell (*Pleura* mit Pleuraspalt):
  - 2 Pleurablätter: Rippenfell (*Pleura parietalis*, an Rippen befestigt) u. Lungenfell (*Pleura visceralis*, überzieht Lungen)
  - Pleuraspalt: mit dünnem Flüssigkeitsfilm gefüllt, in ihm herrscht leichter Unterdruck
- ➤ Lunge, Atemwege

Funktionsmechanismen

Kräfte in der Lunge:

- Elastische Rückstellkräfte: Lunge ist elastisch u. bestrebt nach Einatmung wieder in Atemruhelage zurückzukehren
- Thoraxkräfte: mit ihnen dehnt Muskulatur die Lunge gegen ihren elastischen Widerstand

Einatmung:

- Unterdruck im Pleuraspalt saugt Lunge an Rippen u. Zwerchfell fest → Lunge folgt den Bewegungen v. Zwerchfell u. Brustkorb
- Zwerchfell wird angespannt → Zwerchfellkuppeln flachen ab → ziehen Lungenflügel nach unten → dehnen Lunge
- Äußere Zwischenrippenmuskeln werden angespannt → heben Rippen an, erweitern Brustkorb → dehnen Lunge
- Atemhilfsmuskulatur: kommt bei starken Atemwegswiderständen, bzw. Atemnot, zum Einsatz

Ausatmung:

- Zwerchfell u. äußere Zwischenrippenmuskeln erschlaffen → elastische Rückstellkräfte ziehen Lunge in Atemruhelage
- Bei forcierter Exspiration: innere Zwischenrippenmuskeln werden angespannt → Brustkorb senkt sich

Wichtige Erkrankungen

- Beim Pneumothorax gelangt Luft in Pleuraspalt → Sogwirkung fällt ohne Unterdruck aus → Lunge fällt in sich zusammen
- Beim Asthma schwellen Bronchien an und verkrampfen → erhöhter Atemwiderstand, bes. beim Ausatmen

Dyspnoe kann oftmals am Einsatz der Atemhilfsmuskulatur erkannt werden. Zur inspiratorischen Atemhilfsmuskulatur zählen:
- M. sternocleidomastoideus
- Mm. scaleni
- M. pectoralis major u. minor
- Obere Sägezahnmuskeln

Zur exspiratorischen Atemhilfsmuskulatur zählen:
- Bauchmuskulatur
- Untere Sägezahnmuskulatur
- M. latissimus dorsi

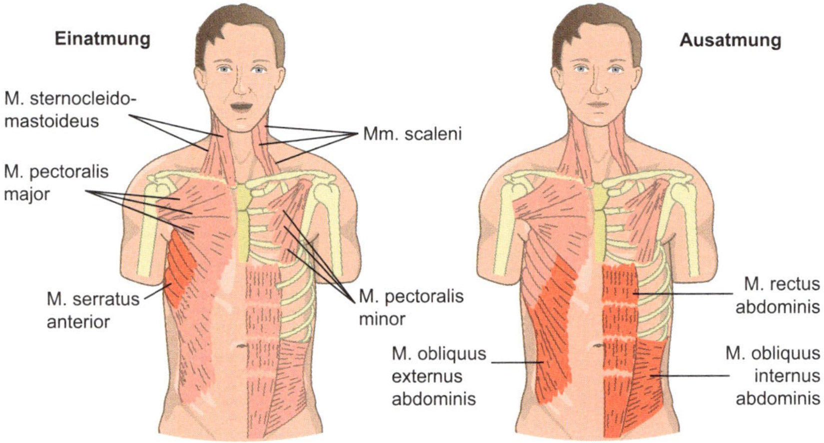

Abb. 6 Übersicht über die Atemhilfsmuskulatur [L138, L190]

Atmung – Atemantrieb

Definition

Um die Aufnahme v. Sauerstoff u. die Abgabe v. CO_2 in der Lunge stets auf die Bedürfnisse des Körpers anzupassen, erzeugen Nervenzellen im Atemzentrum des Gehirns einen Grundrhythmus, in dem die Atemmuskulatur erregt wird. Die Atmung kann zwar willentlich unterbrochen werden, jedoch wird der Atemantrieb aus dem Atemzentrum dann immer größer u. schließlich unbeherrschbar.

Beteiligte Organe

- Atemzentrum im verlängerten Mark (*Medulla oblongata*) im Hirnstamm
- Chemorezeptoren:
  - *Peripher*: Aortenbogen, Karotisgabel
  - *Zentral*: im verlängerten Mark, nahe des Atemzentrums
- Mechanorezeptoren: im Bronchialbaum
- Zahlreiche Hirnareale, die das Atemzentrum beeinflussen

Funktionsmechanismen

Das Atemzentrum erregt *Motoneurone*, die die Atemmuskulatur steuern → Kontraktion → Einatmung. Am Ende der Einatmung hemmt das Atemzentrum die Motoneurone → Ausatmung. Beeinflussung des Atemzentrums:

- *Chemorezeptoren*:
  - Reagieren auf Sauerstoff-, CO_2-Gehalt u. pH-Wert des *arteriellen* Blutes
  - Hoher CO_2-Gehalt steigert Atemantrieb am meisten; niedriger Sauerstoffgehalt: nennenswertes Kriterium erst bei sehr niedrigen Werten od. bei best. Krankheiten
- *Mechanorezeptoren*: starke Dehnung des Bronchialbaums (= starke Einatmung) führt zu Hemmung der Nervenzellen im Atemzentrum → Ausatmung beginnt (Hering-Breuer-Reflex)
- Andere Einflüsse:
  - Körperl. Anstrengung steigert Atmung, noch bevor CO_2-Gehalt im Blut ansteigt → Gehirnzentren für Muskelerregung u. Rezeptoren in Muskeln erregen auch Atemzentrum
  - Psychische Erregung steigert Atmung → *limbisches* System („Emotionszentrum") erregt Atemzentrum
  - Fieber, Schmerz steigern Atmung → Rezeptoren der Haut erregen Atemzentrum
  - Best. Hormone (z. B. Schilddrüsenhormon) erregen Atemzentrum (➤ Hormone – Schilddrüsenhormon)

Wichtige Erkrankungen

- Schwillt das Gehirn an (z. B. nach einer Verletzung) kann durch den Druck der Hirnstamm eingeklemmt werden. Durch den Druck versagen Atem- u. Kreislaufzentrum → Atemstillstand, Herz-Kreislauf-Stillstand
- Ist bei einem Patienten der CO_2-Gehalt ständig erhöht (z. B. bei chron. Bronchitis,

COPD), gewöhnt sich das Atemzentrum daran u. die Sauerstoffkonzentration wird zum wichtigsten Atemantrieb. Gibt man solchen Patienten hoch dosierten Sauerstoff, kann der Atemantrieb ausbleiben → Atemstillstand.

- Dennoch sollte auch bei diesen Patienten nicht auf die Sauerstoffgabe verzichtet werden, wenn ein starker Sauerstoffmangel vorliegt. Wichtig ist allerdings eine sehr engmaschige Kontrolle der Atemfrequenz u. der Atemtiefe, um ein drohendes Atemversagen schon früh feststellen zu können.

Mit Atem-stimulierenden Einreibungen (ASE) können Patienten, die durch psychische Erregung zu stark atmen (*hyperventilieren*) beruhigt u. zu ruhigerem, effektiverem Atmen angehalten werden. Dabei wird zuerst im Atemrhythmus, dann langsamer – mit kreisförmigen Bewegungen rechts u. links der Wirbelsäule über den Rücken gestrichen.

Auge – Augapfel

Definition

Der Augapfel (*Bulbus oculi*) ist der runde, v. außen tw. sichtbare Teil des Sehorgans. Er liegt geschützt in der knöchernen Augenhöhle (*Orbita*) u. enthält die lichtbrechenden u. -verarbeitenden Strukturen (➤ Auge – Lichtbrechende Strukturen und Auge – Lichtverarbeitende Strukturen).

Bau

(➤ Abb. 7)

Der Augapfel ist umgeben v. 3 Häuten:

- Äußere Augenhaut, besteht aus Lederhaut (*Sclera*) u. transparenter, gefäßfreier Hornhaut (*Cornea*)
- Mittlere Augenhaut (*Uvea*) besteht aus:
  - Im hinterem Teil Aderhaut (*Choroidea*); reich an Blutgefäßen

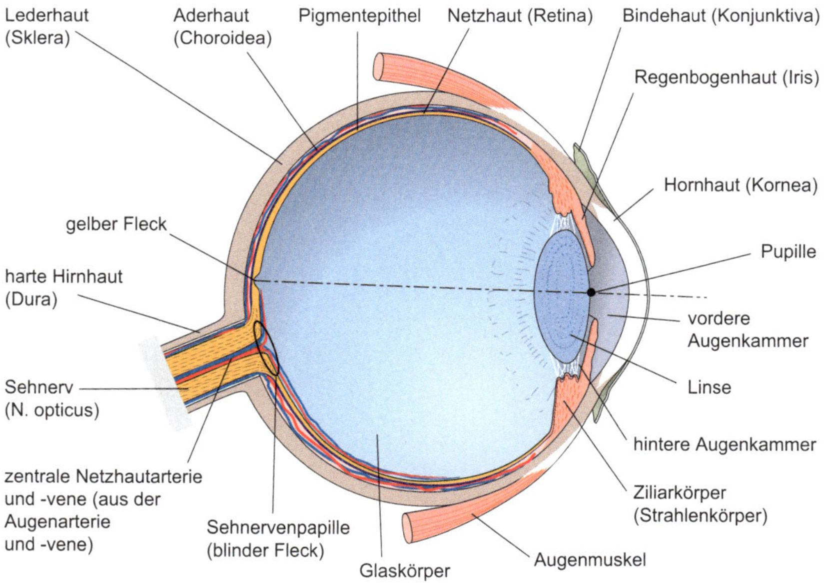

Abb. 7 Augapfel [L190]

- Im vorderen Teil Ziliarkörper *(Corpus ciliare)*; enthält Ziliarmuskel – wichtig für Akkomodation (➤ Auge – Lichtbrechende Strukturen), Ursprung der Zonulafasern
- Regenbogenhaut (*Iris*); runde Scheibe mit Loch (*Pupille*) in d. Mitte, pigmentiert (→ Augenfarbe), enthält Muskeln

• Innere Augenhaut, besteht aus Netzhaut (*Retina*) u. Pigmentepithel

Der Augapfel enthält 3 Kammern:

• Vordere Augenkammer: zw. Iris u. Hornhaut
• Hintere Augenkammer: zw. Linse u. Iris
• Glaskörper (*Corpus vitreum*): gallertig

Funktionen

• Lederhaut: schützt Augapfel u. verleiht ihm kugelige Form
• Aderhaut: Ernährung der Netzhaut, verhindert Lichtreflexe im Augapfel
• Ziliarkörper: über Zonulafasern Aufhängung der Linse; Bildung Kammerwasser; Ziliarmuskel wichtig für Akkomodation
• Iris: passt Pupillengröße an Lichteinfall an („Blende")
• Netzhaut: Ort, an dem Licht in elektrische Nervensignale umgewandelt wird
• Glaskörper: trägt zur Lichtbrechung bei

Wichtige Erkrankungen

• Ist der Abfluss des Kammerwassers gestört, erhöht sich der Augendruck → Grüner Star (*Glaukom*) → kann zur Erblindung führen
• Z. B. als Diabetesspätfolge kann es zur Netzhautablösung kommen, bei der – wenn nicht sofort behandelt – die Netzhaut irreparablen Schaden nimmt. Symptome: Sehen v. Blitzen, Funken u. „Rußregen"

Da Grüner Star anfangs schmerzlos ist, sollten Personen über 40 regelmäßig den Augeninnendruck kontrollieren lassen.

Besondere Informationen

Augenkammern enthalten Kammerwasser. Es wird im Ziliarkörper gebildet, fließt durch die Pupille in vordere Augenkammer u. wird dort im Kammerwinkel über den Schlemmkanal wieder aufgenommen. Es ernährt Linse u. Hornhaut.

Auge – Hilfs- und Schutzeinrichtungen

Definition

Das Auge (*Oculus*) ist v. mehreren Organen umgeben, die es vor Umwelteinflüssen schützen:
- Augenlider (*Palpebrae*)
- Wimpern (*Cilia*) u. Augenbrauen (*Supercilia*)
- Bindehaut (*Konjunktiva*)
- Tränenapparat

Bau

- Augenlider enthalten Moll-, Zeiss- u. Meibom-Drüsen, die ein fettreiches Sekret abgeben
- In den Augenlidern befindet sich der Ringmuskel des Auges (*M. orbicularis oculi*) → schließt Lider
- Bindehaut kleidet Innenseite der Lider aus u. bedeckt die Sklera bis kurz hinter Hornhautrand → reich innerviert → schmerzempfindlich
- Tränenapparat:
- Tränendrüsen: seröse Drüsen am äußeren Oberrand des Auges, münden in obere Umschlagfalte der Bindehaut
  - Tränenkanälchen: verbinden Tränenpünktchen mit Tränensack
  - Tränensack: leitet Tränenflüssigkeit in Tränen-Nasen-Gang
  - Tränen-Nasen-Gang: führt Tränenflüssigkeit in Nasenmuschel, mündet in unteren Nasengang

Funktionen

- Wimpern, Brauen: schützen das Auge vor Schweiß, Staub u. Sonne
- Drüsen: fettreiches Sekret legt sich über Tränenfilm, verhindert Verdunsten
- Tränenapparat: Tränenfluss ernährt und befeuchtet Hornhaut, entfernt Fremdkörper, antibakterielles Enzym Lysozym bekämpft Krankheitserreger

Wichtige Erkrankungen

Schmerzhafte Bindehautentzündung (*Konjunktivitis*) durch Fremdkörper od. Krankheitserreger.

> Die manuelle Reinigung od. Spülung des Auges erfolgt stets in der Richtung des Tränenflusses, also v. außen nach innen.

Auge – Muskulatur

Definition

Am u. im Auge gibt es Muskeln, die:

- Den Augapfel bewegen
- Die Pupillenweite regulieren
- Durch Verstellen der Linse scharfes Sehen ermöglichen
- Die Augenlider heben u. senken

Bau

(➢ Abb. 8)

Jeder Augapfel wird durch 6 quergestreifte Muskeln bewegt:

- Oberer gerader Augenmuskel (*M. rectus sup.*): Heben u. Einwärtsrollen des Auges
- Unterer gerader Augenmuskel (*M. rectus inf.*): Senken u. Auswärtsrollen des Auges
- Äußerer gerader Augenmuskel (*M. rectus lat.*): Auswärtsbewegung (*Abduktion*)
- Innerer gerader Augenmuskel (*M. rectus med.*): Nasalbewegung
- Oberer schräger Augenmuskel (*M. obliquus sup.*): Abduktion, Einwärtsrollen, Blicksenken; Sehne wird an Trochlea umgelenkt
- Unterer schräger Augenmuskel (*M. obliquus inf.*): Blickhebung, Abduktion, Außenrollen

Die Pupillenweite wird vom vegetativen Nervensystem durch 2 glatte Muskeln reguliert:

- Pupillenerweiterer (*M. dilatator pupillae*); Sympathikus, Weitstellen (*Mydriasis*)
- Pupillenschließer (*M. sphincter pupillae*); Parasympathikus, Engstellen (*Miosis*)

Der ringförmige, parasympathisch innervierte Ziliarmuskel (*M. ciliaris*) regelt *Akkomodation* (Fern- u. Naheinstellung) der Linse.

Funktionen

- Die quergestreiften Augenmuskeln ermöglichen:
  - Bilder auch v. sich bewegenden Objekten auf Netzhaut zu fixieren
  - Durch koordinierte Bewegung beider Augen räumliches Sehen
  - Bei nahen Objekten durch Einwärtsdrehung beider Augen (*Konvergenzreaktion*) Doppelbilder zu verhindern
- Bei starkem Lichteinfall, der Nahakkomodation od. Parasympathikusaktivität, verengt M. sphincter pupillae Pupille → verhindert Schaden der Retina durch zu viel Licht u. Verbesserung d. Schärfe bei Abbildung naher Gegenstände
- Bei wenig Licht od. Sympathikusaktivität erweitert M. dilatator pupillae die Pupille

Wichtige Erkrankungen

- Im Alter nehmen die Flexibilität der Linse u. damit die Fähigkeit zur Nahakkomodation ab → Altersweitsichtigkeit (*Presbyopie*)
- Bestimmte neurologische Störungen (z. B. Ischämie im Mittelhirn) können zu anormalen Lichtreaktionen der Pupille führen (z. B. nur einseitige Lichtreaktion)

Atropinvergiftungen führen zu weiten, Morphinvergiftungen zu kleinen, lichtstarren Pupillen.

Besondere Information

Auch bei Lichteinfall in nur ein Auge verengen sich die Pupillen beider Augen gleichzeitig u. in gleichem Maße.

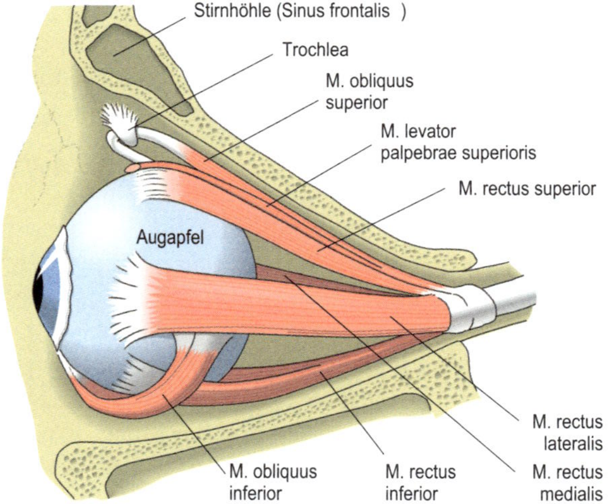

Abb. 8 Blick von der Seite (lateral) auf die äußeren Augenmuskeln [L190]

Auge – Lichtbrechende Strukturen

Definition

Das Auge verfügt über Strukturen, die das einfallende Licht auf der Netzhaut bündeln (fokussieren):

- Hornhaut (*Cornea*)
- Linse *(Lens)*
- Glaskörper *(Corpus vitreum)*

Bau

- Hornhaut: transparente, gefäßfreie, uhrglasförmig gewölbte Fortsetzung der Lederhaut (*Sclera*)
- Linse: bikonvexe, flexible Scheibe; an Zonulafasern aufgehängt
- Glaskörper: gallertige, zu 99 % aus Wasser bestehende Kugel; füllt Großteil des Binnenraums des Auges aus

Funktionen

Die lichtbrechenden Strukturen bündeln das einfallende Licht zu einem scharfen Bild auf der Netzhaut. Das gesamte lichtbrechende System des Auges hat eine Brechkraft v. 60 Dioptrien (dpt). Ein dpt ist der Kehrwert der Brennweite in Metern (z. B. Brennweite 0,1 m = Kehrwert 1/0,1 m = 10 dpt)

- Hornhaut: 43 dpt → Hauptteil d. Brechkraft
- Linse kann ihre Brennweite verändern (*Akkomodation*)

Wichtige Erkrankungen

- Liegt der Brennpunkt des optischen Systems nicht auf der Netzhaut, kommt es zu Kurzsichtigkeit (*Myopie*; Brennpunkt vor Netzhaut) od. Weitsichtigkeit (*Hyperopie*; Brennpunkt hinter Netzhaut)
- Ist die Hornhaut unregelmäßig gewölbt, wird das einfallende Licht nicht auf einem einzelnen Punkt fokussiert, Folge ist unscharfes Sehen (Stabsichtigkeit, *Astigmatismus*)

Fehlsichtigkeit kann man heute nicht nur mit Sehhilfen behandeln, sondern auch mit Hilfe eines Lasers korrigieren. Dabei werden Teile der Hornhautoberfläche abgetragen u. so die Krümmung verändert.

Auge – Lichtverarbeitende Strukturen und Sehbahn

Definition

Umwandlung des Lichts in Nervenimpulse erfolgt in der Netzhaut. Die Informationen erreichen die Großhirnrinde im Bereich der primären Sehrinde im Okzipitallappen über Sehnerv (*N. opticus*), Sehstrang (*Tractus opticus*), seitl. Kniehöcker (*Corpus geniculatum laterale*) u. Sehstrahlung (*Radiatio optica*). Die gesamte Abfolge v. Leitungsbahnen u. Schaltstellen wird als Sehbahn bezeichnet.

Bau

- Netzhaut: komplexer Aufbau aus 10 Schichten:
  - Ganz innen: Pigmentepithel
  - Schicht der Stäbchen u. Zapfen: Außensegmente der eigentlichen Sehsinneszellen. Stäbchen: Hell-/Dunkelsehen, hohe Lichtempfindlichkeit, v. a. in der Netzhautperipherie; Zapfen: Farbsehen (rot, grün, blau), geringe Lichtempfindlichkeit, höchste Dichte im gelben Fleck (*Macula lutea*, Ort des schärfsten Sehens)
  - Äußere Körnerschicht: Zellkörper der Sehsinneszellen
  - Restliche Schichten: komplexe Verschaltungen der Nervenreize, Axone u. Zellkörper der nächsten Neurone der Sehbahn
- Sehnervenkreuzung (*Chiasma opticum*): Informationen aus nasalen Netzhautbezirken kreuzen zur Gegenseite, Informationen aus temporalen Netzhautbezirken verlaufen ungekreuzt → Gesichtsfeldhälften werden jeweils im kontralateralen Okzipitallappen abgebildet

Funktionen

- In Außensegmenten der Stäbchen u. Zapfen wird Licht mit Hilfe v. Sehfarbstoff (Rhodopsin aus Protein Opsin u. Vitamin A-Abkömmling Retinal) in elektrischen Reiz umgewandelt
- Unterschiede im Opsin der Zapfen führt zu 3 verschiedenen Zapfen-Typen: rot, grün, blau
- Hell-Dunkel-Anpassung: Übergang v. Zapfen- (Tagessehen) auf Stäbchensehen (Dämmerungssehen) → Farbsehen bei Nacht eingeschränkt
- Räumliches Sehen: Durch Augen-Abstand unterscheiden sich Bilder beider Augen geringfügig; primäre Sehrinde setzt Bilder zu räumlichem Gesamtbild zusammen

Wichtige Erkrankungen

- Bei Gesichtsfeldausfällen kann man je nach Art der Ausfälle auf den Ort der Schädigung schließen
- Bei der Makuladegeneration wird gelber Fleck geschädigt → Scharfsehen unmöglich

Schädigungen der Sehbahn od. des Reflexweges des Pupillenreflexes kommen häufig bei Schädel-Traumen vor → oft Störung od. Ungleichheit des Pupillenreflexes.

Bauchmuskulatur

Definition

Die Bauchmuskulatur bildet zusammen mit Haut u. Unterhautfettgewebe die Bauchwand u. umschließt die Bauchhöhle.

Bau

(➢ Abb. 9)

- Gerader Bauchmuskel (*M. rectus abdominis*):
  - Bildet Vorderwand der Bauchhöhle (mit Rektusscheide u. Sehnenplatte [*Aponeurose*])
  - Läuft vom Sternum bis zur Symphyse, von Sehnenröhre (*Rektusscheide*) umhüllt
  - Mehrbäuchiger Muskel mit Zwischensehnen („Sixpack“)
  - Wird in der Mitte v. senkrecht laufender Sehne (*Linea alba*) unterbrochen
- Innerer u. äußerer schräger Bauchmuskel (*M. obliquus internus abdominis*; *M. obliquus externus abdominis*):

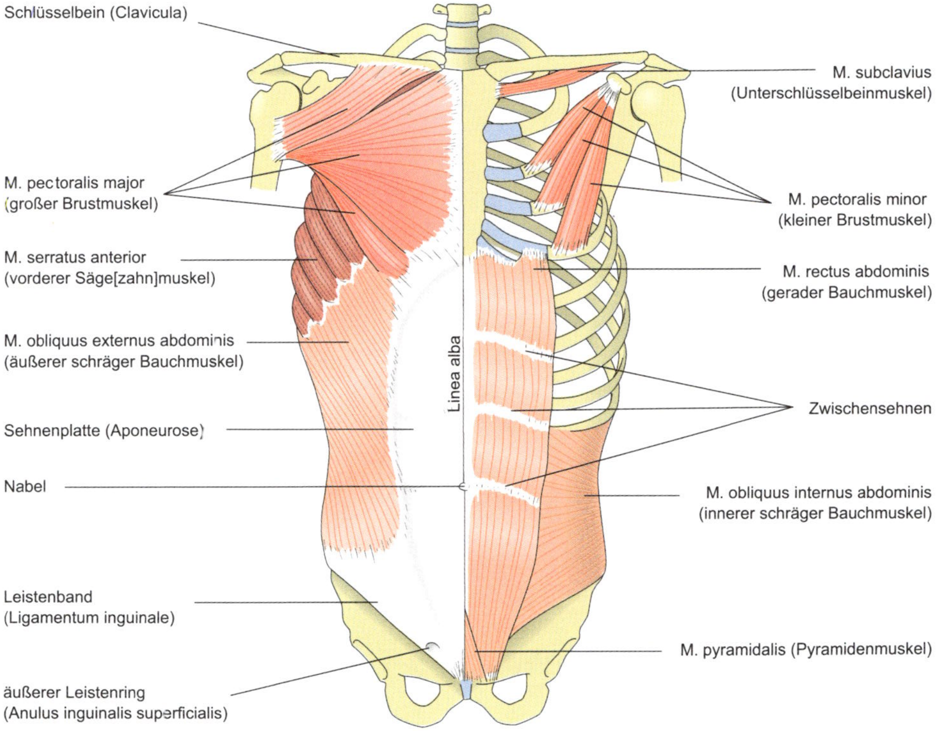

Abb. 9 Muskulatur der vorderen Rumpfwand; linke Körperhälfte tiefe Muskelschichten [L190]

  - Fasern laufen senkrecht zueinander (Externus schräg abwärts, Internus schräg aufwärts)
  - Setzen an kräftigen Sehnenblättern (*Aponeurose*) an, die über Rektusscheide seitl. in Linea alba einstrahlen
- Querer Bauchmuskel (*M. transversus abdominis*):
  - Setzt über Rektusscheide an Linea alba an
- Innervation: aus *Rami anteriores* der ➢ Spinalnerven
- Leistenkanal (*Canalis inguinalis*):
  - Röhre zw. Bauchhöhle u. Schamgegend
  - Durchtritt durch Lücken im M. obliquus externus (äußerer Leistenring) u. M. transversus abdominis (innerer Leistenring)
  - Verlauf v. innen-lateral-oben nach außen-medial-unten
  - Enthält beim Mann den Samenstrang, bei der Frau ein bindegewebiges Band

Funktionen

- Mitwirkung bei Rumpfbewegungen
- Zusammenpressen der Bauchhöhle (Bauchpresse u. a. bei Stuhlgang u. Geburt)
- Atemhilfsmuskulatur

Wichtige Erkrankungen

Ein Durchtritt v. Material aus der Bauchhöhle durch Lücken in der Muskulatur (natürlich: Nabel, Leistenkanal; künstl.: nach Operationen heißt Bruch (*Hernie*, z. B. Leistenhernie, Nabelhernie). Werden Darmschlingen dabei abgedreht (*inkarzeriert*), können diese absterben u. perforieren → Lebensgefahr!

Bei Patienten mit Bauchschmerzen od. nach Operationen im Bauchraum entspannt ein Kissen unter den Knien die Bauchdecke u. verschafft Linderung.

Bauchspeicheldrüse – Exokrine Funktion

Definition

Die Bauchspeicheldrüse (*Pankreas*) ist eine Drüse mit *endokriner* u. *exokriner* Funktion. Der exokrine Anteil stellt Pankreassaft mit Verdauungsenzymen her.

Bau

(➤ Abb. 10)

Lage:

- Hinter dem Magen zw. Leber, Zwölffingerdarm (*Duodenum*) u. Milz
- *Retroperitoneal* → nur an Vorderfläche mit Bauchfell bedeckt

Aufbau:

- Kopf: wird C-förmig vom Zwölffingerdarm umschlungen
- Körper
- Schwanz: nahe Milz

Ausführungsgang:

- Bauchspeichelgang (*Ductus pancreaticus*) durchzieht ganzen Pankreas in Längsachse, mündet meist mit Gallengang

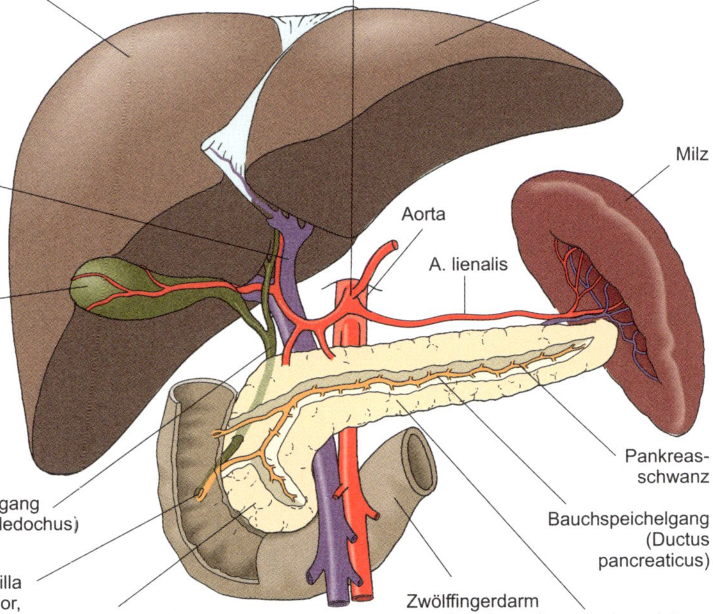

Abb. 10 Bauchspeicheldrüse (Pankreas) u. ihre Organbeziehungen [L190]

an Vater-Papille (*Papilla duodeni major*) im Zwölffingerdarm
- Manchmal zusätzl. Ausführungsgang (*Ductus pancreaticus accessorius*) mit eigener Mündung neben Vater-Papille

Gefäßversorgung: Äste aus *Truncus coeliacus* u. *A. mesenterica superior*

Feinbau:
- Dünne Bindegewebssepten unterteilen Pankreas in Lappen u. Läppchen serösen Drüsengewebes
- Jedes Drüsenläppchen mündet mit eigenem Ausführungsgang im Ductus pancreaticus

Funktionen

Pankreassaft:
- 1–2 l pro Tag
- Im ersten Abschnitt d. Gangsystems (Schaltstücke) wird Bikarbonat sezerniert → Pankreassaft ist alkalisch (ca. pH 8) → saurer pH des Speisebreis aus Magen wird abgepuffert
- Drüsenzellen geben Verdauungsenzyme ab

Enzyme (u. a.):
- Eiweißspaltend:
  - Trypsin, Chymotrypsin: werden als inaktive Vorstufen (Trypsinogen, Chymotrypsinogen) abgegeben u. erst im Dünndarm aktiviert → Schutz des Pankreas vor Selbstverdauung
  - Elastase
  - Carboxypeptidase
- Stärkespaltend: α-Amylase: spaltet Stärke zu *Maltose* (Zweifachzucker)
- Fettverdauung: Lipase: spaltet Fettsäuren v. Triglyzeriden ab

Steuerung:
- Vegetatives Nervensystem
- Hormone: Sekretin (erhöht Bikarbonat-Anteil am Pankreas-Saft); Cholezystokinin-Pankreozymin (erhöht Enzym-Menge)

Wichtige Erkrankungen

Bei einer akuten Pankreas-Entzündung (*Pankreatitis*; am häufigsten, wenn Gallensteine die Vater-Papille verschließen od. als Folge v. Alkoholmissbrauch) werden Pankreas-Enzyme nicht erst im Dünndarm, sondern schon im Pankreas aktiviert → Pankreas verdaut sich selbst, kann lebensbedrohlich werden!

Besondere Information

Blutwerte, die bei Pankreatitis erhöht sind: in erster Linie Lipase im Serum, aber auch Elastase 1 u. Amylase im Serum.

Bauchspeicheldrüse – Endokrine Funktion

Definition

Die *endokrinen* Anteile der Bauchspeicheldrüse (*Pankreas*) stellen die Langerhans-Inseln dar. In ihnen werden Hormone hergestellt, die den Kohlenhydratstoffwechsel des Körpers maßgeblich beeinflussen und auf die Verdauung wirken.

Bau

- Langerhans-Inseln: ca. 1 Million 0,1–0,2 mm große Gruppen dicht stehender, heller Zellen im Pankreas-Gewebe
- A-Zellen: Glukagon-Produktion
- B-Zellen: Insulin-Produktion
- D-Zellen: Somatostatin-Produktion
- PP-Zellen: Produktion v. pankreatischem Polypeptid

Funktionen

Glukagon:
- Setzt u. a. Glukose aus Glykogen-Speichern in Leber frei
- Ausgeschüttet bei Unterzucker (*Hypoglykämie*)

Insulin:
- Bringt Muskel- u. Fettzellen dazu, Glukose aus Blut aufzunehmen
- Bringt Leberzellen dazu, Glukose in Glykogen-Speicher einzubauen
- Ausgeschüttet bei hohem Blutzucker (*Hyperglykämie*)
- Bewirkt Eiweiß- u. Fettaufbau (= anabole Wirkung)

Somatostatin:
- Unterdrückt Ausschüttung verschiedener Hormone, u. a. v. Insulin u. Glukagon, Sekretin und Cholezystokinin

Pankreatisches Polypeptid:
- Hemmt u. a. Produktion v. Pankreassaft

Wichtige Erkrankungen

Zuckerkrankheit (*Diabetes mellitus*):
- Typ 1: „Jugendlicher D. m.“: B-Zellen werden durch Autoimmunreaktion zerstört
- Typ 2: „Altersdiabetes“: Fettgewebe reagiert nicht mehr auf Insulin, B-Zellen „erschöpfen“

Bei verwirrten, kaltschweißigen Patienten immer auch an die Möglichkeit eines Unterzuckers bei Insulin spritzenden Diabetikern denken. Vorsicht vor der schnellen Diagnose „Betrunkener“ !

Besondere Information

Wird Insulin immer an der gleichen Stelle gespritzt, entwickeln sich „Dellen“ → Fettverteilungsstörung an der Einstichstelle.

Becken – Knochen

Definition

Das Becken (*Pelvis*) ist ein Ring aus 3 Knochen: Kreuzbein (*Os sacrum*) u. die beiden Hüftbeine (*Ossa coxae*). Es bildet das Bindeglied zw. Rumpf u. Beinen.

Bau

(➢ Abb. 11)
- Kreuzbein: aus 5 zusammengewachsenen Wirbeln aufgebaut
- Hüftbein: aus 3 zusammengewachsenen Knochen:
  - Darmbein (*Os ilium*): mit großer Darmbeinschaufel (*Ala ossis ilii*); oben Darmbeinkamm (*Crista iliaca*); 4 Darmbeinstachel: vorderer oberer Darmbeinstachel (*Spina iliaca anterior superior*), vorderer unterer (*Spina iliaca anterior inferior*), hinterer oberer (*Spina iliaca posterior superior*) u. hinterer unterer Darmbeinstachel (*Spina iliaca posterior inferior*)

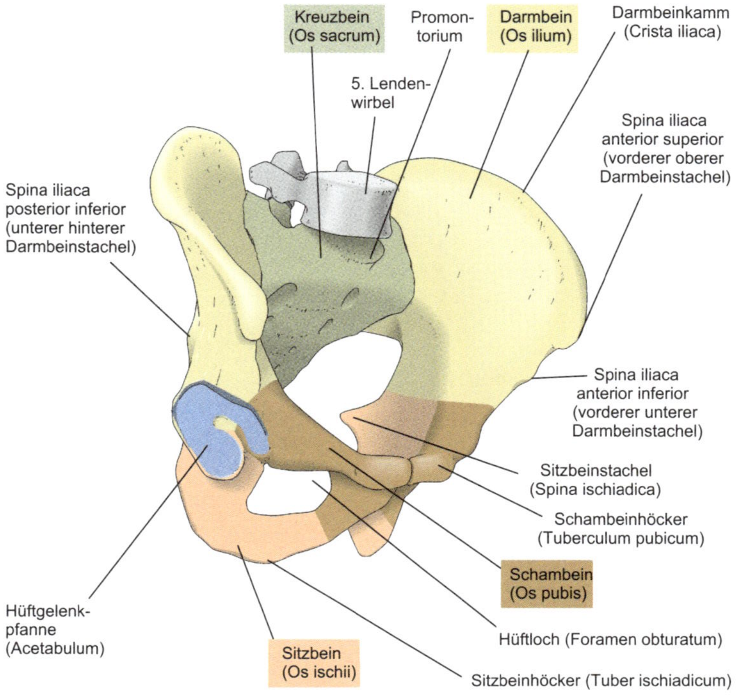

Abb. 11 Becken von schräg seitlich [L190]

  - Schambein (*Os pubis*): mit Schambeinhöcker (*Tuberculum pubis*), oberer (*Ramus superior ossis pubis*) u. unterer Schambeinast (*Ramus inferior ossis pubis*)
  - Sitzbein (*Os ischii*) mit Sitzbeinhöcker (*Tuber ischiadicum*) u. Sitzbeinstachel (*Spina ischiadica,* nach hinten gerichtet)
- Beide Hüftbeine sind über die Schambeinfuge (*Symphysis pubica*; *Symphyse*: Diskus aus Faserknorpel, mit Bändern gesichert) zw. den Schambeinen miteinander verbunden
- Alle 3 Hüftbeinknochen sind an Hüftgelenkspfanne (*Fossa acetabuli*) beteiligt
- Schambein u. Hüftbein umrahmen Hüftbeinloch (*Foramen obturatum*, durch Bindegewebsmembran verschlossen)
- Am Becken-Eingang Übergang vom großen Becken z. kleinem Becken:
  - Gedachte *Linea terminalis* markiert Übergang
  - Verläuft v. Oberrand d. Symphyse über oberen Schambeinast; am Unterrand der Darmbeinschaufeln (*Linea arcuata*) zum Kreuzbein

Funktionen

- Das Becken bildet Verbindung zw. Rumpf u. unterer Extremität
- Rumpfgewicht wird im Stehen auf Femurkopf übergeleitet, ruht im Sitzen haupts. auf Sitzbeinhöckern
- Durchtritt des kindl. Kopfes bei der ➤ Geburt

Der Becken-Durchmesser zw. Hinterrand der Symphyse u. dem oberen Teil des Kreuzbeins (*Conjugata vera*) ist die kritischste Stelle im Geburtskanal für den Durchtritt des Kindskopfes.

Besondere Information

Männl. u. weibl. Becken lassen sich an der Knochenform unterscheiden: Der Becken-Eingang des weibl. Beckens ist queroval u. die Darmbeinschaufeln sind ausladender. Das männl. Becken ist enger u. der Becken-Eingang eher kartenherzförmig.

Beckenfrakturen können mit einem hohen Blutverlust nach innen einhergehen. Patienten mit entsprechenden Verletzungen benötigen immer eine schnelle Diagnosestellung u. ggf. operative Intervention, um schwere Schäden zu vermeiden.

Becken – Gelenke und Bänder

Definition

Das Becken verfügt über straffe Gelenke (*Iliosakralgelenke, Articulatio sacroiliaca*), ein unechtes Gelenk, das die beiden Schambeine verbindet (*Symphyse, Symphysis pubica*) u. über echte Gelenke, die Hüften (*Articulatio coxae*), die eine Verbindung zum Oberschenkel u. damit zur oberen Extremität herstellen. Alle Gelenke werden durch Bänder gesichert.

Bau

- Iliosakralgelenk:
  - Straffes Gelenk *(Amphiarthrose)*
  - Kreuzbein verzahnt mit rauer Gelenkfläche des Darmbeins → Federung, geringe Beweglichkeit
  - Gesichert durch straffe Gelenkkapsel u. starke Bänder
- Symphyse: Diskus aus Faserknorpel, verbindet beide Schambeine (*Synarthrose*)
- Hüfte:
  - Tiefe Gelenkpfanne *(Acetabulum)* mit halbmondförmiger Knorpelfläche (*Facies lunata*)
  - Femurkopf als Gelenkkopf
  - Kugelgelenk → großer Bewegungsumfang um 3 Achsen
  - Bänder v. Hüfte zum Oberschenkel sichern Gelenk

Funktionen

- Iliosakralgelenk, Symphyse: federndes Zusammenhalten des Beckenrings Symphyse: Knorpel wird während Schwangerschaft elastischer → leichtere Passage des Kindes
- Hüftgelenk: beim Gang Tragen des gesamten Rumpfgewichtes

Wichtige Erkrankungen

- Bei Neugeborenen: Hüftgelenkdysplasie → zu flaches Acetabulum → Femurkopf rutscht heraus
- Im Alter: Gelenkabnutzung Hüftgelenk → *Coxarthrose*

Neugeborene werden mit einer Ultraschalluntersuchung (*Hüftsonografie*) routinemäßig auf Hüftgelenkdysplasie untersucht. Als Behandlung reicht oft „breites Wickeln" bzw. Tragen einer Spreizhose.

Becken – Muskulatur

Definition

Am Becken entspringen zahlreiche Muskeln, die zum Oberschenkel ziehen, sowie die Muskulatur des Beckenbodens.

Bau

Äußere Hüftmuskulatur:

- Großer Gesäßmuskel (*M. glutaeus maximus*): Ursprung: Kreuzbein, Darmbein, Steißbein; Ansatz strahlt in den *Tractus iliotibialis* am Oberschenkel ein; größter Muskel
- Mittlerer Gesäßmuskel (*M. glutaeus medius*): Ursprung: Darmbein; Ansatz: *Trochanter major* d. Femurs; unter dem M. glutaeus maximus gelegen
- Kleinster Gesäßmuskel (*M. glutaeus minimus*): wie M. glutaeus medius, aber unter diesem liegend
- Spanner der Oberschenkelbinde (*M. tensor fasciae latae*; untere ➤ Extremität)
- Birnenförmiger Muskel (*M. piriformis):* Ursprung: Kreuzbein-Innenfläche; Ansatz: *Trochanter major*
- Äußerer Hüftlochmuskel (*M. obturatorius externus*): Ursprung an Außenfläche d. *Membrana obturatoria*; Ansatz zw. den Trochanteren d. Femurs
- Oberer u. unterer Zwillingsmuskel (*M. gemellus superior*, *M. gemellus inferior*): Ursprung: Sitzbein; Ansatz: Sehne d. *M. obturatorius internus*
- Viereckiger Oberschenkelmuskel (*M. quadratus femoris*): Ursprung: Sitzbeinhöcker; Ansatz: zw. Trochanteren

Innere Hüftmuskulatur:

- Darmbeinlendenmuskel (*M. iliopsoas*, zusammengesetzt aus *M. psoas major* u. *M. iliacus*): Ursprung: *Os ilium* u. Lendenwirbel; Ansatz: gemeinsam am *Trochanter minor*
- Innerer Hüftlochmuskel (*M. obturatorius internus*): Ursprung: Innenfläche d. Membrana obturatoria; Ansatz: zw. Trochanteren d. Femurs (läuft um den Hüftknochen herum zur Dorsalseite)

Beckenboden:

- Platte aus Muskeln u. Sehnen
- Afterhebermuskel (*M. levator ani*): bildet *Diaphragma pelvis*; Trichter mit Levatorschlitz zum Durchtritt v. Darm- u. Urogenitalöffnung
- Tiefer u. oberflächlicher querer Dammmuskel (*M. transversus perinei profundus*, *M. transversus perinei superficialis*): mittlere u. oberflächliche Muskelschicht, nur im ventralen Bereich (Damm-Bereich)
- Vorhofschwellkörpermuskel, äußerer Afterschließmuskel (*M. bulbospongiosus*, *M. sphincter ani externus*): umschließen Urogenital- bzw. Analöffnung

Funktionen

- Innere u. äußere Hüftmuskulatur bewegen Oberschenkel
- M. glutaeus maximus: wichtiger Strecker, Aufrichten d. Hüfte (wichtig für aufrechtes Stehen)
- M. glutaeus medius: Abspreizen (*Abduktion*); wichtig für aufrechten Gang (Anspannung auf d. Standbeinseite verhindert Abkippen d. Hüfte zur Spielbeinseite; beteiligt ist auch M. glutaeus minimus)
- M. piriformis: Außenrotation, Abduktion
- M. gemellus superior, M. gemellus inferior, M. obturatorius externus, M. quadratus femoris: in untersch. Maße Außenrotation u. Heranführen (*Adduktion*)
- M. obturatorius internus: Außenrotation
- M. iliopsoas: beugt Wirbelsäule zur Seite, wichtiger Oberschenkelbeuger
- Beckenbodenmuskulatur: ➤ Kontinenz

Becken – Nerven und Gefäße

Definition

Durch das Becken verlaufen Nerven u. Gefäße, die Beckenorgane u. -muskulatur versorgen u. zur unteren Extremität weiterziehen.

Bau

Arterien:

- *A. iliaca communis*: teilt sich auf in
- *A. iliaca ext.*: läuft parallel zur Linea terminalis; läuft im Gefäßfach (*Lacuna vasorum*) unter Leistenband durch, wird dann zur Oberschenkelarterie (*A. femoralis*)
- *A. iliaca int.*: zieht ins kleine Becken, gibt Äste zur Beckenmuskulatur, zu Beckenorganen u. zu äußeren Geschlechtsorganen ab

Venen:

- Parallel zu Arterien; Mündung in *V. cava inf.*

Nerven:

- Schenkelnerv (*N. femoralis*): zieht neben *A. u. V. femoralis* unter Leistenband durch, allerdings im Muskelfach (*Lacuna musculorum*) (Merkregel IVAN: v. Innen: Vene, Arterie, Nerv)
- Hüftnerv (*N. ischiadicus*): tritt zw. Gesäßmuskulatur an Dorsalseite des Beckens hervor, läuft zur Oberschenkelrückseite
- Zahlreiche kleinere Nerven zu Bauch-, Oberschenkel- u. Beckenmuskulatur

Funktionen

- Arterien: Versorgung v. Muskulatur u. Beckenorganen
- N. femoralis: Versorgung Beuger im Hüftgelenk u. Strecker im Kniegelenk (großer Teil d. vorderen Oberschenkelmuskulatur)
- N. ischiadicus: versorgt Unterschenkel und Fuß sowie einige Beuger des Kniegelenks

Bei *intramuskulären* (i.m.) Injektionen in die Gesäßmuskulatur ist auf ausreichend Abstand zu den Nerven zu achten, bes. zum N. ischiadicus.

Besondere Information

Der N. ischiadicus ist der größte Nerv im Körper.

Bewegungsapparat, passiver

Definition

Die Gesamtheit der Knochen, Knorpel, Gelenke u. Bänder heißt passiver Bewegungsapparat.

Bau

Skelett:

- Ca. 200 Knochen
- Schultergürtel: daran befestigt: obere ➢ Extremität
- ➢ Becken (*Pelvis*): daran befestigt: untere ➢ Extremität
- Wirbelsäule (*Columna vertebralis*)
- Knöcherner Brustkorb (*Thorax*) (➢ Brust – Knöcherner Thorax)
- ➢ Schädel (*Cranium*) + ➢ Hals (*Collum*) + Rumpf = Körperstamm

Funktionen

- Skelett: Grundgerüst des Körpers, Angriffspunkt für Muskulatur, Kalziumspeicher
- Schädel, Wirbelsäule, Thorax: Schutz der darin liegenden Organe
- Gelenke: ermöglichen Bewegung
- Bänder: sichern v. Gelenken

Das Skelett ist – wie der gesamte äußere Körper – annähernd symmetrisch zur Longitudinalachse in der Körpermitte.

Kinder verfügen über ca. 300 Knochen, also deutlich mehr als Erwachsene. Diese Besonderheit entsteht, da einige Knochen des Erwachsenen mehrteilig angelegt u. beim Kind noch nicht vereinigt sind.

Bewegungsapparat, aktiver

Definition

Die Gesamtheit der das Skelett bewegenden quergestreiften Muskeln (➤ Muskulatur) u. ihrer Sehnen und Hilfsstrukturen heißt aktiver Bewegungsapparat.

Bau

- Insgesamt ca. 650 Muskeln
- Muskeln bilden i. d. R. Gruppen (z. B. Beuger, Strecker an einem Gelenk)

Funktionen

- Muskeln: bringen Kraft zur Bewegung des Skelettes auf und produzieren Wärme
- Sehnen: Übertragung bzw. Umlenkung der Kraft der Muskeln

Bewegungsrichtungen

Die Bewegungen, die das Skelett durch den aktiven Bewegungsapparat ausführt, werden nach ihrer Richtung mit Fachwörtern benannt:

- *Adduktion*: zum Körper hin, *Abduktion*: vom Körper weg
- *Extension*: Streckung; *Flexion*: Beugung
- *Innenrotation*: Einwärtsdrehung (bei Hand u. Fuß: *Pronation*); *Außenrotation*: Auswärtsdrehung (bei Hand u. Fuß: *Supination*)
- *Anteversion*: Heben nach vorne; *Retroversion*: Heben nach hinten

Bindegewebe

Definition

Im Bindegewebe sind die Zellen v. *Interzellularsubstanz* umgeben, die v. ihnen selbst gebildet wird. Bindegewebe fungiert u. a. als Gerüst des Körpers u. der Organe (*Stroma*). Im Bindegewebe gibt es ortsständige u. mobile Zellen. Die Eigenschaften des jeweiligen Bindegewebes werden v. der Interzellularsubstanz bestimmt. Ein wichtiges Protein der Interzellularsubstanz ist *Kollagen*.

Bau

Es gibt mehrere Arten v. Bindegewebe:

- Lockeres Bindegewebe: locker verteiltes Kollagen, einzelne elastische Fasern; Stroma der meisten Organe
- Straffes Bindegewebe: dicht gepackte Kollagenbündel; in Sehnen, Bändern, Lederhaut, vielen Organkapseln
- *Retikuläres* Bindegewebe: netzartige Kollagenstruktur; Stroma v. lymphatischen Organen
- Gallertiges Bindegewebe: wasserreiche Interzellularsubstanz; Nabelschnur, Zahnpulpa
- *Spinozelluläres* Bindegewebe: viele Zellen, wenig Kollagen; Ovar
- *Mesenchym*: embryonales Bindegewebe
- Stützgewebe: ➢ Knorpel, ➢ Knochen
- ➢ Fettgewebe

Ortsständige Bindegewebs-Zellen:

- *Fibroblasten* u. *Fibrozyten*
- Mesenchymzellen: Vorläuferzellen der Fibroblasten

Mobile Bindegewebs-Zellen: ➢ Abwehrzellen

Funktionen

- Gerüst (*Stroma*) v. Organen
- Stützgewebe: Knochen, Knorpel, Fett; Aufrechterhalten der Körpergestalt
- Mobile Zellen: Abwehr

Wichtige Erkrankungen

Beim Skorbut (Vitamin C-Mangel; früher bei Seeleuten verbreitet) kann kein Kollagen mehr hergestellt werden → Wunden heilen schlechter, Zähne werden locker.

> Im Alter lässt auch die Spannkraft des Bindegewebes nach, sodass es vermehrt zur Faltenbildung u. zu bestimmten Erkrankungen, wie etwa Krampfadern (Varizen), kommen kann.

Blut – Grundlagen

Definition

Blut ist die Körperflüssigkeit, die im ➤ Herz-Kreislauf-System zirkuliert. Ein Erwachsener besitzt ca. 4–6 l Blut.

Bau

Blut besteht aus zellulären (festen) u. gelösten (flüssigen) Bestandteilen. Zelluläre Bestandteile:

- Rote Blutkörperchen (*Erythrozyten*)
- Weiße Blutkörperchen (*Leukozyten*)
- Blutplättchen (*Thrombozyten*)
- Machen etwa 40–45 Prozent des Blutvolumens aus

Gelöste Bestandteile:

- *Blutplasma*: Gesamtheit der flüssigen/gelösten Bestandteile
- *Serum* → Plasma ohne Gerinnungsfaktoren

Funktionen

- Transport: Nährstoffe, Stoffwechselprodukte, Gase, Hormone u. a.
- Abwehr: Leukozyten als Teil der ➤ Abwehr
- ➤ Wärmeregulation
- Abdichtung v. Lecks in Gefäßen (Gerinnung)
- Pufferfunktion: Aufrechterhalten des pH-Werts

Wichtige Erkrankungen

Da sich viele Krankheiten durch eine Veränderung der Zusammensetzung des Blutes äußern, hat die Gewinnung u. Analyse einer Blutprobe im klinischen Alltag eine große Bedeutung.

Beim Umgang mit Blut sollten immer flüssigkeitsdichte Handschuhe getragen werden (Infektionsgefahr durch Krankheitserreger im Blut).

Blut – Gelöste Bestandteile

Definition

Die Gesamtheit d. gelösten Bestandteile u. des flüssigen Anteils des Blutes heißt *Plasma* u. macht etwa 55–60 % des Blutvolumens aus. Der größte Teil der zu transportierenden Stoffe sowie Elektrolyte u. bestimmte Proteine sind in Wasser gelöst.

Bau

- Wasser: 90 %
- Proteine: 8 % (60–84 g/l):
  - Albumin: größter Teil; 60 %
  - Globuline (α_1-, α_2-, β-, γ-Globuline)
- Rest: 2 %:
  - Elektrolyte: Na^+ 142 mmol/l; Cl^- 104 mmol/l; HCO_3^- 24 mmol/l; K^+ 4,3 mmol/l; Ca^{2+} 2,5 mmol/l
  - Glukose, Vitamine, Hormone, Stoffwechselprodukte

Funktionen

Proteine:

- Transportmoleküle für andere Substanzen (Hormone, Elektrolyte, Lipide)
- Blutgerinnung; Plasma ohne Gerinnungsbestandteile → *Serum* (➢ Blut – Blutstillung und Blutgerinnung)
- Pufferfunktion: Proteine spielen Rolle in pH-Wert-Regulation
- Abwehrfunktion (Immunglobuline = γ-Globuline, Komplement u. a.)
- Eiweißspeicher
- Aufrechterhaltung des kolloidosmotischen Drucks

Wichtige Erkrankungen

Durch eine Analyse des Eiweißgehalts des Blutes lassen sich Krankheiten erkennen. z. B. ist bei einer Leberzirrhose oft der Albuminanteil erniedrigt (Albumin wird in der Leber hergestellt). Bei einer chron. Entzündung sind die γ-Globuline vermehrt.

Besondere Information

Die Proteine im Blut lassen sich bei der Serumelektrophorese sichtbar machen. Dabei teilen sie sich durch ihre unterschiedlichen Ladungen in Fraktionen auf: Albumin, α_1-, α_2-, β- u. γ-Globuline.

Blut – Zellen

Definition

Als zelluläre Bestandteile befinden sich im Blut: rote Blutkörperchen (*Erythrozyten*), weiße Blutkörperchen (*Leukozyten*) u. Blutplättchen (*Thrombozyten*). Zahlen- u. mengenmäßig machen Erythrozyten dabei den allergrößten Teil aus (99 %).

Bau

- Erythrozyten:
  - Schlauchbootform: abgeplattet, 7,5 µm Durchmesser, mit je einer zentralen Delle oben u. unten (→ bikonkave Form)
  - Verlieren während ihrer Entwicklung (*Erythropoese*) Zellkern u. -organellen
  - Für rote Blutfarbe verantwortlich: *Hämoglobin* (roter Blutfarbstoff)
  - Hämoglobin: Proteinanteil (*Globin*) mit 4 eisenhaltigen Farbstoffmolekülen (*Häm*)
  - Hämoglobin besteht aus 4 Proteinuntereinheiten (= Ketten), z. B. HbA_1: 2 α-Ketten, 2 β-Ketten; fetales Hämoglobin HbF: 2 α-Ketten, 2 γ-Ketten. Ketten unterscheiden sich leicht im Aufbau u. in der Fähigkeit O_2 zu binden
- Leukozyten:
  - heterogene Zellfamilie
  - versch. Größen und Zellkernformen
- Thrombozyten:
  - Kleine (2,5 µm) Scheiben, Ausbuchtungen (→ bikonvexe Form)
  - Kein Zellkern
  - Schnüren sich v. Vorläuferzelle (*Megakaryozyt*) im Knochenmark ab

Funktionen

- Erythrozyten:
  - Atemgastransport, Häm bindet O_2 (➢ Atmung – Gasaustausch)
  - Pufferfunktion
  - Sind stark verformbar: passen durch Kapillaren mit nur 3–5 µm Durchmesser
  - Tragen Blutgruppenantigene
  - Lebenszeit: ca. 120 Tage
- Leukozyten: ➢ Abwehr; Lebenszeit: stark unterschiedlich, Lymphozyten tw. Jahrzehnte
- Thrombozyten: Blutstillung, Lebenszeit: 1–2 Wochen (➢ Blut – Blutstillung)

Wichtige Erkrankungen

Eine Verminderung des Hämoglobingehalts im Blut heißt Blutarmut (*Anämie*). Ursache einer chron. Anämie kann Eisen- od. Vitaminmangel (Vit. B_{12}, Folsäure) sein. Eisenmangel kann durch chron. Blutungen bedingt sein (z. B. Hämorrhoiden, Regelblutung d. Frau). Mangel an Vit. B_{12} od. Folsäure kommt in Industrienationen praktisch nur bei Alkoholkranken vor (Mangelernährung).

In einem roten Blutbild wird das Blut beurteilt hinsichtlich: Zahl der Erythrozyten (Mann 4,3–5,7 Mio/l; Frau 3,9–5,3 Mio/l), Hämoglobingehalt (Hb-Wert; Mann: 140–180 g/l, Frau 120–160 g/l) u. Hämatokrit (Mann: 40–52 %, Frau 37–48 %). Außerdem bestimmt man noch das durchschnittl. Volumen der Erythrozyten (MCV, 85–98 fl), den durchschnittl. Hämoglobingehalt pro Erythrozyt (MCH, 28–34 pg) u. den Hämoglobingehalt pro dl reine Erythrozyten (MCHC, 31–37 g/dl).

Besondere Information

Anämien teilt man ein nach Hämoglobingehalt der Erythrozyten (hoch = *hyperchrome*, niedrig = *hypochrome Anämie*) u. nach deren Größe (klein = *mikrozytäre*, groß = *makrozytäre Anämie*).

Blut – Atemgastransport und pH-Wert

Definition

Mit dem Blut werden die Atemgase CO_2 u. O_2 transportiert. Der Großteil des O_2 wird an *Hämoglobin* gebunden, der Großteil des CO_2 als Bikarbonat (HCO_3^-) transportiert. Als wichtigstes Puffersystem (Puffer = Substanz, die pH-Entgleisungen abfangen kann) im Blut hilft HCO_3^-, den pH-Wert des Blutes konstant bei etwa 7,4 zu halten. So hängen Atmung u. pH-Wert direkt zusammen.

Beteiligte Strukturen

- *Erythrozyten*:
  - O_2 bindet an Häm des Hämoglobins
  - Geringe Mengen CO_2 binden an Globinketten des Hämoglobins
  - Besitzen Carboanhydrase (Enzym zur Umwandlung v. CO_2 zu HCO_3^-)
- Blut: transportiert Atemgase physikalisch gelöst
- Puffersysteme:
  - Bikarbonatpuffer (mit Abstand größte Bedeutung)
  - Proteinpuffer: Proteine im Blut können saure H^+-Ionen abfangen
  - Hämoglobinpuffer: Globinkette kann saure H^+-Ionen abfangen

Funktionsmechanismen

Atemgastransport:

- *Häm* bindet O_2 bei hohem O_2-Partialdruck (in Lunge); O_2 löst sich v. Häm bei niedrigem O_2-Partialdruck, begünstigt durch hohe Temperatur, niedrigen pH-Wert u. Vorhandensein best. Stoffwechselprodukte (→ Bedingungen wie in arbeitender Muskulatur)
- Größter Teil des CO_2 wird bei hohem CO_2-Partialdruck durch Carboanhydrase mit einem H_2O zu HCO_3^- u. einem H^+-Ion umgewandelt
- Niedrigerer CO_2-Partialdruck: Carboanhydrase macht aus HCO_3^- u. H^+ wieder CO_2 u. H_2O (in Lunge); aber: gewisse HCO_3^--Konzentration ist immer vorhanden (längst nicht alles wird abgeatmet)

Säure-Basen-Haushalt (> Abb. 12):

- Bei niedrigem pH nimmt HCO_3^- ein H^+ auf u. wird zu Kohlensäure ($H_2CO_3^-$) → H^+ werden abgefangen (abgepuffert) → verhindert zu starkes Absinken des pH (pH < 7,36 = *Azidose*); bei hohem pH (pH > 7,44 = *Alkalose*) gibt H_2CO_3 ein H^+ ab, wird zu HCO_3^- → zu starkes Ansteigen des pH wird verhindert
- Rolle d. Atmung: schnelle Atmung → viel CO_2 wird abgeatmet → pH steigt (*respiratorische Alkalose*); ungenügende Atmung → CO_2 sammelt sich an → pH fällt (*respiratorische Azidose*)
- Rolle d. Stoffwechsels: viel H^+ fällt an (z. B. saure Ketonkörper bei Diabetikern; *Ketoazidose*) → pH fällt (*metabolische Azidose*); viel H^+ wird verbraucht (z. B. heftiges Erbrechen) → pH steigt (*metabolische Alkalose*)

- Verhinderung v. pH-Entgleisungen: Puffersysteme im Blut; Gegenregulation d. Atmung (kurzfristig); Entfernung v. H^+ (bei Azidose) od. HCO_3^- (bei Alkalose) durch Nieren (langfristig)

Wichtige Erkrankungen

Bei psychisch bedingter vermehrter Atmung (*Hyperventilation*) steigt der pH-Wert (→ *Alkalose*). Als Folge können Empfindungsstörungen wie Kribbeln u. Krämpfe („Pfötchenstellung“ d. Hände) auftreten. Soforttherapie durch Beruhigung d. Patienten u. ggf. kurzfristiges Rückatmen in eine Tüte.

Konstanthalten des pH-Werts ist überlebenswichtig, da chem. Reaktionen im Körper nur in einem schmalen pH-Bereich möglich sind. Werte unterhalb 6,8 u. oberhalb 8,0 sind tödlich.

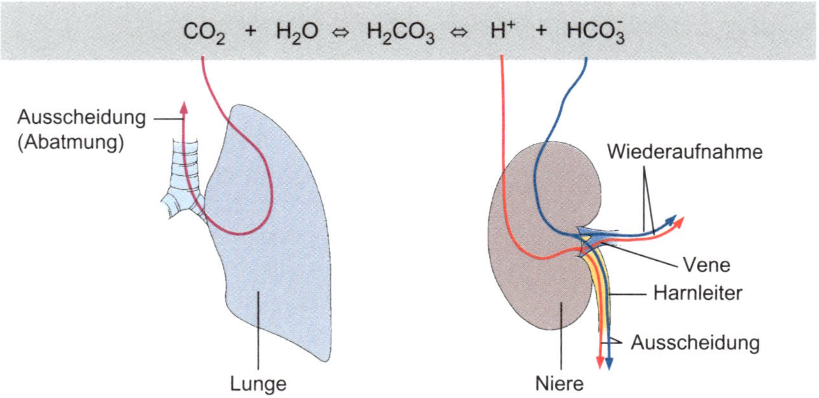

Abb. 12 Der Kohlensäure-Bikarbonat-Puffer ist eines der wichtigsten Puffersysteme im menschlichen Organismus. Kohlensäure (H_2CO_3) ist die Puffersäure, Bikarbonat (HCO_3^-) die Pufferbase [L190]

Blut – Blutstillung und Blutgerinnung

Definition

Um die Dichtigkeit des Gefäßsystems sowohl bei Verletzungen, als auch bei alltäglichen Situationen – kleinste Risse in der Gefäßwand, leichte Stöße, Entzündungen – zu gewährleisten, muss das Blut in der Lage sein, Löcher in der Gefäßwand schnell zu verschließen (Blutstillung, *primäre Hämostase*) u. sie dann mit einem stabilen Verschluss zu sichern (Blutgerinnung, *sekundäre Hämostase*). Der Vorgang, mit dem diese Gerinnsel wieder aufgelöst werden, heißt *Fibrinolyse*.

Beteiligte Strukturen

Primäre Hämostase:
- Gefäßreaktion: glatte Muskelzellen d. Gefäßwand ziehen sich zusammen (*Vasokonstriktion*)
- *Thrombozytenadhäsion* u. *-aggregation*: *Thrombozyten*

Sekundäre Hämostase:
- Gerinnungsfaktoren: Proteine im Blut; durchnummeriert v. Faktor I–XIII; Faktoren liegen inaktiviert vor u. müssen aktiviert werden.

Fibrinolyse:
- *Plasminogen*: wird zu Plasmin aktiviert, spaltet Fibrinnetze

Funktionsmechanismen

(➢ Abb. 13)

Primäre Hämostase:
- Vermindert Blutstrom im verletzten Gefäß: Gefäßwand kontrahiert sich → Gefäßdurchmesser wird kleiner
- Thrombozyten haften an verletzter Gefäßwand an (*Thrombozytenadhäsion*), verändern ihre Form u. binden weitere Thrombozyten (*Thrombozytenaggregation*) → weißer Thrombus entsteht (weiß, da keine Erythrozyten mit eingefangen werden)

Sekundäre Hämostase:
- Ziel: Fibrinogen (Faktor I) soll v. Thrombin (= aktivierter Faktor II, Prothrombin) zu Fibrin aktiviert u. v. Faktor XIII zu Netzen verknüpft werden → roter Thrombus mit eingefangenen Erythrozyten entsteht
- Gerinnungsfaktoren aktivieren sich in bestimmter Reihenfolge gegenseitig → Gerinnung läuft als Kaskade ab
- 1. Möglichkeit, Kaskade zu starten: *exogenes* System: Tissue Factor (TF, vorhanden auf Zellen der *Adventitia* v. ➢ Venen od. ➢ Arterien, aber auch ausgeschüttet v. aktivierten Thrombozyten, Endothelzellen u. *Makrophagen*) startet Gerinnung
- 2. Möglichkeit: *endogenes* System: Kontakt mit aktivierenden Oberflächen (z. B. Venenkatheter) startet Gerinnung
- Gemeinsame Endstrecke: beide Systeme aktivieren Faktor X, der aktiviert zusammen mit Faktor V u. Kalzium das Prothrombin zu Thrombin → Fibrinaktivierung

Um keine überschießende Gerinnung stattfinden zu lassen, zirkulieren mit dem Blut Hemmstoffe d. Gerinnung.

Wichtige Erkrankungen

- Durch Schäden d. Gefäßwand, erhöhte Gerinnungsneigung u. Veränderungen d. Blutstroms kann es v. a. in Venen zu Blutgerinnseln kommen, die ein Gefäß völlig verschließen → *Thrombose*
- Angeborener Mangel an Gerinnungsfaktoren führt zur Bluterkrankheit (*Hämophilie*)

In der Gerinnungsdiagnostik beurteilt man mit der Blutungszeit die primäre Hämostase, mit dem Quick-Wert das exogene System u. mit der PTT-Zeit das endogene System.

Besondere Information

- Zur Herstellung best. Gerinnungsfaktoren braucht der Körper Vitamin K. Darum hemmt die langfristige Gabe v. Vitamin-K-Antagonisten (z. B. Marcumar®) die Gerinnung.
- Allgemein kann das Thromboserisiko mithilfe der sog. Virchow-Trias abgeschätzt werden:
  - Stillstand/Stau des Blutflusses (*Hämostase*)
  - Gefäßwanddefekte
  - Veränderte Blutzusammensetzung

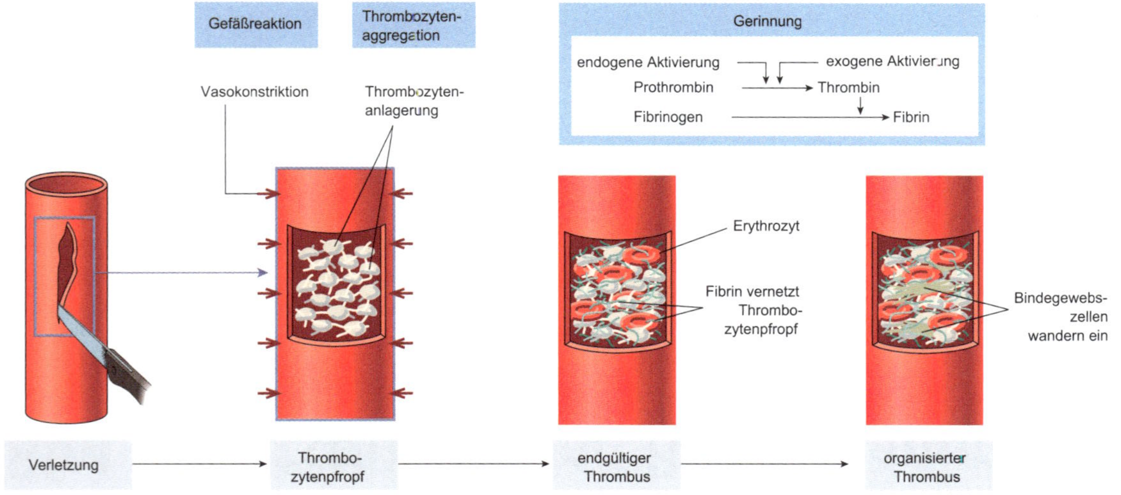

Abb. 13 Übersicht über die Vorgänge bei der Blutstillung [L190]

Blut – Blutgruppen

Definition

Erythrozyten sind die Träger der Blutgruppenantigene (= bestimmte Proteine auf ihrer Zellmembran). Es gibt viele verschiedene Blutgruppensysteme. Die wichtigsten sind das AB0- u. das Rhesus-System.

Beteiligte Strukturen

- Erythrozyten: tragen Blutgruppenantigene
- Abwehrsystem: bildet Antikörper gegen fremde Blutgruppenantigene

Funktionsmechanismen

AB0-System:

- Keine Antigene auf Erythrozyten → Blutgruppe 0
- Nur A od. nur B-Antigene → Blutgruppe A bzw. B
- A u. B-Antigene → Blutgruppe AB
- Jeder Mensch hat v. Geburt an Antikörper gegen „fremde“ AB0-Antigene: Blutgruppe 0 → Antikörper geg. A u. B; Blutgruppe AB → keine Antikörper; Blutgruppe A bzw. B → Antigene gegen A bzw. B

Rhesus-System:

- Rhesusantigen D vorhanden (Rh-positiv) od. nicht (Rh-negativ)
- Antikörper entstehen erst nach Kontakt mit Rh-positivem Blut → erste Transfusion mit Rh-positivem Blut an Rh-negativen Menschen folgenlos

Wichtige Erkrankungen

Transfusion nicht kompatiblen Blutes: Transfusionszwischenfall mit Auflösung der Erythrozyten (*Hämolyse*), Fieber, evtl. Schock → lebensbedrohlich!

Unmittelbar vor der Gabe einer Bluttransfusion muss der Arzt einen letzten Test auf Blutgruppenverträglichkeit machen (Bedside-Test).

Besondere Information

Blut der Blutgruppe 0, Rh-negativ kann jedem gegeben werden (Universalspender). Menschen mit Blutgruppe AB, Rh-positiv können jedes Blut transfundiert bekommen (Universalempfänger).

Brust – Knöcherner Thorax

Definition

Der Brustkorb (*Thorax*) umschließt die Brusthöhle, in der Lungen u. Herz liegen, sowie den oberen Teil der Bauchhöhle.

Bau

(➢ Abb. 14)

Der Thorax ist ein querovaler Käfig mit einer Öffnung (*Apertur*) oben (eng) u. unten (weit) u. wird gebildet v.:

- 12 Brustwirbeln der ➢ Wirbelsäule
- Brustbein (*Sternum*):
  - 3 Abschnitte: Handgriff des Brustbeins (*Manubrium sterni*), Brustbeinkörper (*Corpus sterni*) u. Schwertfortsatz (*Proc. xiphoideus*)
- 12 Rippenpaare (*Costae*):
  - Bilden Gelenk mit Brustwirbeln
  - Durch Rippenknorpel mit Brustbein verbunden
  - Oberste 7 Paare: echte Rippen (*Costae verae*): direkt mit Brustbein verbunden
  - Rippen 8–10: Rippenknorpel strahlen in einen Knorpel ein → nur indirekt mit Brustbein verbunden; Knorpel bilden Rippenbogen (*Arcus costalis*)
  - Rippen 11 u. 12: enden frei; fließende Rippen (*Costae fluctuantes*)
  - Rippen 8–12: unechte Rippen (*Costae spuriae*)

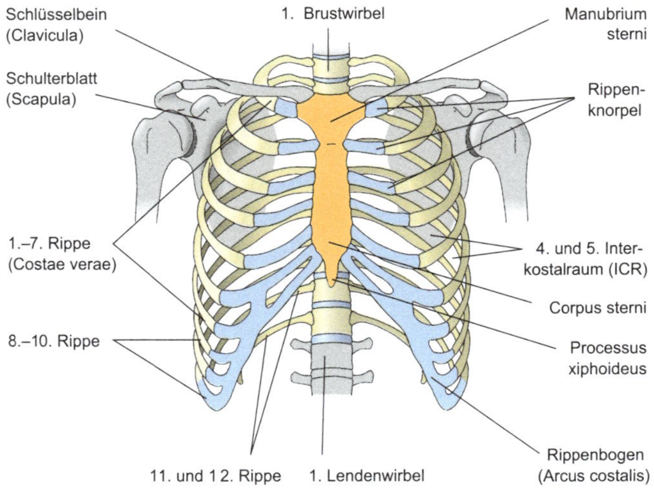

Abb. 14 Brustkorb [L190]

Funktionen

Beweglichkeit d. Rippen → Brustkorb wird weiter u. enger → wichtig für ➤ Atmung.

Schutz innerer Organe.

Wichtige Erkrankungen

Bei Bruch (*Fraktur*) einer Rippe kann Pleura d. Lunge verletzt werden → Pneumothorax (Luft gelangt in Pleuraspalt, betroffene Lunge kollabiert).

Rippenserienfrakturen sind insbesondere dann gefährlich, wenn sie mit Rippenstückfrakturen kombiniert auftreten. Auf diese Weise kann ein größerer Abschnitt herausbrechen, welcher sich gegenläufig zu den normalen Thoraxexkursionen bei der Atmung bewegt (Einziehungen bei der Einatmung u. Ausdehnung bei der Ausatmung). Dies kann zu schwersten Ventilationsstörungen führen.

Brust – Brusthöhle

Definition

Die Brusthöhle (*Cavitas thoracis*) enthält die Pleurahöhlen u. das Mittelfell (*Mediastinum*). In den Pleurahöhlen befinden sich die ➢ Lungen, im *Mediastinum* das ➢ Herz, der *Thymus*, die Speiseröhre, die Luftröhre sowie große Gefäße.

Bau

Pleurahöhle:
- Ausgekleidet mit 2 Pleurablättern (Brustfell, *Pleura* = dünne, seröse Haut): Rippenfell (*Pleura parietalis*) u. Lungenfell (*Pleura visceralis*)
- Pleura parietalis: überzieht Brustkorb, Mediastinum, Zwerchfell; geht am Lungenhilum über in
- Pleura visceralis: fest mit Lunge verwachsen, zieht auch in Fissuren hinein
- Zw. d. Blättern: Pleuraspalt: sehr dünn, mit geringer Menge Flüssigkeit gefüllt; in ihm herrscht leichter Unterdruck

Mediastinum:
- Mit Bindegewebe gefüllter Raum zw. Pleurahöhlen
- Organe im Mediastinum sind in Bindegewebe eingebettet
- Herz liegt zusätzlich noch im Herzbeutel (*Perikard*)

Funktionen

Atemmechanik → Pleuraspalt:
- Flüssigkeitsfilm + Unterdruck: Pleurablätter werden aneinander festgesaugt → Lunge wird im Brustkorb befestigt und folgt Bewegungen für Ein- und Ausatmung
- Bei Atembewegung wirkt Flüssigkeitsfilm im Pleuraspalt für Lunge wie Gleitlager

Wichtige Erkrankungen

- Pneumothorax: Luft gelangt in Pleuraspalt → Lunge kollabiert
- Spannungspneumothorax: durch Ventilmechanismus gelangt Luft bei jedem Atemzug in Pleuraspalt, aber nicht mehr hinaus → Lunge, Mediastinum u. andere Lunge werden komprimiert → Lebensgefahr!

Brust – Brustmuskulatur

Definition

Der große u. der kleine Brustmuskel (*M. pectoralis major*, *M. pectoralis minor*) gehören v. ihrer Funktion in erster Linie zur Schultermuskulatur. Wichtig für die Bewegung des Brustkorbs u. damit die Atmung sind v. a. die äußeren u. inneren Zwischenrippenmuskeln (*M. intercostales externi*, *M. intercostales interni*) u. das Zwerchfell (*Diaphragma*).

Bau

Zwischenrippenmuskeln:
- Fasern laufen entgegengesetzt
- Äußere Zwischenrippenmuskeln: laufen v. hinten oben nach vorne unten
- Innere Zwischenrippenmuskeln: laufen v. hinten unten nach vorne oben

Zwerchfell:
- Muskelplatte, die 2 Kuppeln (rechts u. links) bildet; Sehnenscheibe als Zentrum
- Verspannt zw. Brustbein, unteren 6 Rippenpaaren u. LWS
- Mit je einer Durchtrittsstelle für Speiseröhre, *Aorta* u. untere Hohlvene
- Trennt Brusthöhle u. Bauchraum

Funktionen

Aufgabe Brustmuskeln: Erweiterung Brustkorb → Atmung. Je nach eingesetzten Muskeln unterscheidet man:
- Bauchatmung (Zwerchfellatmung):
  - Einatmung: Zwerchfell kontrahiert sich → Kuppeln flachen ab → Brustraum wird weiter; außerdem drückt Zwerchfell Bauchorgane nach unten → Bauchdecke wölbt sich vor
- Brustatmung:
  - Einatmung: äußere Zwischenrippenmuskeln heben die jeweils untere Rippe an → Brustkorb wird insgesamt weiter
  - Ausatmung: innere Zwischenrippenmuskeln senken Rippen ab → Brustkorb wird enger

Brust – Weibliche Brust

Definition

Die weibliche Brust (*Mamma*) zählt zu den sekundären Geschlechtsorganen. Sie besteht aus Fett u. den Brustdrüsen. Die Mamma ist bei beiden Geschlechtern angelegt → Entwicklung bei Mädchen während der Pubertät durch hormonelle Reize (Brustentwicklung = *Thelarche*).

Bau

- 12–20 Einzeldrüsen pro Mamma als Drüsenlappen (*Lobi*) angelegt, bestehend aus mehreren Drüsenläppchen (*Lobuli*)
- Sekret wird in Milchgängen (*Ductus lactiferi*) gesammelt und durch Ausführungsgänge (*Ductus papillares*) zu den Brustwarzen (*Mamillae*) transportiert
- Feinbau unterscheidet sich während des Stillens (laktierender Zustand) v. Zeiten, in denen nicht gestillt wird (nicht laktierender Zustand)

Während der Schwangerschaft wachsen die Milchgänge (*Ductus lactiferi*), verzweigen sich u. die sonst feinen Endstücke des Gangsystems werden weiter u. größer → Einzeldrüsen u. gesamte Mamma vergrößern sich.

Funktionen

Das Sekret der Brustdrüsen ist die Muttermilch. Reiz zur Milchproduktion → Saugen des Kindes. Die Milch enthält ca.:

- 88 % Wasser
- 7 % Milchzucker
- 4 % Fett
- 1 % Proteine
- Vitamine und Mineralien
- Außerdem Immunglobulin A → schützt Säugling vor Infektionen

Muttermilch verändert die Zusammensetzung passend zu Bedürfnissen des Säuglings.
Umbau zur laktierenden Mamma v. a. unter Einfluss v. Prolaktin, Milcheinschuss unter Einfluss v. Oxytocin.

Wichtige Erkrankungen

Häufigste bösartige Tumorerkrankung bei Frauen ist das Mamma-Karzinom. Entwicklung aus Zellen der Milchgänge (*duktales* Mamma-Karzinom) od. der Drüsenlappen (*lobuläres* Mamma-Karzinom).

Als Vorsorge wird bei Frauen die Brust beim Frauenarztbesuch untersucht u. eine monatliche Selbstuntersuchung empfohlen.

Drüsen – Grundlagen

Definition

Drüsen (*Glandulae*) sind spezialisierte Epithelgewebe. Charakteristisch für Drüsen ist, dass ihre Zellen Stoffe (Sekret) absondern können. Einzelne solcher Zellen (Drüsen-Zellen) findet man in fast allen Epithelien. Besteht ein Gewebe aber hauptsächlich aus Drüsen-Zellen, nennt man es eine Drüse.

Bau

Man unterscheidet endokrine Drüsen v. exokrinen Drüsen u. bei letzteren endoepitheliale Drüsen u. exoepitheliale Drüsen:

- *Endokrine* Drüsen: Sekretausschleusung ins Blut od. zu benachbarten Zellen (*parakrin*)
- *Exokrine* Drüsen: Sekretabgabe an eine Oberfläche
- *Endoepitheliale* Drüsen:
  - Gruppen v. Drüsen-Zellen im Oberflächenepithel
  - Einzelne Schleim produzierende Drüsen-Zellen in Epithelien v. Atemwegen u. Darm heißen Becherzellen
- *Exoepitheliale* Drüsen:
  - Haben sich im Laufe d. Entwicklung in Oberflächenepithel eingesenkt
- Exokrine, exoepitheliale Drüsen:
  - „Musterfall“ einer Drüse
  - Stehen mit Epithel d. Oberfläche über einen Ausführungsgang in Verbindung
  - Ort d. Sekretproduktion ist das Endstück. Das Ausführungsgangsystem gliedert sich (v. Endstück aus gesehen) in Schaltstück, Streifenstück u. Ausführungsgang

Funktionen

- Drüsen-Zellen verpacken ihr Sekret meist in kleine Bläschen (*Granula*) u. schleusen diese aus Zelle aus (*Exozytose*)
- Im Ausführungsgangsystem kann Sekret noch verändert (z. B. eingedickt od. verflüssigt) werden

Drüsen – Drüsentypen

Definition

Exokrine Drüsen kann man noch weiter unterscheiden, entweder nach ihrem Aufbau od. nach ihrer Funktion, etwa nach der Art, wie sie ihr Sekret ausschleusen u. nach der Beschaffenheit ihres Sekrets.

Bau

Unterscheidung nach der Form der Endstücke:

- Säckchenförmig (*alveolär*)
- Röhrenförmig (*tubulär*)
- Beerenförmig (*azinös*)
- Auch Mischformen (in größeren Drüsen haben manchmal Endstücke untersch. Formen, z. B. *tubulo-azinös*)

Unterscheidung nach Form d. Ausführungsganges:

- Drüsen mit einfachem Ausführungsgang
- Drüsen mit verzweigtem Ausführungsgang

Funktionen

Unterscheidung nach Art d. Sekretabgabe:

- *Ekkrine* Drüsen: klassische Exozytose; Sekret wird in Granula verpackt, Granula verschmelzen mit Zellmembran u. geben so ihr Sekret frei
- *Apokrine* Drüsen: ein Teil d. Zellmembran an Zelloberfläche umschließt Granula u. schnürt sich mit ihnen v. Zelle ab (z. B. Milchfett in Milchdrüse)
- *Holokrine* Drüsen (Talgdrüsen): Granula sammeln sich in Zellen an u. werden erst beim Zelluntergang freigesetzt; die absterbenden u. das Sekret freisetzenden Zellen müssen immer ersetzt werden

Unterscheidung nach Beschaffenheit d. Sekrets:

- *Seröse* Drüsen: dünnflüssiges Sekret; viele Proteine (oft Enzyme), Bsp: Ohrspeicheldrüse
- *Muköse* Drüsen: zähes, schleimiges Sekret; viele Glykoproteine (*Muzine*: Proteine, die viele Zuckermoleküle tragen u. Wasser binden können)
- Gemischte Drüsen: häufig bei tubulären Drüsen, die am unteren Ende eines serösen Endstückes einen Halbmond v. mukösen Drüsen-Zellen tragen

Wichtige Erkrankungen

Wie in allen Epithelien kann es auch in Drüsengewebe zu bösartigen Tumoren (*Karzinomen*) kommen. Bes. häufig ist das Karzinom der weibl. Brustdrüse (*Mammakarzinom*).

Epithelien

Definition

Epithelien sind Deckgewebe. Sie bilden Körperoberflächen, -hohlräume u. ➤ Drüsen.

Bau

Epithelien sitzen dem ➤ Bindegewebe auf u. sind v. ihm durch Basalmembran getrennt.

Einteilung d. Epithelien nach Form der obersten Zellen, Anordnung der Zellen, Verhornung.

- Mehrschichtige Epithelien:
  - Mehrschichtig verhorntes Plattenepithel (Haut)
  - Mehrschichtig unverhorntes Plattenepithel (u. a. Mundhöhle, Vagina)
  - Mehrschichtig zylindrisches Epithel (Teile d. Harnröhre)
  - Übergangsepithel (Urothel der ableitenden Harnwege)
- Mehrreihige Epithelien:
  - Unterschiedlich hohe Zellen, alle mit Kontakt zur Basalmembran
  - Mehrreihiges Zylinderepithel: z. T. mit Zilien (z. B. in Respirationstrakt, Samenleiter)
- Einschichtige Epithelien:
  - Einschichtiges Plattenepithel, z. B. innerste Schicht der Blutgefäße (*Endothel*), Innenauskleidung der Körperhöhlen (*Mesothel*)
  - Einschichtiges Zylinderepithel, z. T. mit *Kinozilien* (z. B. Atemwege, Uterus)
- Drüsenepithel: funktionstragende Zellen d. Drüsen, Aufbau je nach Drüse unterschiedlich

Funktionen

- Schutz: mehrschichtige Plattenepithelien, Urothel
- Resorption: einschichtige Zylinderepithelien in Magen, Darm
- Transport: einschichtige Zylinderepithelien mit Kinozilien in Tube, Uterus, Atemwegen; mehrreihiges Zylinderepithel mit Zilien in Atemwegen, Samenleiter
- Produktion v. Drüsensekreten

Wichtige Erkrankungen

Bei der Mukoviszidose (cystische Fibrose, CF) ist ein Chloridkanal in Epithelzellen defekt → zäher Schleim u. a. in Respirations- und Verdauungstrakt.

Extremität, obere – Armknochen

Definition

Das knöcherne Gerüst der oberen Extremität besteht am Oberarm (*Brachium*) aus dem Oberarmknochen (*Humerus*), am Unterarm (*Antebrachium*) aus Elle (*Ulna*) u. Speiche (*Radius*).

Bau

Humerus (➤ Abb. 15):

- Humeruskopf (*Caput humeri*) am proximalen Ende, trägt Gelenkknorpel
- Prominente Vorsprünge: großer u. kleiner Höcker (*Tuberculum majus* u. *minus*), benachbart zum Humeruskopf
- Oberarmschaft (*Corpus humeri*)
- Durch Haut gut tastbare innere u. äußere Oberarmknochen (*Epicondylus medialis u. lateralis*)
- Dazwischen: Knochenwalze, bestehend aus Oberarmköpfchen (*Capitulum humeri, lateral*) u. Oberarmrolle (*Trochlea humeri*), tragen Gelenkfläche für Ellenbogengelenk
- Gruben am distalen Humerusende: *dorsal*: Ellenbogengrube (*Fossa olecrani*), ventral Kronenfortsatzgrube (*Fossa coronoidea*) u. Speichenkopfgrube (*Fossa radialis*)

Ulna (➤ Abb. 15):

- Proximal: hakenförmiger Ellenbogen (*Olecranon*, gut tastbar durch Haut, bes. bei gebeugtem Ellenbogengelenk) nach dorsal
- Kronenfortsatz (*Proc. coronoideus*) nach ventral
- Einschnitt zw. Fortsätzen: *Incisura trochlearis*
- An Seite (n. lateral) Einschnitt d. *Incisura radialis*
- Distal: Ellenkopf (*Caput ulnae*) u. Griffelfortsatz (*Proc. styloideus*); durch Haut tastbar

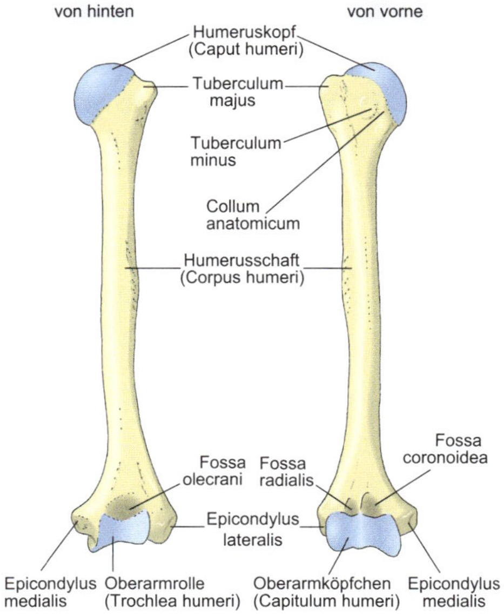

Abb. 15 Rechter Oberarmknochen (Humerus) [L190]

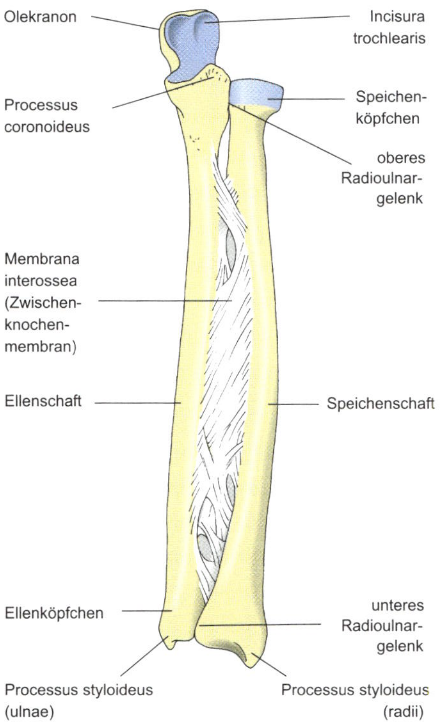

Abb. 16 Elle (Ulna) und Speiche (Radius), Ansicht von vorne [L190]

Radius (➤ Abb. 16):

- Proximal: Speichenkopf (*Caput radii*)
- Distales Ende verbreitert: trägt Griffelfortsatz (ähnlich d. Ulna) u. Einschnitt (*Incisura ulnaris*)

Ulna u. Radius sind durch bindegewebige Zwischenknochenmembran (*Membrana interossea*) verbunden.

Funktionen

- Humeruskopf: beteiligt am Schultergelenk
- *Epicondylen*: Ansatzpunkte für Muskeln; am Epicondylus med. zieht *N. ulnaris* vorbei
- Trochlea u. Caput humeri bilden Ellenbogengelenk
- Fossae d. Humerus nehmen bei Beugung bzw. Streckung im Ellenbogengelenk Fortsätze d. Ulna u. Caput radii auf
- Incisura radialis bzw. Incisura ulnaris bilden mit Caput radii bzw. Caput ulnae das obere u. untere Radioulnargelenk

Wichtige Erkrankungen

Die distale Radiusfraktur ist einer der häufigsten Knochenbrüche des Menschen.

Ein Schlag in die Vertiefung hinter dem medialen Epicondylus ist sehr schmerzhaft, der Schmerz zieht bis in die Ulnarseite d. Hand. Grund: Hinter *Epicondylus medialis* läuft *N. ulnaris* → „Musikantenknochen".

Extremität, obere – Gelenke des Arms

Definition

Der Humerus bildet mit Radius u. Ulna das Ellenbogengelenk (*Articulatio cubiti*), das eigentlich aus 3 Gelenken besteht: Humeroulnargelenk (*Articulatio humeroulnaris*) zw. Humerus u. Ulna, Humeroradialgelenk (*Articulatio humeroradialis*) zw. Humerus u. Radius, sowie dem oberen Radioulnargelenk (*Articulatio radioulnaris prox.*). Am distalen Ende des Unterarms treffen Radius u. Ulna im distalen Radioulnargelenk (*Articulatio radioulnaris dist.*) aufeinander.

Bau

Ellenbogengelenk:

- Humeroulnargelenk: *Incisura trochlearis* d. Ulna umgreift Trochlea d. Humerus wie eine Klammer
- Daneben liegt Humeroradialgelenk: *Caput radii* artikuliert mit Humerusköpfchen
- *Caput radii* artikuliert auch mit *Incisura radialis* d. Ulna im oberen Radioulnargelenk
- Ringband (*Lig. anulare*; umgibt Radiuskopf wie ein Ring) befestigt Radius an Ulna
- Drehscharniergelenk (Radiuskopf kann sich um Ulna drehen)

Distales Radioulnargelenk:

- *Caput ulnae* trifft an *Incisura ulnaris* auf Radius
- Radgelenk, Radiuskopf dreht sich um Ulna

Funktionen

- Ellenbogengelenk: Beugung u. Streckung, im Radioulnargelenk auch Wendebewegungen
- *Radioulnargelenke*: ermöglichen *Pronation* u. *Supination* → Wendebewegungen; Pronation: Daumen geht nach medial, Radius u. Ulna liegen überkreuzt; Supination: Daumen geht nach lateral, Ulna u. Radius liegen parallel

Extremität, obere – Knochen der Hand

Definition

Das Skelett d. Hand (*Manus*) besteht aus 8 Handwurzelknochen (*Ossa carpi*), 5 Mittelhandknochen (*Ossa metacarpi*) u. 3 Fingergliedern (*Phalangen*) pro Finger. Der Daumen (*Pollex*) nimmt mit nur 2 Fingergliedern eine Sonderstellung ein.

Bau

(➢ Abb. 17)

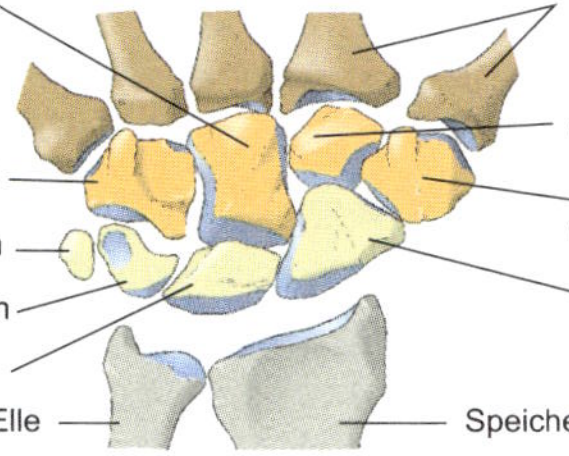

Abb. 17 Handwurzelknochen (auseinandergezogen) [L190]

Handwurzelknochen:

- Ringsum mit Knorpel überzogen
- *Proximale* Reihe (v. *radial*):
  - Kahnbein (*Os scaphoideum*)
  - Mondbein (*Os lunatum*)
  - Dreieckbein (*Os triquetrum*)
  - Erbsenbein (*Os pisiforme*)
- *Distale* Reihe (v. radial):
  - Großes Vieleckbein (*Os trapezium*)
  - Kleines Vieleckbein (*Os trapezoideum*)
  - Kopfbein (*Os capitatum*)
  - Hakenbein (*Os hamatum*)

Mittelhandknochen:

- Proximal Basis u. distal Kopf

Fingerglieder:

- Grundphalanx
- Mittelphalanx
- Endphalanx
- Daumen: nur Grund- u. Endphalanx

Funktionen

Handwurzelknochen:

- Bilden proximales u. distales Handgelenk
- Bilden n. *palmar* offene Rinne → Karpaltunnel mit Durchtritt v. Leitungsbahnen u. Sehnen

Mittelhandknochen u. Phalangen:

- Bilden proximale u. distale Interphalangealgelenke (PIP u. DIP)

Merkspruch für Handwurzelknochen: Ein Kahn, der fährt im Mondenschein im Dreieck um ein Erbsenbein. Vieleck groß, Vieleck klein – am Kopf, da muss ein Haken sein.
Erklärung: Aufzählung der Handwurzelknochen: Kahnbein, Mondbein, Dreiecksbein, Erbsenbein, großes Vieleckbein, kleines Vieleckbein, Kopfbein, Hakenbein

Extremität, obere – Hand- und Fingergelenke

Definition

Die Handwurzelknochen sind am proximalen u. distalen Handgelenk beteiligt (*Articulatio radiocarpalis, Articulatio mediocarpalis*). Die Mittelhandknochen bilden mit den Handwurzelknochen die Carpometacarpalgelenke (*Articulationes carpometacarpales*) u. mit den Grundphalangen der Finger die Fingergrundgelenke (*Articulationes metacarpophalangeae*). Die Phalangen bilden die proximalen u. distalen Interphalangealgelenke (*Articulationes interphalangeae manus*; PIP u. DIP).

Bau

Proximales Handgelenk:

- Kahnbein, Mondbein, Dreieckbein treffen auf Gelenkfläche d. Radius u. auf Diskus dist. d. *Caput ulnae*
- Eigelenk

Distales Handgelenk:

- Proximale u. distale Reihe d. Handwurzelknochen bilden Gelenk mit wellenförmigem Gelenkspalt
- Verzahntes Scharniergelenk

Carpometacarpalgelenke:

- Straffe Gelenke (*Amphiarthrosen*)
- Ausnahme: Daumensattelgelenk = große Beweglichkeit

Fingergrundgelenke:

- Kugelgelenke, aber v. Bändern u. Muskeln seitl. gehalten
- Ausnahme: Daumen → Scharniergelenk

DIPs u. PIPs:

- Scharniergelenke

Funktionen

- Proximales Handgelenk: Beugung, Streckung, Abduktion nach radial u. ulnar
- Distales Handgelenk: Beugung, Streckung; eingeschränkte Beweglichkeit
- Carpometacarpalgelenke: fast keine Beweglichkeit; am Daumen: extrem große Beweglichkeit, wichtig z. Greifen
- Fingergrundgelenke: Beugung, Streckung, Spreizen u. Zusammenführen d. Finger
- DIPs u. PIPs: Beugung, Streckung

Extremität, obere – Muskulatur am Oberarm

Definition

Muskeln d. Oberarms entspringen am Humerus bzw. am Schultergürtel u. haben Wirkung auf das Ellenbogengelenk.

Bau

Ventrale Gruppe:

- Zweiköpfiger Armmuskel (*M. biceps brachii, Bizeps*):
  - Entspringt mit 2 Köpfen v. Schulterblatt: *Caput longum* zieht durch Schultergelenk; *Caput breve* zieht vom *Proc. coracoideus* direkt zum Oberarm
  - Köpfe vereinigen sich, setzen am *Caput radii* an
  - Vor dem Ansatz umschlingt Sehne Radius z. T. (→ *Supination*)
- Armbeuger (*M. brachialis*):
  - Entspringt an Vorderfläche d. Humerus.
  - Liegt unter Bizeps
  - Setzt an proximaler Vorderseite d. Ulna an

Dorsale Gruppe:

- Dreiköpfiger Armmuskel (*M. triceps brachii, Trizeps*)
  - *Caput longum*: entspringt unterhalb Schultergelenkspfanne d. Schulterblatts
  - *Caput laterale*: entspringt an Hinterfläche d. Humerus
  - *Caput mediale*: entspringt an Hinterfläche d. Humerus, aber weiter medial
  - Köpfe vereinigen sich, Trizeps setzt an Ellenbogenknochen (*Olecranon*) d. Ulna an

Funktionen

- Bizeps: stärkster Supinator, Beugung im Ellenbogengelenk, Abspreizung und Vorwärtsbewegung im Schultergelenk
- Ventrale Gruppe: Beugung im Ellenbogengelenk
- Trizeps: Streckung im Ellenbogengelenk; Caput longum zusätzlich Wirkung im Schultergelenk (*Adduktion, Retroversion*)

Extremität, obere – Muskulatur am Unterarm

Definition

Die Muskeln am Unterarm wirken auf Hand- u. Fingergelenke, manche auch auf das Ellenbogengelenk.

Bau

(➤ Abb. 18)

Radiale Gruppe:

- Oberarmspeichenmuskel (*M. brachioradialis*)
- Kurzer u. langer radialer Handstrecker (*M. extensor carpi radialis brevis* u. *longus*)

Ventrale, oberflächliche Schicht:

- Runder Einwärtsdreher (*M. pronator teres*)
- Radialer Handbeuger (*M. flexor carpi radialis*)
- Langer Handflächenmuskel (*M. palmaris longus*)
- Ulnarer Handbeuger (*M. flexor carpi ulnaris*)
- Oberflächlicher Fingerbeuger (*M. flexor digitorum superficialis*): je 1 Sehne pro Finger, die sich in 2 Anteile spaltet, die jeweils an Außenseiten d. Mittelphalangen ansetzen (zw. den gespaltenen Sehnen ziehen Sehnen d. M. *flexor digitorum profundus* durch)

Ventrale, tiefe Schicht:

- Tiefer Fingerbeuger (*M. flexor digitorum profundus*): Sehnen ziehen durch gespaltene Sehnen d. M. *flexor digitorum superficialis* durch
- Langer Daumenbeuger (*M. flexor pollicis longus*)
- Viereckiger Einwärtsdreher (*M. pronator quadratus*)

Dorsale, oberflächliche Schicht:

- Fingerstrecker (*M. extensor digitorum*)
- Kleinfingerstrecker (*M. extensor digiti minimi*)
- Ulnarer Handstrecker (*M. extensor carpi ulnaris*)

Dorsale, tiefe Schicht:

- Auswärtsdreher (*M. supinator*)
- Langer Daumenabspreizer (*M. abductor pollicis longus*):
- Langer u. kurzer Daumenstrecker (*M. extensor pollicis longus* u. *brevis*)
- Zeigefingerstrecker (*M. extensor indicis*)

Die Sehnen d. Fingerbeuger u. -strecker werden im Bereich d. Handwurzel v. Haltebändern überspannt, die sie in Position halten (*Retinaculum extensorum* u. *Retinaculum flexorum*). Die Beugersehnen laufen im Karpaltunnel, der vom Retinaculum überspannt wird. Damit Sehnen bei Bewegung nicht an den Retinacula reiben, sind sie v. Sehnenscheiden – mit einem dünnen Flüssigkeitsfilm gefüllte Bindegewebshüllen – umgeben.

Funktionen

- Unterarmbeuger: M. brachioradialis (kann zudem Arm aus Pronation u. Supination wieder in Mittelstellung bringen)

- Pronatoren: M. pronator teres, M. pronator quadratus
- Supinatoren: M. supinator
- Handgelenksstrecker: M. extensor carpi radialis brevis u. longus, M. extensor carpi ulnaris
- Handgelenksbeuger: M. flexor carpi ulnaris, M. flexor carpi radialis, M. palmaris longus
- Fingerbeuger: M. flexor digitorum superficialis, M. flexor digitorum profundus
- Fingerstrecker: M. extensor digitorum, M. extensor digiti minimi, M. extensor indicis
- Daumenmuskeln: M. flexor pollicis longus, M. abductor pollicis longus, M. extensor pollicis longus u. brevis

Wichtige Erkrankungen

Bei Sehnenscheidenentzündung (*Tendovaginitis*) kann es durch die Schwellung zur Kompression d. *N. medianus* u. zu Taubheit d. Hand kommen.

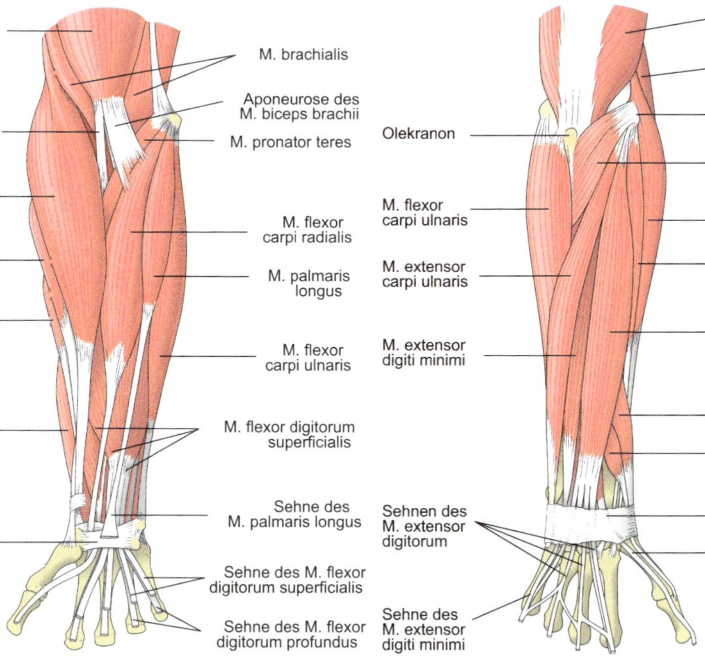

Abb. 18 a) Unterarmmuskulatur von vorne (ventral) und b) von hinten (dorsal) [L190]

Extremität, obere – Muskulatur der Hand

Definition

Die Muskeln, die die Finger bewegen u. an der Hand entspringen, lassen sich in 3 Gruppen einteilen: Muskeln des Daumenballens (*Thenar*), des Kleinfingerballens (*Hypothenar*) u. tiefe Hohlhandmuskeln. Sie führen feine Bewegungen mit den Fingern aus.

Bau

(➤ Abb. 19)

Die Muskulatur d. Handfläche wird v. einer festen Sehnenplatte, der Hohlhandsehne (*Palmaraponeurose*), überspannt.

Muskulatur Daumenballen (entspringt am *Retinaculum flexorum*):

- Kurzer Daumenabspreizer (*M. abductor pollicis brevis*): am oberflächlichsten, gemeinsame Endsehne mit
- Kurzer Daumenbeuger (*M. flexor pollicis brevis*)

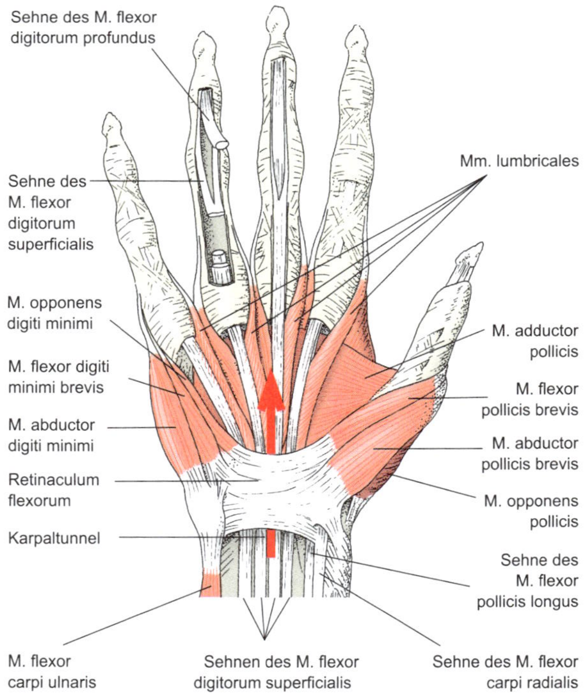

Abb. 19 Muskulatur der Hohlhand [L190]

- Daumengegensteller (*M. opponens pollicis*): liegt unter M. abductor pollicis brevis
- Daumenanzieher (*M. adductor pollicis*): 2 Köpfe (querer u. schräger)

Muskulatur d. Kleinfingerballens (entspringt am *Retinaculum flexorum*):

- Kurzer Kleinfingerabspreizer (*M. abductor digiti minimi*)
- Kurzer Kleinfingerbeuger (*M. flexor digiti minimi brevis*)
- Kleinfingergegensteller (*M. opponens digiti minimi*)

Tiefe Hohlhandmuskeln:

- *Mm. lumbricales*: 4 Stück, entspringen v. Sehnen d. *M. flexor digitorum profundus*, setzen seitl an. an Dorsalseiten d. Finger an
- Zwischenknochenmuskeln (*Mm. interossei palmares* u. *dorsales*): 3 palmare, 4 dorsale; entspringen v. Metakarpalknochen, setzen seitl. an Dorsalseiten d. Finger an

Funktionen

- Daumen- u. Kleinfingerballenmuskulatur: Gegenüberstellung (*Opposition*) d. Daumens gg. andere Finger, Opposition d. kleinen Fingers gg. Daumen → Greifen; *Abduktion* (abspreizen) u. *Adduktion* (wieder heranziehen) v. Daumen u. Kleinfinger
- Tiefe Hohlhandmuskeln:
  - Mm. interossei dorsales: spreizen Finger
  - Mm. interossei palmares ziehen Finger zusammen
  - Alle: beugen Finger in Grundgelenken, strecken Finger in Interphalangealgelenken

Beweglichkeit der Finger ist für Handlungsfähigkeit u. damit Selbstständigkeit eines Menschen wesentlich → Abhängigkeitsgefühl bei Unfähigkeit zur Bewegung der Finger, insbes. jener der starken Hand → Venenverweilkanülen besser am Unterarm als am Handrücken, besser an der schwachen als an der starken Hand.

Extremität, obere – Nerven

Definition

Die Nerven der oberen Extremität gehen aus dem Armgeflecht (*Plexus brachialis*) hervor. Sie versorgen den Arm sowohl *motorisch* (Muskelbewegungen) als auch *sensorisch* (Gefühl der Haut, Propriozeption der Muskeln). Die 4 großen Nerven an der oberen E. sind: Achselnerv (*N. axillaris*), Mittelarmnerv (*N. medianus*), Speichennerv (*N. radialis*) u. Ellennerv (*N. ulnaris*). Außerdem gibt es am Oberarm d. *N. musculocutaneus*. Er versorgt alle Beuger im Ellenbogengelenk.

Bau

(➢ Abb. 20)

N. axillaris:
- Bleibt am Oberarm
- Windet sich unterhalb Humeruskopf um den Humerus

N. medianus:
- Zieht auf medialer Oberarmseite in Furche unter Bizeps neben *A. brachialis*
- Gelangt am Unterarm zur radialen Seite
- Zieht durch Karpaltunnel zur Hohlhand

N. radialis:
- Läuft auf Dorsalseite d. Humerus direkt am Knochen zum Unterarm
- Gelangt auf Radialseite zum Unterarm
- Teilt sich in tiefen u. oberflächlichen Ast
- Oberflächlicher Ast läuft zum Handrücken

N. ulnaris:
- Verläuft an Innenseite des Oberarms
- Läuft hinter *Epicondylus medialis* (liegt hier dicht unter der Haut → Musikantenknochen)
- Zieht an Ulnarseite des Unterarms über *Retinaculum flexorum* zur Hand

Funktionen

N. axillaris:
- Versorgt *M. deltoideus*, *M. teres minor* u. Haut über M. deltoideus

N. medianus:
- Versorgt die meisten Beugemuskeln und Pronatoren am Unterarm, Teil d. Daumenballenmuskeln
- Versorgt sensibel den Hohlhandbereich d. Finger I–IV (IV nur zur Hälfte)
- Ausfall: Schwurhand → bei Faustschluss bleiben Finger I–III stehen

N. radialis:
- Versorgt Streckmuskeln d. Ober- u. Unterarms
- Versorgt sensibel Streckseite d. Ober- u. Unterarms, radiale Seite d. Handrückens
- Ausfall: Fallhand → Hand kann nicht mehr gestreckt werden

N. ulnaris:
- Versorgt Teil d. Beugemuskeln am Unterarm, Muskeln d. Kleinfingerballens, Teil d. Daumenballenmuskeln, alle *Mm. interossei* u. tw. *Mm. lumbricales*
- Versorgt sensibel ulnaren Handrücken u. Hohlhand
- Ausfall: Krallhand → Ausfall d. Hohlhandmuskeln → Überstreckung d. Finger im Grund-, Beugung im Mittel- u. Endgelenk

Wichtige Erkrankungen

Die Nerven können an charakteristischen Stellen geschädigt werden, was zu o. g. Ausfallerscheinungen führt. Häufige Schädigungen:

- N. axillaris: bei Auskugeln (*Luxation*) d. Schulter
- N. medianus: bei Karpaltunnelsyndrom (Einklemmung d. Nerven)
- N. radialis: bei Oberarmbrüchen (Nerv verläuft sehr nah am Knochen)
- N. ulnaris: am Verlauf hinter Epicondylus medialis

Merkspruch für Ausfallerscheinungen: Ich schwöre beim heiligen Medianus (*N. medianus* → Schwurhand), dass ich der Ulna die Augen auskratze (*N. ulnaris* → Krallhand), wenn ich vom Rad falle (*N. radialis* → Fallhand).

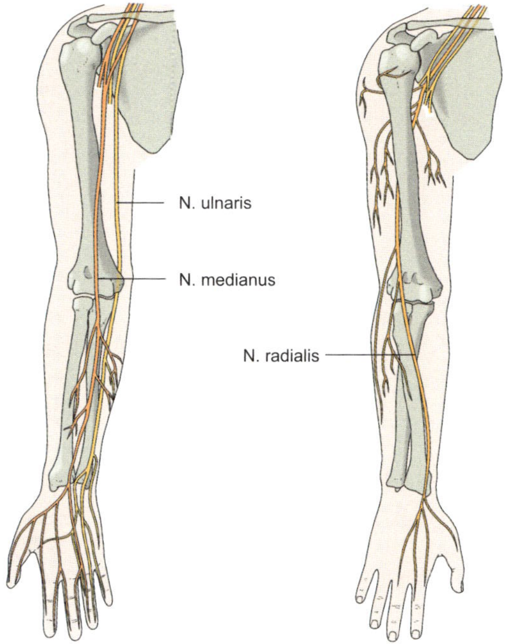

Abb. 20 Wichtige periphere Nerven der oberen Extremität [L190]

Extremität, obere – Gefäße

Definition

Die Arterien der oberen Extremität gehen aus der Schlüsselbeinarterie (*A. subclavia*) hervor. Die Venen der oberen E. münden in der Schlüsselbeinvene (*V. subclavia*).

Bau

Arterien:
- A. subclavia heißt ab Achsel Armschlagader (*A. brachialis*)
- A. brachialis läuft an Medialseite d. Oberarms in Furche unter Bizeps zur Ellenbeuge
- Teilt sich dort auf in Speichen- (*A. radialis*) u. Ellenschlagader (*A. ulnaris*)
- A. radialis läuft auf Radialseite zur Hand, geht dort in tiefen Hohlhandbogen (*Arcus palmaris profundus*) über, v. dem Arterien zu Fingern abzweigen
- A. ulnaris läuft auf Ulnarseite z. Hand, geht dort in oberflächlichen Hohlhandbogen (*Arcus palmaris superficialis*) über, v. dem Arterien zu Fingern abzweigen
- Beide Hohlhandbögen stehen in Verbindung

Venen:
- Tiefe u. oberflächliche Venen
- Tiefe Venen laufen begleitend zu Arterien, heißen wie diese
- 2 große oberflächliche (Haut-)Venen am Unterarm: *V. cephalica* auf Radial-, *V. basilica* auf Ulnarseite
- Sind über viele individuell unterschiedliche Venen miteinander verbunden; bei fast jeder gibt es eine Verbindungsvene in Ellenbeuge (*V. mediana cubiti*)
- Münden in *V. brachialis*

Funktionen

Blutversorgung v. Arm u. Hand.

An d. *A. radialis* am Handgelenk wird üblicherweise d. Puls genommen, d. Hautvenen am Unterarm u. bes. d. *V. mediana cubiti* eignen sich zur Punktion (z. B. Blutentnahme).

Wichtige Erkrankungen

Gefäßverschlüsse kommen in den oberen Extremitäten nur sehr selten vor. Nach Brustkrebsoperationen mit Ausräumung axillärer Lymphknoten kann es jedoch zu Lymphödemen kommen. Blutdruckmessungen sollten auf der betroffenen Seite entsprechend vermieden werden.

Extremität, untere – Knochen an Ober- und Unterschenkel

Definition

Das knöcherne Gerüst der unteren Extremität besteht am Oberschenkel aus Oberschenkelknochen (*Femur*), am Unterschenkel (*Crus*) aus Schienbein (*Tibia*) u. dem kleineren Wadenbein (*Fibula*). In die Patellasehne des *M. quadriceps femoris* eingeschaltet ist außerdem die Kniescheibe (*Patella*).

Bau

Femur (➤ Abb. 21):
- Oberschenkelkopf (*Caput femoris*) am proximalen Ende, sitzt im Acetabulum d. Hüfte, beteiligt am Hüftgelenk
- Übergang zum Knochenschaft bildet Schenkelhals (*Collum femoris*)
- Prominente Vorsprünge: großer u. kleiner Rollhügel (*Trochanter major* u. *minor*); außen am Ende d. Schenkelhalses sitzt

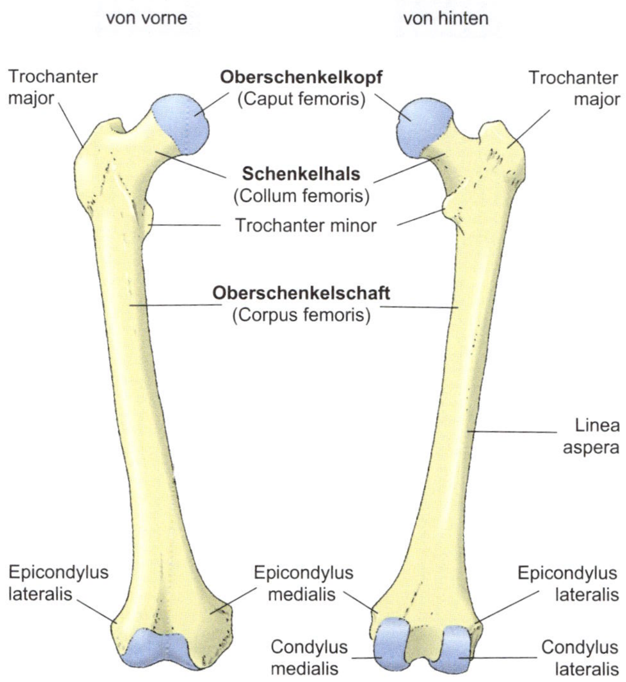

Abb. 21 Rechter Oberschenkelknochen (Femur) [L190]

Trochanter major, hinten, mehr zur Mitte hin, Trochanter minor
- Oberschenkelschaft (*Corpus femoris*): mit Rauigkeiten u. Leisten, an denen Muskeln ansetzen
- Verbreitert sich distal zu den inneren u. äußeren Gelenkknorren (*Condylus medialis* u. *lateralis*), dazwischen liegt Grube (*Fossa intercondylaris*)

Patella:
- In Patellasehne eingeschaltet
- Rückseite mit Knorpel überzogen, Teil d. Kniegelenks

Tibia (➤ Abb. 22):
- Proximal: Schienbeinkopf (*Caput tibiae*), seitl. aufgetrieben zu *Condylus medialis* u. *lateralis*
- An Vorderseite d. Schienbeinkopfes mittig eine Rauigkeit (*Tuberositas tibiae*) → Ansatz Patellasehne
- Schienbeinschaft (*Corpus tibiae*) mit dreieckigem Querschnitt, Vorderkante (*Margo anterior*) liegt direkt unter Haut
- Distales Ende aufgetrieben medial mit Knochenzapfen (*Malleolus medialis*) → v. außen als Innenknöchel tastbar

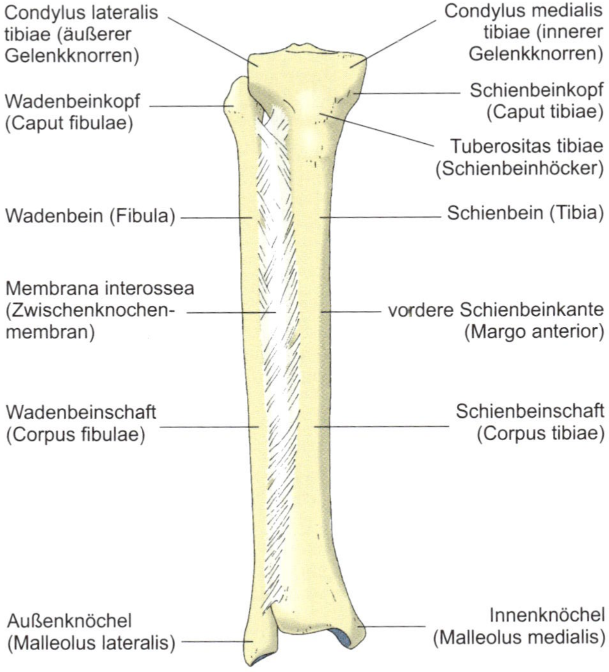

Abb. 22 Schienbein (Tibia) und Wadenbein (Fibula), in der Ansicht von vorne [L190]

Fibula (➤ Abb. 22):
- Lateral d. Tibia
- Proximales Ende etw. verbreitert → Wadenbeinköpfchen (*Caput fibulae*), durch d. Haut gut tastbar
- Distales Ende: Knochenzapfen (*Malleolus lateralis*) → v. außen als Außenknöchel tastbar

Bindegewebige *Membrana interossea* im Zwischenraum zw. Tibia u. Fibula.

Tibia u. Fibula bilden im Kopf- u. Malleolenbereich straffe, durch Bänder gesicherte Gelenke (*Amphiarthrosen*) miteinander.

Funktionen

- *Condylen* d. Femur rollen auf *Epicondylen* d. Tibia
- Tibia u. Fibula d. Bänder aneinander befestigt; Malleolen v. Tibia u. Fibula bilden Malleolengabel

Wichtige Erkrankungen

Eine Schenkelhalsfraktur tritt bei Menschen mit Osteoporose oft schon nach Bagatellstürzen auf. Die Behandlung erfolgt meist durch eine *Endoprothese* (künstl. Hüftgelenksersatz).

Der *Trochanter major* des Femurs, das Wadenbeinköpfchen u. die Ferse sind – wie alle nicht mit Fettgewebe gepolsterten Knochenvorsprünge – Stellen, an denen es bes. schnell zu Wundliegen (*Dekubitus*) kommen kann → bei bettlägerigen Patienten gut unterpolstern od. frei lagern.

Besondere Information

Das Femur ist der längste u. schwerste Knochen im Körper.

Extremität, untere – Kniegelenk

Definition

Am Kniegelenk (*Articulatio genus*) sind Gelenkflächen v. Femur, Tibia u. Patella beteiligt. Das Kniegelenk wird bei seinen Bewegungen geführt v. Bändern. Außerdem besitzt es Menisken u. Schleimbeutel (*Bursae*).

Bau

(➤ Abb. 23)
Gelenkflächen:
- *Condylen* d. Femurs
- Condylen d. Tibia

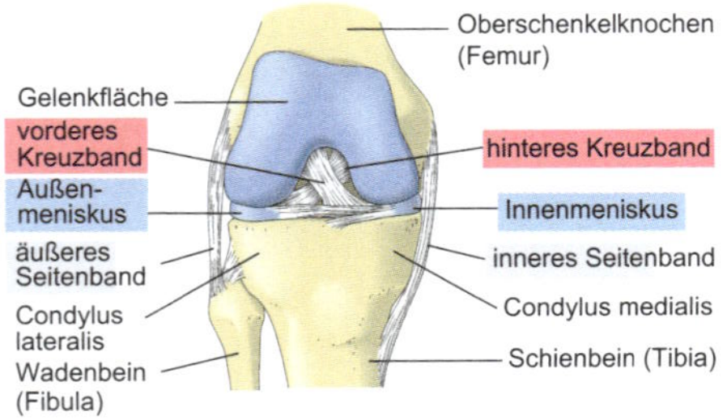

Abb. 23 Eröffnetes Kniegelenk, von vorne [L190]

- Rückseite d. Patella
- Gelenkflächen d. Femurs sind nicht rund → Achse des Gelenks verändert sich je nach Stand d. Bewegung

Bänder:
- Außenband (*Lig. collaterale fibulare*): zw. Femur u. Wadenbeinköpfchen
- Innenband (*Lig. collaterale tibiale*): mit Innenmeniskus verwachsen
- Vorderes u. hinteres Kreuzband (*Lig. cruciatum ant.* u. *post.*): innerhalb Gelenkkapsel; überkreuzen sich

Menisken:
- Innen- u. Außenmeniskus
- Knorpelige, halbmondförmige (Innenmeniskus) bzw. nahezu kreisförmige (Außenmeniskus) Plättchen mit keilförmigem Querschnitt
- Sind zw. Gelenkflächen v. Femur u. Tibia ins Gelenk eingeschaltet
- Innenmeniskus mit Innenband u. Gelenkkapsel verwachsen
- Sind verschieblich → bieten Femurkondylen in jeder Stellung ideale Gelenkpfanne

Funktionen

Kniegelenk:
- Ermöglichen v. Beugung u. Streckung; in geringem Maße – aber nur in Beugestellung – auch Außen- u. Innenrotation
- In großem Maße geführt u. gesichert durch Muskulatur

Außenbänder:
- Sichern Kniegelenk seitl.
- Durch vermehrte Spannung d. Bänder in Streckstellung ist seitl. Beweglichkeit in Beugestellung größer

Kreuzbänder:
- Verhindern Abgleiten d. Femurkondylen nach vorne u. hinten
- Begrenzen in Beugestellung Innenrotation

- Wichtig für *Propriozeption* (liefern Informationen über Stellung u. Belastung d. Kniegelenks)

Menisken:

- Vergrößern Kontaktfläche v. Femur u. Tibia → Druck auf Knorpel wird auf mehr Fläche verteilt u. damit geringer

Wichtige Erkrankungen

- Altersbedingte Abnutzung d. Knorpel im Kniegelenk ist Ursache d. schmerzhaften *Gonarthrose*
- Als Sportverletzung kann ein Riss v. vorderem Kreuzband, medialem Meniskus u. Innenband auftreten (sog. unhappy triad).

Innenband u. Innenmeniskus reißen häufig gleichzeitig, weil beide miteinander verwachsen sind.

Besondere Information

Das Kniegelenk ist das größte u. verletzungsempfindlichste Gelenk d. Körpers.

Extremität, untere – Knochen des Fußes

Definition

Das Skelett des Fußes (*Pes*) besteht aus 7 Fußwurzelknochen (*Ossa tarsi*), 5 Mittelfußknochen (*Ossa metarsi*) u. 3 Zehengliedern (*Phalangen*) pro Zehe. Die Großzehe (*Hallux*) nimmt mit nur 2 Endgliedern eine Sonderstellung ein.

Bau

(➤ Abb. 24)
Fußwurzelknochen:

- Sprungbein (*Talus*): liegt am weitesten oben (*proximal*) ; trägt oben Gelenkfläche für oberes Sprunggelenk (auf *Trochlea tali*), unten Gelenkflächen für unteres Sprunggelenk (➤ Gelenke – Gelenktypen)
- Fersenbein (*Calcaneus*): liegt unter Sprungbein, größter Fußwurzelknochen, am hinten gelegenen Fersenbeinhöcker (*Tuber calcanei*) setzt Achillessehne an

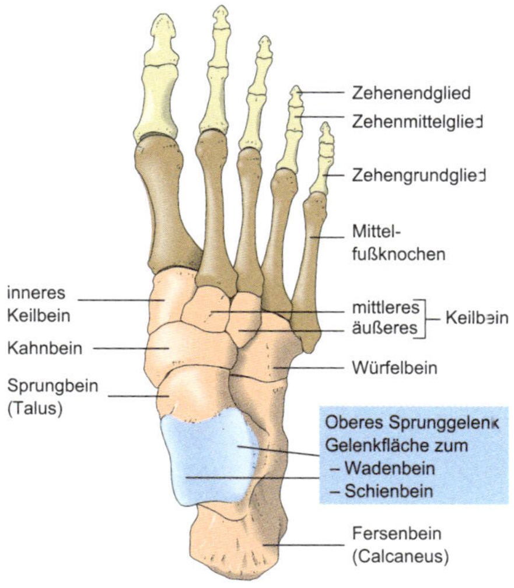

Abb. 24 Rechtes Fußskelett von oben [L190]

- Davor:
  - Kahnbein (*Os naviculare*): trägt Gelenkfläche für unteres Sprunggelenk
  - Inneres, mittleres u. äußeres Keilbein (*Ossa cuneiforme*)
  - Würfelbein (*Os cuboideum*)
- Sind untereinander durch zahlreiche Bänder verbunden

Mittelfußknochen:

- Bilden mit Fußwurzelknochen fast unbewegliche Gelenke (*Amphiarthrosen*)
- Bilden mit Zehengliedern Kugelgelenke (aber mit eingeschränktem Bewegungsumfang)

Zehenglieder:

- Bilden miteinander Scharniergelenke
- Großzehe: nur Grund- u. Endphalanx

Die Knochen d. Fußes bilden Längs- u. Quergewölbe, die v. Muskeln u. Sehnen gehalten werden.

Längsgewölbe:

- Am Inneren Fußrand höher als am äußeren
- Ruht auf Köpfchen v. I. u. V. Mittelfußknochen u. Fersenbein

Quergewölbe:

- Überspannt quer Längsgewölbe zw. lateralen u. medialen Anteilen d. Fußwurzel- u. Mittelfußknochen

Funktionen

- Fuß trägt Belastung des gesamten Körpergewichts
- Fußgewölbe nehmen Belastungen federnd auf

Wichtige Erkrankungen

Störungen Fußgewölbe:

- Spreizfuß: Quergewölbe abgeflacht
- Plattfuß: Quer- u. Längsgewölbe abgeflacht → beim Gehen liegt fast gesamte Fußsohle am Boden auf
- Knickfuß: Sprungbein rutscht nach medial unten über Fersenbein ab
- Hohlfuß: überhöhtes Längsgewölbe

Besondere Information

Bei Säuglingen sind die Fußgewölbe noch nicht ausgebildet und reifen in den ersten Lebensjahren aus.

Extremität, untere – Sprunggelenke

Definition

Die Sprunggelenke ermöglichen die Beweglichkeit des Fußes. Es gibt ein oberes u. ein unteres Sprunggelenk.

Bau

Oberes Sprunggelenk:
- *Malleolus lateralis* d. Fibula u. *Malleolus medialis* d. Tibia bilden zusammen Malleolengabel
- Bänder zw. Tibia u. Fibula halten Malleolengabel zusammen (*Syndesmose*)
- Sprungbeinrolle wird innen u. außen v. Malleolen umfasst
- Innen- u. Außenbänder (*Lig. collaterale mediale* u. *Lig. collaterale laterale*) verstärken Kapsel u. geben Gelenk Halt
- Scharniergelenk

Unteres Sprunggelenk:
- Eigentlich 2 Gelenke (1 vorne, 1 hinten), aber funktionell Einheit
- Beteiligt sind Gelenkflächen v. Sprungbein, Fersenbein u. Kahnbein
- V. Bändern gehalten
- Einachsiges Drehgelenk

Funktionen

- Oberes Sprunggelenk: ermöglicht *Dorsalextension* (→ Heben d. Fußes; dorsal ist hier Fußrücken) u. *Plantarflexion* (→ Senken d. Fußes; *Planta* = Fußsohle)
- Unteres Sprunggelenk: ermöglicht Heben d. mittleren Fußrandes (*Supination*) od. d. äußeren Fußrandes (*Pronation*)

Wichtige Erkrankungen

Beim Umknicken d. Fußes – häufiger nach medial als lateral – kann es zum Zerreißen d. Bandapparates kommen, d. Malleolen können auseinander gesprengt werden u. die Syndesmose reißen.

Extremität, untere – Muskulatur am Oberschenkel

Definition

Die Mehrzahl der Muskeln des Oberschenkels entspringen v. der Hüfte, einige aber auch v. Femur selbst. Sie wirken auf Hüftgelenk u./od. Kniegelenk.

Bau

Die Oberschenkelmuskulatur wird v. der Bindegewebshülle, d. *Fascia lata*, umgeben. An d. Lateralseite ist sie verstärkt, hier bildet sie den *Tractus iliotibialis*. Er wird gespannt vom *M. tensor fasciae latae.*

Man teilt die Muskeln in Gruppen nach ihrer hauptsächlichen Wirkung ein.

Adduktoren:

- Ziehen v. Schambein zum Femur (bis auf *M. gracilis*)
- Langer Oberschenkelanzieher (*M. adductor longus*)
- Kurzer Oberschenkelanzieher (*M. adductor brevis*)
- Großer Oberschenkelanzieher (*M. adductor magnus*)
- Schlankmuskel (*M. gracilis*): zieht über Kniegelenk z. Tibia
- Kammmuskel (*M. pectineus*)

Strecker im Kniegelenk (*Extensoren*):

- Schneidermuskel (M. *sartorius*): entspringt v. *Spina iliaca anterior superior*, setzt medial der *Tuberositas tibiae* an; liegt anatomisch bei den Extensoren, ist funktionell aber ein Flexor!
- Vierköpfiger Oberschenkelmuskel (*M. quadriceps femoris*), besteht aus 4 Muskeln, die gemeinsam über die Patellasehne an *Tuberositas tibiae* ansetzen:
  - Gerader Oberschenkelmuskel (*M. rectus femoris*): entspringt an *Spina iliaca anterior inferior*
  - Innerer Oberschenkelmuskel (*M. vastus medialis*)
  - Mittlerer Oberschenkelmuskel (*M. vastus intermedius*)
  - Äußerer Oberschenkelmuskel (*M. vastus lateralis*)
  - Entspringen alle v. verschiedenen Höhen d. Femurschafts

Flexoren:

- Entspringen alle v. Sitzbeinhöcker, setzen an Tibia an (Synonym: *ischiocrurale* Muskeln)
- Zweiköpfiger Oberschenkelmuskel (*M. biceps femoris*): *Caput longum* u. *Caput breve* (entspringt am Femurschaft)
- Halbsehnenmuskel (*M. semitendinosus*)
- Plattsehnenmuskel (*M. semimembranosus*)

Außerdem: Kniegelenksmuskel (*M. popliteus*): v. lateralen Condylus d. Femurs u. d. Hinterhorn d. Außenmeniskus zur Tibia.

Funktionen

- Adduktion im Hüftgelenk: Adduktoren, M. gracilis auch Beugung u. Innenrotation im Knie

- Beugung im Hüftgelenk: M. rectus femoris, M. tensor fasciae latae, M. sartorius
- Streckung im Kniegelenk: Extensoren (große Ausnahme: M sartorius – liegt anatomisch bei den Extensoren, ist funktionell aber ein Flexor ; je nach Position beugt od. innenrotiert er Kniegelenk, außerdem beugt u. abduziert er Hüfte)
- Beugung im Kniegelenk: Flexoren mit M. sartorius ; M. semitendinosus, M. sartorius u. M. semimembranosus bewirken außerdem Innenrotation im Knie
- M. popliteus: Beugung u. Innenrotation im Kniegelenk, verhindert Einklemmung d. Kniegelenkskapsel bei Beugung

Extremität, untere – Muskulatur am Unterschenkel

Definition

Die Muskeln am Unterschenkel wirken auf die Sprung- u. Zehengelenke, manche auch auf das Knie.

Bau

Die Unterschenkelmuskulatur wird durch bindegewebige Trennwände (*Septen*) in 4 Kammern (*Muskellogen*) aufgeteilt. Die Septen sind recht starr, die Muskellogen kaum dehnbar. Eine eigene Loge umgibt jeweils die Extensoren, die oberflächliche Schicht d. Flexoren, die tiefe Schicht d. Flexoren u. die Fibularisgruppe (auch: *Peronaeusgruppe)*.

Die Sehnen d. meisten Muskeln werden v. Sehnenscheiden umhüllt.

Extensoren:
- Liegen lateral d. Schienbeinvorderkante u. vor Wadenbein
- Sehnen ziehen unter Haltebändern d. Extensorengruppe (*Retinaculum musculorum extensorum sup.* u. *inf.*) durch
- Vorderer Schienbeinmuskel (*M. tibialis ant.*)
- Langer Zehenstrecker (*M. extensor digitorum longus*)
- Langer Großzehenstrecker (*M. extensor hallucis longus*)

Fibularisgruppe:
- Entspringen v. Fibula
- Liegen seitl d. Extensoren, lateral d. Fibula
- Laufen hinter u. unter Außenknöchel zum Fuß
- Ziehen unter Haltebänder d. Fibularisgruppe (*Retinaculum musculorum fibularis sup.* u. *inf.*)
- Langer Wadenbeinmuskel (*M. fibularis longus*)
- Kurzer Wadenbeinmuskel (*M. fibularis brevis*)

Tiefe Flexorengruppe:
- Liegen hinter Schien- u. Wadenbein
- Laufen hinter u. unter Innenknöchel zum Fuß
- Ziehen unter Halteband d. Flexoren (*Retinaculum musculorum flexorum*)
- Hinterer Schienbeinmuskel (*M. tibialis post.*)
- Langer Großzehenbeuger (*M. flexor hallucis longus*)
- Langer Zehenbeuger (*M. flexor digitorum longus*)

Oberflächliche Flexorengruppe:
- Bilden hintere Kontur d. Wade
- Setzen über Achillessehne am Fersenhöcker an
- Werden zusammen auch als dreiköpfiger Wadenmuskel (*M. triceps surae*) bezeichnet
- Zwillingswadenmuskel (*M. gastrocnemius*): entspringt mit je einem Kopf v. beiden Femur-Epicondylen
- Schollenmuskel (*M. soleus*)

Funktionen

- Beugung im Knie: M. gastrocnemius
- Plantarflexion u. Supination in Sprunggelenken: oberflächliche u. tiefe Flexoren
- Plantarflexion u. Pronation in Sprunggelenken: Fibularisgruppe
- Dorsalextension: Extensorengruppe:
  - M. tibialis ant.: außerdem Supination des Fußes
  - M. extensor digitorum longus: außerdem Pronation u. Streckung II.–V. Zehe
  - M. extensor hallucis longus: außerdem Streckung Großzehe

Wichtige Erkrankungen

Kompartmentsyndrom: Bei Blutungen od. Schwellungen in einer Muskelloge erhöht sich d. Druck in Loge → Nerven u. Gefäße werden komprimiert → Muskelnekrosen, evtl. irreversible Nervenschäden.

Damit ein Kompartmentsyndrom möglichst schnell erkannt u. behandelt werden kann, müssen nach Unterschenkelfrakturen u. Neuanlagen v. Gipsen stündl. Puls, Sensibilität u. Beweglichkeit v. Fuß u. Zehen überprüft werden.

Extremität, untere – Muskulatur am Fuß

Definition

Die Muskeln, die am Fuß entspringen, lassen sich in 4 Gruppen einteilen: Muskeln des Fußrückens, im Großzehenfach (mediale Gruppe), im Mittelfach (mittlere Gruppe) u. im Kleinzehenfach (laterale Gruppe).

Bau

Eine Sehnenplatte (*Plantaraponeurose*) überspannt d. Muskulatur d. Fußsohle. Bindegewebige Septen teilen Muskellogen ab.

Muskeln Fußrücken:

- Kurzer Zehenstrecker (*M. extensor digitorum brevis*)
- Kurzer Großzehenstrecker (*M. extensor hallucis brevis*)

Muskeln im Großzehenfach:

- Kurzer Großzehenbeuger (*M. flexor hallucis brevis*), zweiköpfig
- Großzehenabspreizer (*M. abductor hallucis*)
- Großzehenanzieher (*M. adductor hallucis*)

Muskeln im Mittelfach:

- Kurzer Zehenbeuger (*M. flexor digitorum brevis*)
- Viereckiger Fußsohlenmuskel (*M. quadratus plantae*): setzt an Sehne d. *M. flexor digitorum longus* an
- *Mm. lumbricales*: entspringen v. Sehnen d. *M. flexor digitorum longus*
- Zwischenknochenmuskeln (*Mm interossei*): 4 dorsale, 3 plantare

Muskeln im Kleinzehenfach:

- Kleinzehenabspreizer (*M. abductor digiti minimi*)
- Kurzer Kleinzehenbeuger (*M. flexor digiti minimi brevis*)
- Kleinzehengegensteller (*M. opponens digiti minimi*)

Funktionen

- Muskeln Fußrücken: Strecken Zehen im Grundgelenk; relativ schwach
- Muskeln im Großzehenfach: v. a. Verspannung Längsgewölbe (*M. adductor hallucis*: auch Quergewölbe); Beugung (*M. flexor hallucis brevis*), Adduktion (*M. adductor hallucis*), Abduktion (*M. adductor hallucis*) Großzehe
- Muskeln im Mittelfach:
  - *M. flexor digitorum brevis*: verspannt Längsgewölbe, Plantarflexion Zehen II–V in Grund- u. Mittelgelenken
  - *Mm. lumbricales, Mm. interossei*: Beugen Zehen in Grundgelenken; Strecken in Mittel- u. Endgelenken, Abduktion und Adduktion
- Muskeln im Kleinzehenfach: v. a. Verspannung d. Längsgewölbes; Abspreizen, Beugen, Gegenüberstellen d. kleinen Zehe

Extremität, untere – Nerven

Definition

Die Nerven der unteren Extremitäten gehen aus Lendengeflecht (*Plexus lumbalis*) u. Kreuzgeflecht (*Plexus sacralis*) hervor. Sie versorgen Bein u. Fuß *motorisch* (Muskelbewegungen) u. *sensorisch* (Gefühl d. Haut, Propriozeption d. Muskeln). Die großen Nerven sind der Schenkelnerv (*N. femoralis*) aus dem Plexus lumbalis u. der Ischiasnerv (*N. ischiadicus*) aus dem Plexus sacralis.

Bau

N. femoralis:

- Läuft auf Ventralseite d. Oberschenkels
- Gibt Äste zu Extensoren des Kniegelenks, zum *M. sartorius* u. zum *M. pectineus* ab
- *N. saphenus* (Ast zur Haut) zieht als einziger Endast zum Unterschenkel (auf Medialseite bis zum Fußrand)

N. ischiadicus:

- Eigentlich 2 Nerven, die am Oberschenkel gemeinsam laufen: Schienbeinnerv (*N. tibialis*) u. gemeinsamer Wadenbeinnerv (*N. fibularis communis*)
- Zieht auf Rückseite d. Oberschenkels zur Kniekehle
- Teilt sich über Knie in N. tibialis u. N. fibularis communis
- N. fibularis: windet sich ums Wadenbeinköpfchen nach vorne u. läuft am Unterschenkel in Fibularisloge; teilt sich dort in oberflächlichen u. tiefen Ast → *N. fibularis superficialis* bleibt an fibularer Seite d. Unterschenkels; *N. fibularis profundus* läuft in Extensorenloge
- N. tibialis: zieht in tiefe Flexorenloge

Funktionen

N. femoralis:

- Versorgt Haut d. vorderen u. medialen Ober- u. d. medialen Unterschenkels
- Versorgt Strecker am Oberschenkel u. tw. M. pectineus sowie *M. iliopsoas*

N. ischiadicus:

- Versorgt Beugemuskeln am Oberschenkel u. tw. *M. adductor magnus*
- N. fibularis communis versorgt Extensoren am Unterschenkel, Fußrückenmuskulatur (aus N. fibularis profundus) u. Fibularisgruppe (aus N. fibularis)
- N. tibialis versorgt Flexoren am Unterschenkel u. Muskulatur d. Fußsohle
- versorgt sensibel Unterschenkel und Fuß

Extremität, untere – Gefäße

Definition

Die Arterien der unteren Extremitäten gehen aus der äußeren Beckenarterie (*A. iliaca ext.*) hervor. Die Venen münden in der äußere Beckenvene (*V. iliaca ext.*).

Bau

Arterien:

- A. iliaca ext. heißt ab Leistenband Oberschenkelarterie (*A. femoralis*)
- A. femoralis läuft zw. vorderer Oberschenkelmuskeln nach distal
- Läuft zur Kniekehle, heißt dort Kniekehlenarterie (*A. poplitea*)
- Etw. unterhalb d. Knies teilt sie sich auf in vordere u. hintere Schienbeinarterie (*A. tibialis ant.* u. *post.*)
- A. tibialis ant. läuft zw. Schien- u. Wadenbein nach vorne in Extensorenloge u. dann als *A. dorsalis pedis* weiter zum Fußrücken
- A. tibialis post. gibt Wadenbeinarterie (*A. fibularis*) ab, läuft in tiefer Flexorenloge zur Fußsohle
- A. fibularis läuft in tiefer Flexorenloge

Venen:

- Tiefe u. oberflächliche Venen
- Tiefe Venen laufen begleitend zu Arterien
- Große oberflächliche (Haut-)Venen am Unterschenkel: große u. kleine Rosenvene (*V. saphena magna* u. *parva*)
- V. saphena magna: zieht an Beininnenseite nach oben, mündet in *V. femoralis*
- V. saphena parva: läuft auf Unterschenkelrückseite u. mündet in *V. poplitea*

Funktionen

Blutversorgung v. Bein u. Fuß.

Wichtige Erkrankungen

In den oberflächlichen Beinvenen können die Venenklappen geschädigt werden → erweiterte, ausgesackte Venen, sog. Krampfadern (*Varizen*).

Die Fußpulse tastet man am Fußrücken (*A. dorsalis pedis*) u. hinter u. unter dem Innenknöchel (*A. tibialis post.*).

Fettgewebe

Definition

Fettgewebe ist – wie Knorpel- u. Knochengewebe – eine Sonderform des Bindegewebes. Bei Frauen bestehen je nach Alter ca. 21–35 % des Körpergewichts aus Fett, beim Mann sind es altersabhängig 8–25 %.

Bau

Fettgewebe ist aufgebaut aus Läppchen, die v. Bindegewebszügen unterteilt werden. Es gibt 2 Arten v. Fettgewebe:

- Weißes Fettgewebe: große Zellen, bestehen fast nur aus einem großen Lipidtropfen
- Braunes Fettgewebe: v. a. beim Neugeborenen, Zellen mit mehreren Fetteinschlüssen

Beim weißen F. lassen sich Speicher- u. Baufett unterscheiden:

- Speicherfett: v. a. Unterhautfettgewebe u. Fett im Darmgekröse
- Baufett: z. B. Gesäß, Fußsohlen, Wangenfett bei Säuglingen, Augenhöhle

Funktionen

Braunes Fettgewebe dient beim Säugling v. a. zur Wärmegewinnung, weißes F. als:

- Energiespeicher
- Mechanischer Schutz (Baufett)
- Hormonfabrik

Wichtige Erkrankungen

Die Fettleibigkeit (*Adipositas*) u. mit ihr verbundene Erkrankungen sind v. a. in westl. Industrienationen ein stetig wachsendes Problem. V. Adipositas spricht man ab einem Body-Mass-Index (BMI) v. 30 kg/m^2.

Der BMI wird folgendermaßen berechnet:

$$\text{BMI} = \frac{\text{Körpergewicht}}{\textit{Körpergröße}^2} = kg\,/\,m^2$$

Menschen mit viel Unterhautfettgewebe haben eine größere Kältetoleranz als schlanke Personen. Deshalb frieren schlanke Patienten meist eher als kräftigere Patienten.

Gebiss

Definition

Das Gebiss bezeichnet die Zähne (*Dentes*) in der Mundhöhle. Der Mensch macht einen Zahnwechsel durch: Das Milchgebiss mit 20 Zähnen wird ca. ab dem 6. Lebensjahr durch das Erwachsenengebiss mit 32 Zähnen ersetzt.

Bau

(➢ Abb. 25)
Das Gebiss besteht beim Erwachsenen im Ober- u. Unterkiefer jeweils aus:

- 4 Schneidezähnen (*Incisivi*)
- 2 Eckzähnen (*Canini*)
- 4 Backenzähnen (*Prämolares*)
- 6 Mahlzähnen (*Molares*):
  - Die hintersten 2 Molaren sind die sog. Weisheitszähne

Zähne haben:

- Zahnkrone (*Corona*): ragt aus Zahnfleisch heraus, v. Schmelz bedeckt

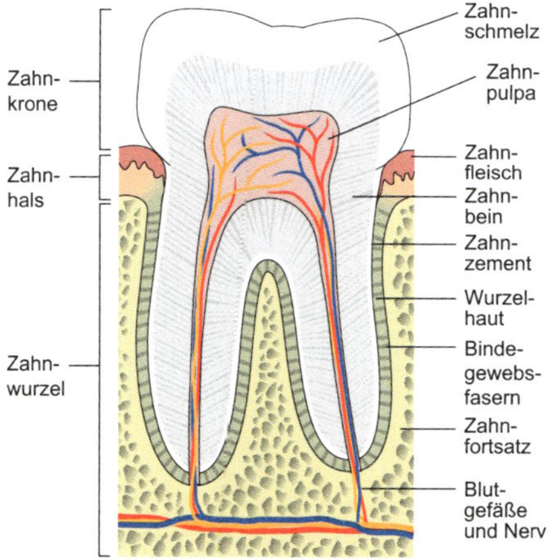

Abb. 25 Längsschnitt durch einen Backenzahn und seine Wurzel [L190]

- Zahnhals (*Collum*): Übergang v. Krone zu Wurzel
- Zahnwurzel (*Radix*): steckt in Zahnfächern (*Zahnalveolen*) der Kieferknochen
- Zahnpulpa (*Pulpa dentis*): Zahnhöhle mit Bindegewebe, Nerven u. Blutgefäßen
- Wurzelhaut (*Desmodont*): Bindegewebszüge zw. Zahnwurzel u. -fach, die Zahn verankern; bildet zusammen mit Zahnfleisch (*Gingiva*) u. -fach Halteapparat (*Parodontium*)

Die Hartsubstanz wird unterteilt in:

- Zahnschmelz (*Enamelum*): überzieht Zahn, am dicksten oben, zum Zahnhals hin dünner; härteste Substanz im Körper
- Zahnbein (*Dentin*): ähnelt Knochengewebe (aber härter), Hauptmasse des Zahns
- Zahnzement: wie Knochengewebe aufgebaut, umgibt Zahn als dünne Schicht im Wurzelbereich

Funktionen

- Schneidezähne: Abbeißen
- Backenzähne, Mahlzähne: Zerkleinern der Nahrung

Wichtige Erkrankungen

- Zahnfäule (*Karies*): Erweichung der Hartsubstanz der Zähne durch v. Bakterien produzierten Säuren
- *Parodontitis:* chronische Entzündung des Zahnhalteapparates → Zahnfleischentzündung (*Gingivitis*), die auf tiefere Strukturen des Haltapparats übergreift; begünstigt durch Zahnbeläge u. Fremdkörper am Zahnhals

Besondere Informationen

Zahnärzte verwenden die Zahnformel: In jeder Kieferhälfte werden die Zähne durchnummeriert, beginnend mit dem vordersten Schneidezahn. Für die rechte Oberkieferhälfte wird die Zahl 1 vorangestellt, für die linke 2, für die linke Unterkieferhälfte 3, für die rechte 4 (im Uhrzeigersinn durchnummeriert). Bsp.: Der erste Molar im linken Oberkiefer hat die Nummer 2/6.

Zahnentzündungen können sich auch auf innere Organe ausbreiten. So besteht z. B. das Risiko einer Endokarditis durch die Ausschwemmung von Bakterien in den Körper.

Geburt

Definition

Die Geburt des Kindes ist das Ende der ➢ Schwangerschaft. Sie beginnt mit dem Einsetzen regelmäßiger *Uteruskontraktionen* (Wehen) u. endet mit der Austreibung des Mutterkuchens (*Plazenta*).

Beteiligte Organe

- Reifer Fötus: Scheitel-Fersen-Länge mind. 48 cm; Gewicht mind. 3 200 g (weibl.) bzw. 3 400 g (männl.); Flaumhaare (*Lanugohaare*) nur noch auf Schultern u. Oberarmen; Fingernägel überragen Fingerkuppen
- Normale Position d. Fötus im Uterus: mit Kopf n. unten, Beine angezogen u. übereinander geschlagen
- Mütterl. Uterusmuskulatur: wird durch hohen Östrogenspiegel während Schwangerschaft für Wehen auslösendes Oxytocin aus Hypophyse sensibilisiert
- Muttermund: aufgeweicht durch Prostaglandine
- Geburtskanal: Weg d. Kindes durch mütterl. ➢ Becken

Funktionsmechanismen

Schon vor d. eigtl. Geburt kommt es am Ende d. Schwangerschaft zu Wehen (Schwangerschaftswehen), die schließlich als Senkwehen den Kopf des Kindes nach unten drücken

3 Stadien d. physiologischen Geburt:

Eröffnungsphase:

- Vom Fötus abgegebene Hormone lösen regelmäßige, schmerzhafte Wehen aus
- Unterer Teil d. Gebärmutter wird geweitet → Kind gelangt tiefer in Geburtskanal
- Muttermund wird geweitet
- Bis zum Ende d. Eröffnungsphase platzt Fruchtblase
- Nach 10–12 Stunden (Erstgebärende) bzw. 5–7 Stunden (Zweit- od. Mehrgebärende) ist Muttermund vollständig eröffnet → Ende Eröffnungsphase

Austreibungsphase:

- Dauer: 30–60 min.
- Häufigkeit u. Stärke d. Wehen nehmen stark zu
- Wenn Kind d. Beckenboden erreicht, soll Mutter aktiv mitpressen (Pressphase, 20–30 min.)
- Kind dreht sich um 90°, damit Kopf durch Beckeneingang passt
- Beim Durchtritt d. Kopfes durch Becken dreht sich Kopf noch mal um 90° → Hinterkopf d. Kindes liegt ventral
- Ist Kopf geboren, dreht Kind sich noch mal um 90°, damit Schultern durchs Becken passen
- Endet mit Geburt d. Kindes

Nachgeburtsphase:

- Kurz nach Austreibungsphase setzen erneut Wehen ein (Nachgeburtswehen)

- Plazenta löst sich u. wird ausgestoßen → Blutungen
- Uterus zieht sich zusammen → Wundfläche wird verkleinert, Blutung kommt zum Stillstand

Wichtige Erkrankungen

V. einer Frühgeburt spricht man bei einer G. vor der vollendeten 37. Schwangerschaftswoche. Reifgeborene mit einem Geburtsgewicht unter 2 500 g gelten als untergewichtig. Neugeborene mit einem Gewicht unterhalb der 10. Perzentile werden auch mit dem Begriff SGA (small for gestational age) bezeichnet.

Der werdenden Mutter kann die Geburt durch die Anleitung zu richtiger Atemtechnik, Entspannung d. Beckenmuskulatur, Einnahme d. richtigen Körperhaltung u. richtiges Einsetzen d. Bauchpresse wesentlich erleichtert werden.

Besondere Information

Ein Kaiserschnitt (*Sectio caesarea*), bei dem Bauchhöhle u. Gebärmutter eröffnet werden, kommt z. B. bei zu engem Geburtskanal, Querlage d. Kindes, Mehrlingsgeburten u. a. Geburtsrisiken od. -hindernissen zum Einsatz. In den letzten Jahren stieg auch die Zahl d. Wahlkaiserschnitte.

Gehirn – Grundlagen

Definition

Das Gehirn ist Teil des *zentralen* Nervensystems (ZNS). Es steuert alle bewussten, wie auch viele unbewusste Vorgänge. Es ist Sitz v. Gefühlen, Empfindungen u. Gedanken. Es besteht aus ➢ Nervenzellen, deren Fortsätzen, sowie Stütz- u. Hilfszellen (*Gliazellen*).

Bau

(➢ Abb. 26)

- Gewicht: ca. 2 % d. Körpergewichts (1 100–1 500 g)
- Umgeben v. Liquor u. Hirnhäuten
- Gliederung in Abschnitte
  - Rautenhirn (*Rhombencephalon*): Hinterhirn (*Metencephalon*) u. verlängertes Mark (*Myelencephalon, Medulla oblongata*)
  - Mittelhirn (*Metencephalon*)

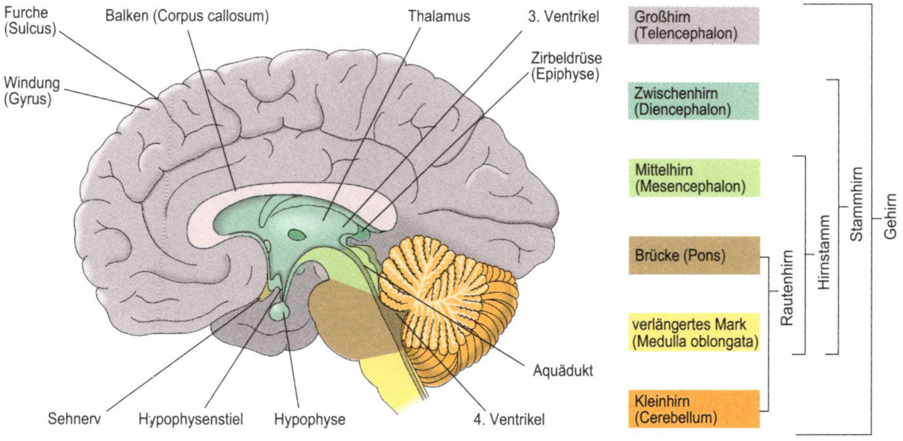

Abb. 26 Schnitt durch das Gehirn [L190]

  - Vorderhirn (*Prosencephalon*): Großhirn (*Telencephalon*) u. Zwischenhirn (*Diencephalon*)

- Hinterhirn: Brücke (*Pons*) u. Kleinhirn (*Cerebellum*)
- Hirnstamm: verlängertes Mark, Brücke, Mittelhirn

- Allg. Aufbau d. Gehirns: Graue Substanz u. weiße Substanz
  - Graue Substanz: Zellkörper *(Perikaryen)* v. Nervenzellen; Vorkommen in Rinde (*Cortex*) u. Kernen (*Nuclei*) im Inneren d. Gehirns
  - Weiße Substanz: Nervenfasern

Funktionen

- Graue Substanz: Nervenimpulse verarbeiten
- Weiße Substanz: Nervenimpulse leiten

Gehirn – Großhirn

Definition

Das Großhirn (*Telencephalon*) ist Sitz der höheren Funktionen des Gehirns. Es nimmt den größten Teil der äußeren Hirnfläche ein u. liegt direkt unter den Knochen des Schädels.

Bau

(➤ Abb. 27)

2 Hälften (*Hemisphären*), getrennt durch Längsfurche (*Fissura longitudinalis*); Oberfläche mit aufgefalteten Hirnwindungen (*Gyri*) u. eingesenkten Furchen (*Sulci*).

In Tiefe d. Längsfurche sind Hirnhälften durch breites Band weißer Substanz, den Balken (*Corpus callosum*), verbunden.

4 Lappen, voneinander abgetrennt durch bes. deutliche Furchen:

- Stirnlappen (*Lobus frontalis*): vorderer, oberer Anteil, nach hinten begrenzt durch Zentralfurche (*Sulcus centralis*)

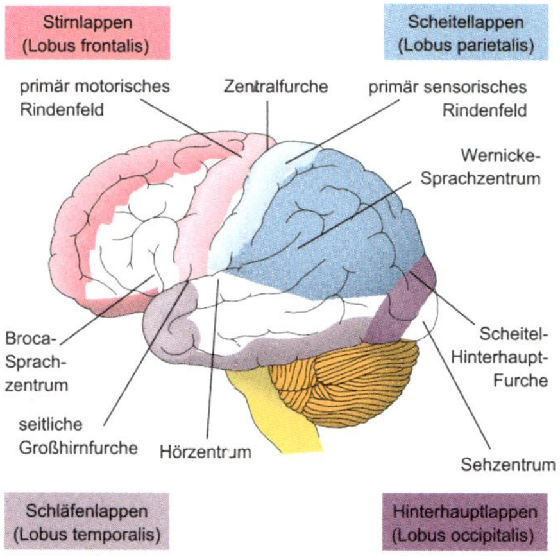

Abb. 27 Die Hirnlappen des Großhirns [L190]

- Scheitellappen (*Lobus parietalis*): hinter Stirnlappen, nach seitl. unten begrenzt durch seitl. Großhirnfurche (*Sulcus lateralis*)
- Schläfenlappen (*Lobus temporalis*): unter Stirn- u. Scheitellappen
- Hinterhauptlappen (*Sulcus occipitalis*): wird v. Scheitel-Hinterhauptsfurche (*Sulcus parietooccipitalis*) gg. Schläfen- u. Scheitellappen abgrenzt
- Keinem Lappen zuzuordnen: *Gyrus cinguli* als Teil d. limbischen Systems auf Medialseite über Balken; Inselrinde, bedeckt v. Frontal-, Temporal- u. Parietallappen

Mantelkante heißt die Kante, an der die gewölbte Seite d. Großhirns (*Facies lateralis*) in die der anderen Hemisphäre zugewandten Seite (*Facies medialis*) übergeht.

Weiße Substanz ist zu Bahnen organisiert.

Funktionen

Auf d. Rinde liegen Neurone mit ähnlichen Funktionen nebeneinander → Rindenfelder.

- Primäre Felder: bekommen Informationen vom Thalamus (➤ Gehirn – Thalamus),

bringen Informationen zu Bewusstsein; senden motorische Befehle
- Sekundäre Felder: interpretieren Informationen, ermöglichen Verstehen, vergleichen mit früheren Erfahrungen; primäre u. sekundäre Felder liegen benachbart
- Assoziationsfelder: verknüpfen Informationen aus verschiedenen Rindenfeldern

Die Bahnen lassen sich, je nachdem, welche Strukturen sie miteinander verbinden, einteilen in:
- *Kommissurenbahnen*: verbinden beide Hirnhälften, z. B. Balken
- *Assoziationsbahnen*: verbinden Areale innerhalb einer Hemisphäre
- *Projektionsbahnen*: ziehen zu anderen Gehirnabschnitten od. ins Rückenmark

Besondere Information

Die Großhirnrinde enthält 70 % aller Nervenzellen des Gehirns.

Gehirn – Leistungen des Großhirns

Definition

Das Großhirn ist Sitz v. Emotionen, Gedanken, des Bewusstwerdens v. Sinneseindrücken aus der Umwelt, ihrer Einordnung u. ihrem Verständnis. Bewegungen werden hier geplant u. der Impuls zur Ausführung gegeben. Das Großhirn speichert Informationen (es lernt) u. ist Ort des Gedächtnisses. Das Großhirn beherbergt also die meisten spezifisch menschlichen Eigenschaften. Viele davon kann man einem od. mehreren fest umschriebenen Gebieten im Großhirn zuordnen.

Beteiligte Strukturen

Motorische Leistungen:
- Primär motorisches Rindenfeld im *Gyrus praecentralis* (vor Zentralfurche):
  - Die entsprechenden Neuronen für jedes Körperteil liegen auf eigenem Abschnitt
  - Neuronenzahl richtet sich nicht nach Größe d. Organs, sondern nach Komplexität d. mögl. Bewegungen → Hand extrem groß, Rumpf recht klein
- Pyramidenbahn: Projektionsbahn d. (Fein-)Motorik, verbindet motorischen Kortex mit Hirnnervenkernen, bzw. Rückenmark

Empfindungen aus Haut, Muskeln, Organen:
- Primär sensorisches Rindenfeld: im *Gyrus postcentralis* (hinter Zentralfurche)

Erzeugen u. Verstehen v. Sprache:
- Primäres Hörfeld: in oberer Schläfenlappenwindung; Geräusche werden wahrgenommen
- Sekundäres Hörfeld: Geräusche werden als Sprache wahrgenommen
- Wernicke-Sprachzentrum: Assoziationsfeld im Parietallappen; Sprache wird verstanden
- Broca-Sprachzentrum: sekundäres Feld im Temporallappen; koordiniert Motorik beim Sprechen

Sehen:
- Primäres u. sekundäres Sehfeld im Okzipitallappen

Emotionen:
- Limbisches System mit Mandelkern (*Corpus amygdaloideum*), *Hippocampus* u. Teile d. Hypothalamus im Zwischenhirn

Gedächtnis u. Lernen:
- Kurzzeitgedächtnis v. a. im Frontallappen, Langzeitgedächtnis auf ganzer Rinde
- Lernen v. expliziten Inhalten (Fakten, Ereignisse): Hippocampus u. a.
- Emotionales Lernen: Mandelkern

Funktionsmechanismen

Gedächtnis:
- Sensorischer Informationsspeicher (Ultrakurzzeitgedächtnis): speichert im Moment wichtige Informationen für wenige Sek. od. kürzer, neue Inhalte verdrängen alte
- Kurzzeitgedächtnis: speichert Inhalte Minuten bis Tage, neue Inhalte verdrängen alte
- Langzeitgedächtnis: Inhalte tw. lebenslang vorhanden, nur Zugriff kann vergessen werden (verschüttete Erinnerungen)

Wichtige Erkrankungen

- Da das Großhirn für so viele Aufgaben zuständig ist, können die Auswirkungen durch Krankheiten u. Verletzungen auch entsprechend vielfältig sein.
- Schlaganfälle können u. a. mit Lähmungen od. Sprachstörungen einhergehen.
- Bei Alzheimer-Demenz gehen Neuronen zugrunde → Verwirrtheit, Vergesslichkeit
- Bei Epilepsie kommt es immer wieder zu Krampfanfällen, die durch unkontrollierte Entladungen großer Gruppen v. Neuronen hervorgerufen werden.

Die Hirnhälften haben nicht die gleichen Aufgaben. Das Erzeugen u. Erkennen v. Sprache ist bei der Mehrzahl der Menschen in d. linken Hemisphäre lokalisiert.

Besondere Information

Die Kapazität des Langzeitgedächtnisses wird auf 10^{10}–10^{14} bit geschätzt → theoretisch hätte eine Zahl mit 100 000 Milliarden Stellen Platz.

Gehirn – Basalganglien

Definition

Die Basalganglien sind eine Gruppe v. Nervenkernen, die im Großhirn tief in die weiße Substanz eingebettet u. zur Steuerung v. Bewegungen wichtig sind. Sie legen fest, wie weit, wie stark, wie schnell u. in welche Richtung eine Bewegung ausgeführt wird.

Bau

Streifenkörper (*Striatum*), besteht aus:
- Schweifkern (*Nucleus caudatus*)
- Schalenkern (*Putamen*)

Außerdem gehört der bleiche Körper (*Globus pallidus*) zu den Basalganglien. Nucleus caudatus u. Globus pallidus werden auch als Linsenkern (*Nucleus lentiformis*) zusammengefasst, weil sie nebeneinander liegen.

Zwar nicht zu den Basalganglien d. Großhirns zählend, aber dennoch mit ihnen eine funktionelle Einheit bildend, sind:
- *Nucleus subthalamicus* im Zwischenhirn
- *Substantia nigra* im Mittelhirn
- *Nucleus accumbens*

Funktionen

- Vereinfacht: moduliert v. Eingängen aus Kortex u. Substantia nigra hemmen Basalganglien Bewegungsimpulse zum Thalamus (➢ Gehirn – Thalamus) mehr od. weniger stark

Wichtige Erkrankungen

- Beim Morbus Parkinson gehen Neurone in Substantia nigra mit Transmitter Dopamin verloren → zu starke Hemmung d. Bewegungsimpulse → erhöhter Muskeltonus, langsame Bewegungen, starres Gesicht
- Verlust v. Neuronen im Striatum bei der Erbkrankheit Chorea Huntington bewirkt ungenügende Hemmung d. Bewegungsimpulse → plötzlich auftretende, überschießende Bewegungen

Gehirn – Zwischenhirn

Definition

Das Zwischenhirn (*Diencephalon*) ist funktionell zw. Großhirn u. Hirnstamm eingeschaltet. Es liegt unter den Großhirnhälften.

Bau

Das Zwischenhirn lässt sich unterteilen in:

- *Epithalamus* mit *Epiphyse*, auch Zirbeldrüse (*Glandula pinealis*) genannt
- Thalamus (➢ Gehirn – Thalamus)
- *Subthalamus*
- *Hypothalamus* mit *Hypophyse* (nur *Neurohypophyse* ist Teil d. Zwischenhirns)

Funktionen

Hypothalamus („Innenminister" d. Körpers) steuert zahlreiche vegetativen Funktionen:

- Reguliert Körpertemperatur
- Kontrolliert über Osmorezeptoren Wasser- u. Salzhaushalt
- Ist Sitz v. Durst- u. Hungerzentrum
- Nimmt Einfluss auf Kreislauf, ➢ Verdauung u. Blasenfunktion
- Stellt Hormone d. Neurohypophyse her u. steuert Adenohypophyse über Releasing- und Inhibiting-Hormone
- Ist Teil vom limbischen System u. wirkt an Entstehung v. Gefühlen mit

Epiphyse:

- Schüttet im Tages- u. Nachtrhythmus das Hormon Melatonin aus → Regulierung v. Schlaf- u. Wachphasen, Auslösen v. Müdigkeit

Subthalamus:

- Mit *Globus pallidus* u. *Nucleus subthalamicus* Teil d. Basalganglien

Besondere Information

Im Hypothalamus des Zwischenhirns ist auch die „innere Uhr" des Menschen untergebracht. Nervenzellen hier wirken u. a. auf die Epiphyse ein.

Gehirn – Thalamus

Definition

Der Thalamus ist Teil des Zwischenhirns (➤ Gehirn – Zwischenhirn). Seine Rolle ist die eines Pförtners des Bewusstseins. Ein Großteil der ein- u. ausgehenden Informationen wird im Thalamus gefiltert u. moduliert.

Bau

Eiförmige Ansammlung grauer Substanz (ca. 3 × 1,5 × 1,5 cm), organisiert in vielen Kernen.

Funktionell wie anatomisch kann man den Thalamus in verschiedene Anteile aufteilen:

- Anteriore Kerngruppe mit Verbindung zum limbischen System
- Innerer u. äußerer Kniehöcker (*Corpus geniculatum mediale* bzw. *laterale*): Teil d. Hör- (*mediale*) bzw. Sehbahn (*laterale*)
- Ventrale Kerngruppe für motorische Informationen, bzw. für Informationen d. Sensibilität

Die Thalami der beiden Hirnhälften berühren sich an *Adhaesio interthalamica*, die in den III. Ventrikel hineinreicht.

Funktionen

- Schaltstation für alle ein- u. ausgehenden Informationen (Ausnahme: Geruchssinn, ➤ Nase – Geruchssinn)
- Filtert unbedeutende Erregungen aus
- Ein- bzw. Ausgänge zur jeweils gegenüberliegenden (*kontralateralen*) Körperhälfte
- Steht für Steuerung d. Motorik in enger Verbindung mit Basalganglien

Wichtige Erkrankungen

Wird der Thalamus geschädigt, z. B. durch Blutungen od. Ischämie, kann es zu Ausfällen d. Motorik, d. Sensibilität u./od. des Sehens kommen, u. zwar jeweils auf der gegenüberliegenden Körperseite.

Bei halbseitigen Ausfällen spricht man v. *Hemiparese* (Lähmung) od. *Hemianopsie* (Ausfall d. Sehens).

Gehirn – Kleinhirn

Definition

Das Kleinhirn (*Cerebellum*) ist durch die Kleinhirnstiele (*Pedunculi cerebellaris*) mit dem Hirnstamm verbunden. Es liegt in der hinteren Schädelgrube unterhalb des Okzipitallappens u. ist zuständig für Motorik u. Gleichgewicht.

Bau

- 2 Kleinhirnhälften (*Hemisphären*) mit feinen Windungen (*Folia cerebelli*) u. Furchen (*Fissurae cerebelli*)
- Mittelteil zw. Hemisphären: Kleinhirnwurm (*Vermis*)
- An Oberfläche dünne Rinde (*Cortex cerebelli*) aus grauer Substanz
- In darunter liegender weißer Substanz sind Kleinhirnkerne eingebettet

Feinbau Cortex: 3 Schichten mit charakteristischen Zellpopulationen:

- Körnerzellschicht (*Stratum granulosum*) mit Körner- (Eingangszellen d. Kleinhirns) u. Golgi-Zellen
- Purkinje-Zellschicht (*Stratum purkinjense*) mit Purkinje-Zellen (Ausgangszellen zu Kleinhirnkernen)
- Molekularschicht (*Stratum moleculare*) mit Korb- u. Sternzellen

Funktionen

Rolle bei Feinabstimmung u. Koordination d. Willkürmotorik, Aufrechterhaltung v. Muskeltonus u. Gleichgewicht. Entwicklungsgeschichtlich u. funktionell können 3 Anteile unterschieden werden:

- Urkleinhirn (*Archicerebellum*): Gleichgewicht
- Altkleinhirn (*Paleocerebellum*): Muskeltonus
- Neukleinhirn (*Neocerebellum*): Bewegungskoordination

Wichtige Erkrankungen

Schädigung d. Kleinhirns kann zu gestörter Bewegungskoordination, Fallneigung, Zielunsicherheiten bei Bewegungen, Muskelhypotonie u. Intentionstremor bei Bewegungen führen.

Gehirn – Hirnstamm

Definition

Der Hirnstamm ist der am tiefsten gelegene Hirnabschnitt. Er besteht aus Mittelhirn (*Mesencephalon*), Brücke (*Pons*) u. verlängertem Mark (*Medulla oblongata*).

Bau

Medulla oblongata:
- Geht ohne scharfe Abtrennung ins ➤ Rückenmark über
- An Vorderseite: Vorwölbungen der Pyramiden (aufgeworfen v. Fasern d. Pyramidenbahn)
- Unter Pyramiden kreuzt Pyramidenbahn auf gegenüberliegende Seite
- An Rückseite: Vorwölbung v. Nervenkernen (*Ncl. cuneatus*, *Ncl. gracilis*)

Brücke:
- Nach ventral wulstartige Vorwölbung
- Nach dorsal gehen Kleinhirnschenkel ab

Mittelhirn:
- Ansicht v. vorne: Hirnschenkel (*Pedunculi cerebri*), absteigende Bahnen
- Ansicht v. hinten: Vierhügelplatte (*Lamina tecti*)

Ganzer Hirnstamm hat gleiche Längsgliederung in 3 Schichten (v. ventral nach dorsal):
- Basis: absteigende Bahnen; weiße Substanz mit eingelagerten Nervenzellen d. schwarzen Substanz (*Substantia nigra*) im Mittelhirn
- Haube (*Tegmentum*): weiße Substanz (aufsteigende Bahnen) mit Nervenkernen (u. a. der ➤ Hirnnerven) u. netzförmiger Ansammlung v. Nervenzellen d. *Formatio reticularis*
- Dach (*Tectum*): hinterster Abschnitt, bedeckt Aquädukt u. IV. Ventrikel

Funktionen

Hirnnervenkerne: dienen als Eingangs- bzw. Ausgangskerne d. Hirnnerven. Formatio reticularis:
- Enthält Kerne v. Kreislauf-, Atem-, Brech- u. Miktionszentrum
- Koordiniert Hirnnervenkerne
- Kann über das zu höheren Hirnanteilen aufsteigende retikuläre Aktivierungssystem (ARAS; Weckzentrum) eine Wachreaktion u. gesteigerte Aufmerksamkeit erzeugen
- Trägt generell zur Regulierung d. Bewusstseinszustands bei
- Motorisches Zentrum d. Formatio reticularis trägt z. Steuern d. Muskeltonus bei, kann ➤ Reflexe im Rückenmark unterdrücken

Wichtige Erkrankungen

Tritt – z. B. durch Schwellung od. Blutung – eine Raumforderung im Hirn ein, kann Hirnstamm im Hinterhauptloch eingeklemmt werden → Schädigung der lebenswichtigen Zentren → oft tödlich.

Eine andere mögliche Störung im Bereich des Hirnstamms ist ein Infarkt, der mit dem fast vollständigen Verlust der Bewegungsfähigkeit einhergeht (Locked-in-Syndrom). Insbesondere bei diesen Patienten ist eine intensive Physiotherapie u. eine zugewandte Pflege v. entscheidender Bedeutung, um eine Besserung des Zustands herbeizuführen.

> Sensorische Eingänge haben aktivierenden Einfluss auf das ARAS. Äußere Reize haben also eine aufmerksamkeitssteigernde Wirkung. Daher versinken bes. alte, bettlägerige Patienten ohne Ansprache oft in Teilnahmslosigkeit (Apathie).

Gelenke – Grundlagen

Definition

Gelenke (*Arthros, Articulatio*) sind die Verbindung v. 2 oder mehr Knochen. Es gibt echte Gelenke (Diarthrosen, mit Gelenkspalt, ➤ Abb. 28) u. unechte Gelenke (Synarthrosen, ohne Gelenkspalt).

Diarthrosen bestehen mind. aus:

- Gelenkflächen, überzogen mit Gelenkknorpel (meist *hyaliner* Knorpel)
- Bindegewebiger Gelenkkapsel
- Gelenkbändern
- Gelenkhöhle, gefüllt mit Gelenkflüssigkeit (*Synovia*), die in innerer Schicht der Gelenkkapsel gebildet wird

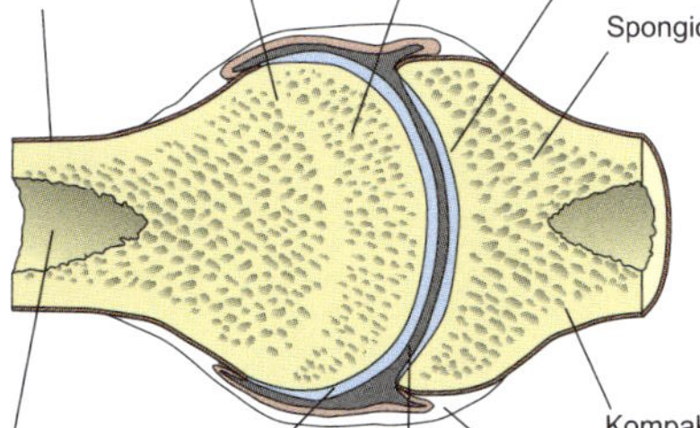

Abb. 28 Schema einer Diarthrose [L190]

Typischer Aufbau einer Diarthrose:

- 2 Knochen treffen mit unterschiedlich geformten Gelenkkörpern aufeinander
- Bauchig geformter Gelenkkörper: Gelenkkopf
- Nach innen gewölbter Gelenkkörper: Gelenkpfanne

Diarthrosen können je nach Art u. Umfang d. möglichen Bewegung in verschiedene Gelenktypen unterteilt werden.

Sonderfall d. Diarthrose: straffes Gelenk (*Amphiarthrose*), das zwar einen Gelenkspalt hat, in dem aber nur wenig Bewegung möglich ist.

Diarthrosen können außerdem Hilfseinrichtungen haben.

Synarthrosen können unterschieden werden in:

- Bandhaft (*Syndesmose*): Kontakt zw. Knochen durch Bänder
- Knorpelhaft (*Synchondrose*): Kontakt zw. Knochen durch Knorpel
- Knochenhaft (*Synostose*): Kontakt zw. Knochen durch Knochen

Funktionen

- Gelenkknorpel: nimmt Belastungen auf, schafft ebene, glatte Oberfläche
- Gelenkbänder: sichern u. führen Gelenk
- Gelenkkapsel: schützt das Gelenk, bildet Gelenkschmiere (*Synovia*)
- Synovia: dient als Gleitfilm, ernährt Knorpel

Wichtige Erkrankungen

- Gelenkerguss: starke Flüssigkeitsansammlung in einem Gelenk, z. B. bei Entzündung (*Arthritis*)
- Arthritis: Gelenkentzündung
- Arthrose: degenerativer Gelenkverschleiß

- Ist ein Gelenk lange ruhig gestellt, kann die Gelenkkapsel schrumpfen u. das Gelenk nur noch eingeschränkt beweglich sein, bzw. sogar versteifen.

Syndesmosen sind z. B. die Nähte zw. den platten Schädelknochen. *Synchondrosen* sind z. B. die Symphyse d. Beckens od. die Bandscheiben d. Wirbelsäule. *Synostosen* sind z. B. die verknöcherten Wachstumsfugen an den Knochen.

Gelenke – Hilfseinrichtungen

Definition

Neben den für Gelenke obligatorischen Strukturen haben manche Gelenke noch Hilfseinrichtungen: *Disci*, *Menisci*, Gelenklippen (*Labra glenoidales*), Schleimbeutel (*Bursae synovialis*).

Bau

Disci (Einzahl: *Discus*):
- Knorpelige Scheiben
- Unterteilen Gelenkspalt in 2 Teile
- Mit Gelenkkapsel verwachsen

Menisci (Einzahl: *Meniscus*):
- C-förmige Knorpelscheiben
- An Außenseite größerer Durchmesser, an Innenseite kleinerer Durchmesser
- Sonderform d. Disci, unterteilen G. nicht vollständig

Gelenklippen:
- Knorpelige Ringwülste am Rand d. Gelenkpfanne

Schleimbeutel:
- Taschen im Bindegewebe
- Enthalten Synovia
- Stehen oft mit Gelenkhöhle in Verbindung

Funktionen

Disci:
- Druckpolster
- Passen ungleichmäßige Gelenkflächen einander an
- Polsterfunktion
- Vorkommen: z. B. Kiefergelenk, proximales Handgelenk

Menisci:
- Vergrößern Auflagefläche d. Knochen → Druckminderung
- Vorkommen: nur Kniegelenk

Gelenklippen: z. B. Kniegelenk
- Vergrößern Gelenkpfanne u. damit Kontaktfläche d. Knochen
- Dämpfen Stöße
- Vorkommen: Schulter, Hüftgelenk

Schleimbeutel:
- Funktionell eigtl. Hilfseinrichtung v. Muskeln u. Sehnen
- Polstern Auflagefläche v. Muskeln u. Sehnen an Knochen ab
- Vorkommen: z. B. zw. Kniescheibe u. Haut

Wichtige Erkrankungen

- Menisci können reißen
- Schleimbeutel können sich nach Verletzungen entzünden

Gelenkdisci sind etw. grundlegend anderes als die Bandscheiben d. Wirbelsäule (*Disci intervertebralis*).

Gelenke – Gelenktypen und ihre Beweglichkeit

Definition

Je nachdem wie groß die Beweglichkeit in einem Gelenk ist u. wie die Gelenkflächen geformt sind, kann man unterschiedliche Typen v. Gelenken unterscheiden. Die senkrecht zueinander stehenden Hauptachsen, um die Bewegung möglich ist, bezeichnet man auch als Freiheitsgrade. Maximal kann ein Gelenk 3 Freiheitsgrade besitzen u. Bewegungen um die Längs-, Sagittal- u. Transversalachse (➤ Achsen und Lagebezeichnungen) ausführen.

Bau

(➤ Abb. 29)

Gelenke mit 3 Freiheitsgraden:

- Kugelgelenk (*Articulatio sphaeroidea*): kugelförmiger Gelenkkopf, ausgehöhlte Gelenkpfanne

Gelenke mit 2 Freiheitsgraden:

- Eigelenk (*Articulatio ellipsoidea*): eiförmiger Gelenkkopf, entsprechend ausgehöhlte Pfanne
- Sattelgelenk: (*Articulatio sellaris*): beide Gelenkflächen gleich geformt, jeweils wie ein Reitsattel

Gelenke mit 1 Freiheitsgrad:

- Scharniergelenk: walzenförmiger Gelenkkopf, rinnenförmige Gelenkpfanne; immer v. Kollateralbändern seitl. gesichert
- Radgelenk (*Articulatio trochloidea*): vom Prinzip ähnlich Scharniergelenk, aber zylinderförmiger Gelenkkopf

Sonderfall:

- Ebenes Gelenk (*Articulatio plana*): beide Gelenkflächen ebene Flächen

Funktionen

Gelenke mit 3 Freiheitsgraden:

- Kugelgelenk:
  - Lässt Bewegungen in allen Richtungen zu
  - Alle Bewegungen sind Kombinationen aus Bewegungen um die 3 Hauptachsen: Adduktion/Abduktion um Sagittalachse; Innen-/Außenrotation um Längsachse; Ante-/Retroversion um Transversalachse
  - Vorkommen: z. B. Schulter-, Hüftgelenk

Gelenke mit 2 Freiheitsgraden:

- Eigelenk:
  - Keine Bewegung um Längsachse (Innen-/Außenrotation) möglich
  - Vorkommen: z. B. proximales Handgelenk
- Sattelgelenk:
  - Ebenso keine Bewegung um Längsachse
  - Vorkommen: z. B. Daumensattelgelenk

Gelenke mit 1 Freiheitsgrad:

- Scharniergelenk:
  - Lässt nur Flexion/Extension um Transversalachse zu
  - Vorkommen: z. B. Ellenbogengelenk, Fingerend- u. Mittelgelenke
- Radgelenk:
  - Lässt nur Bewegungen um Längsachse zu
  - Vorkommen: z. B. Gelenk zw. Atlas u. Axis d. ➤ Wirbelsäule, oberes Radioulnargelenk

Sonderfall:

- Ebenes Gelenk:
  - Gegeneinander gleitende Bewegungen d. Gelenkflächen, meist durch Bänder mehr od. weniger stark gesichert
  - Vorkommen: z. B. Zwischenwirbelgelenke

Mit der Neutral-Null-Methode kann der Bewegungsumfang eines Gelenks angegeben werden. Die Nullstellung eines Gelenks ist dabei die, die das Gelenk an einem Menschen hat, der aufrecht steht u. die Arme locker hängen lässt. Die Füße stehen dabei parallel nebeneinander. Die Hände werden so gehalten, dass die Daumen nach vorne zeigen. Ausgehend v. dieser Nullstellung hat z. B. das Ellenbogengelenk einen Bewegungsumfang für die Flexion v. 150° u. für die Extension v. 10°.

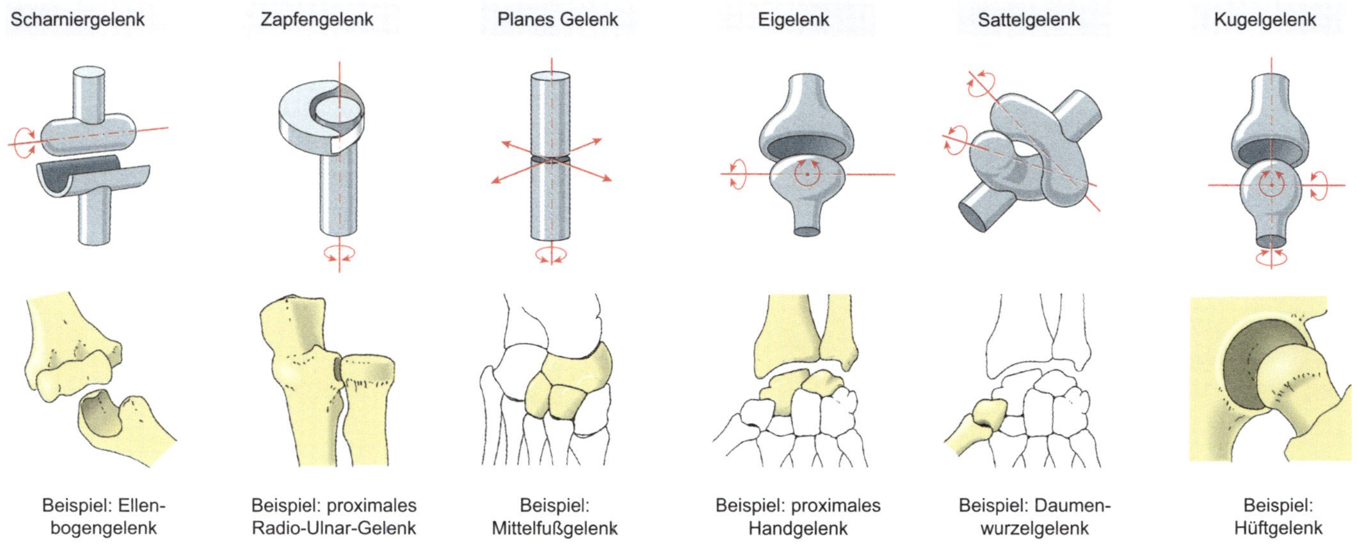

Abb. 29 Gelenkarten [L190]

Geschlechtsorgane, männliche äußere

Definition

Die äußeren Geschlechtsorgane des Mannes sind der Hodensack (*Scrotum*) u. das männliche Glied (*Penis*).

Bau

Hodensack:
- Außen v. Körperhaut überzogen, innen Schicht glatter Muskulatur (*Tunica dartos*)
- Enthält Hoden, Nebenhoden u. Samenstrang

Penis:
- Peniswurzel (*Radix penis*), festgewachsener Teil
- Schaft (freier Teil)
- Eichel (*Glans penis*): bedeckt mit Vorhaut (*Präputium*)
- Im Schaft: Schwellkörper
- Penisschwellkörper (*Corpora cavernosa*): paarig, große Bluträume umgeben v. glatter Muskulatur, bilden Schaft
- Harnröhrenschwellkörper (*Corpus spongiosum*): auf Unterseite, bildet Eichel, Harnsamenröhre zieht durch ihn hindurch

Funktionen

- Hodensack: beherbergt Hoden, hält Hoden auf richtiger Temperatur
- Penis: Geschlechtsverkehr (*Kohabitation*)
- Corpora cavernosa: richten Penis auf (*Erektion*); gesteuert v. Parasympathikus erweitern sich Arteriolen, Venen werden verengt → Hohlräume füllen sich mit Blut
- Corpus spongiosum: füllt sich bei Erektion auch, aber nicht entscheidend für Festigkeit

Wichtige Erkrankungen

Die Unfähigkeit, eine Erektion zu bekommen (*Impotenz*), kann physische wie psychische Ursachen haben u. führt bei den Betroffenen praktisch immer zu hohem Leidensdruck.

> Bei Kindern kann bis etwa zum 3. Lebensjahr die Vorhaut praktisch nicht zurückgezogen werden. Ein vorzeitiger Versuch kann zu Einreißen u. Narbenbildung führen.

Geschlechtsorgane, männliche innere

Definition

Zu den inneren Geschlechtsorganen des Mannes zählen: Hoden (*Testes*, Einzahl: *Testis*), Nebenhoden (*Epididymis*), Samenleiter (*Ductus deferens*) u. Geschlechtsdrüsen.

Bau

(➢ Abb. 30)
Hoden:
- Paarig, pflaumenförmig
- Entwickeln sich im Körperinneren, steigen bis zur Geburt in Hodensack ab (*Descensus testis*)
- In Läppchen (*Lobuli testis*) unterteilt
- Jedes Läppchen ist v. Samenkanälchen (*Tubuli seminiferi*) durchzogen
- Epithel d. Samenkanälchen ist Keimepithel, besteht aus Keim- u. Sertoli-Stützzellen

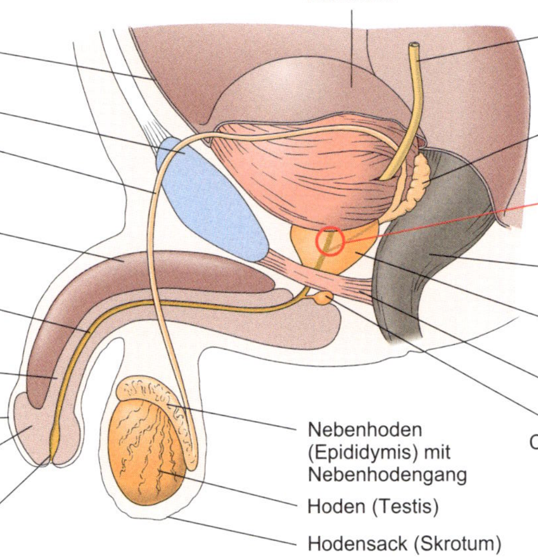

Abb. 30 Übersicht über die männlichen Geschlechtsorgane [L190]

- Zw. Kanälchen: Leydig-Zellen
- Samenkanälchen münden in Ausführungsgänge (Hodennetz, *Rete testis*)

Nebenhoden:

- Liegt Hoden v. hinten auf
- Enthält Nebenhodengang (*Ductus epididymidis*)

Samenleiter:

- Geht aus Nebenhodengang hervor
- Zieht durch Leistenkanal
- Zieht vor Mündung in Harnröhre (dann auch Harnsamenröhre genannt) durch Vorsteherdrüse (*Prostata*)

Prostata:

- Unpaare, kastanienförmige Drüse unter Blase
- Umgreift Harnröhre
- Aufgebaut aus 30–50 Einzeldrüsen, die in Harnröhre münden

Bläschendrüse (*Glandula vesiculosa*):

- Paarig, zw. Blase u. Mastdarm gelegen
- Mündet in *Ductus ejaculatorius*

Cowper-Drüsen:

- Linsengroß, liegen im Beckenboden
- Geben ihr Sekret in Harnsamenröhre ab

Prostata, Bläschendrüse u. Cowper-Drüsen werden akzessorische Geschlechtsdrüsen genannt

Funktionen

Hoden:

- Keimzellen: differenzieren sich zu Spermien
- Sertoli-Zellen: Stützzellen für Keimzellen
- Leydig-Zellen: bilden Testosteron

Nebenhoden:

- Speichern Spermien

Samenleiter:

- Muskulatur in Wand wirft Spermien bei Ejakulation aus

Prostata:

- Sekret macht ca. 1/3 d. Ejakulats aus

Bläschendrüse:

- Sekret macht Hauptmenge d. Ejakulats aus
- Fruktose- u. proteinreiches Sekret z. Ernährung d. Spermien

Wichtige Erkrankungen

- Gutartige Wucherung d. Prostatagewebes ist bei älteren Männern sehr häufig u. kann zu Störungen beim Wasserlassen führen. In der Prostata entwickelt sich auch oft ein bösartiges Prostatakarzinom. Prostatakarzinome sind jedoch oftmals kaum invasiv u. schreiten nur langsam voran. Dies führt manchmal zu der etwas ungewöhnlichen Situation, dass die Patienten lediglich engmaschig beobachtet, aber nicht direkt therapiert werden.
- Bei ca. 4 % der neugeborenen Jungen ist mind. ein Hoden noch nicht in den Hodensack abgestiegen (Maldescensus)

Die Prostata kann vom Mastdarm aus mit dem Finger getastet werden (*digital-rektale* Untersuchung).

Geschlechtsorgane, weibliche äußere

Definition

Zu den äußeren weibl. Geschlechtsorganen zählen der Venushügel (*Mons pubis*), die großen (*Labia majora pudendi*) u. kleinen Vulvalippen (*Labia minora pudendi*), der Kitzler (*Klitoris*) u. der Scheidenvorhof (*Vestibulum vaginae*) mit seinen Drüsen (*Glandulae vestibulares majores* u. *minores*).

Bau

Große Vulvalippen (Schamlippen):
- V. Schambehaarung (*Pubes*) bedeckt
- Bedecken kleine Vulvalippen
- Enthalten Fettgewebe, Talg-, Schweiß- u. Duftdrüsen
- Oberhalb v. ihnen liegt der mit Fettgewebe unterpolsterte und ebenfalls behaarte Venushügel (*Mons pubis*)

Kleine Vulvalippen (Schamlippen):
- Unbehaarte Hautfalten
- Bedeckt mit Schleimhaut
- Umrahmen Scheidenvorhof

Scheidenvorhof:
- Eingerahmt v. Vulvalippen
- Einmündungen v. Harnröhre u. Scheide (Harnröhre oberhalb Scheide)
- Zahlreiche kleine Scheidenvorhofdrüsen

Klitoris:
- Bis 3 cm langer Schwellkörper
- Ragt zw. großen Vulvalippen hervor

Große Scheidenvorhofdrüsen (Bartholin-Drüsen):
- Paarige, erbsengroße Drüse
- In kleinen Vulvalippen gelegen

Funktionen

- Scheidenvorhofdrüsen: halten Vorhof feucht
- Klitoris: bedeutend für sexuelle Erregung d. Frau

Wichtige Erkrankungen

Die großen Scheidenvorhofdrüsen können sich schmerzhaft entzünden (*Bartholinitis*).

Die Gesamtheit v. Venushügel, Schambehaarung, großen u. kleinen Vulvalippen, Klitoris u. Scheidenvorhof mit Drüsen u. Mündung v. Vagina u. Harnröhre wird klinisch als *Vulva* bezeichnet.

Geschlechtsorgane, weibliche innere

Definition

Die inneren Geschlechtsorgane d. Frau sind Scheide (*Vagina*), Gebärmutter (*Uterus*), Eileiter (*Tuba uterina*, *Salpinx*) u. Eierstöcke (*Ovarien*).

Bau

(➤ Abb. 31)

Vagina:

- Mit Schleimhaut ausgekleideter Muskelschlauch
- 10–12 cm lang

Uterus:

- Birnenförmiges, muskulöses Hohlorgan im kleinen Becken
- 4 Abschnitte:
  - Gebärmuttergrund (*Fundus uteri*): m. Tubenmündungen
  - Gebärmutterkörper (*Corpus uteri*)

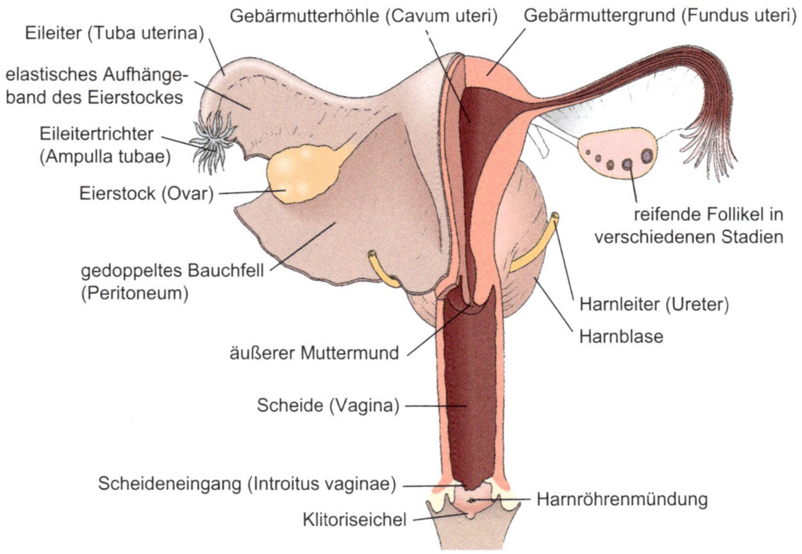

Abb. 31 Weibliche Geschlechtsorgane von hinten [L190]

- Gebärmutterenge (*Isthmus uteri*): Engstelle zw. Corpus u. Cervix
- Gebärmutterhals (*Cervix uteri*): ragt m. einem Teil (*Portio*) in Vagina

- Hohlraum im Inneren: Gebärmutterhöhle (*Cavum uteri*)
- Aufbau Corpuswand:
  - Ganz außen: Bauchfell, hier: *Perimetrium*
  - Mittlere Schicht glatter Muskulatur: *Myometrium*
  - Innere Schicht v. Schleimhaut m. Bindegewebe u. Drüsen: *Endometrium*, gegliedert in tiefe Basalis u. oberflächliche Funktionalis

Eileiter:
- 10–18 cm lang
- Münden in Uterus
- Ende trichterförmig aufgetrieben (Eileitertrichter), mit Fransen (*Fimbrien*); endet frei in Bauchhöhle, nahe Ovarien

Eierstöcke:
- Mandelförmig
- Seitl. an Wand v. kleinem Becken
- 2 Schichten:
  - Rinde: Bindegewebe m. *Follikeln* (Eizelle u. umgebendes Gewebe) verschiedener Stadien: Primordialfollikel → Primärfollikel → Sekundärfollikel, hier ist Eizelle umgeben v. *Zona pellucida* → Tertiärfollikel m. flüssigkeitsgefülltem Hohlraum, in dem die v. *Corona radiata* umgebene Eizelle sitzt → Graaf Follikel (15–20 mm Durchmesser)
- Mark: Bindegewebe, Blutgefäße

Funktionen

Vagina:
- Glykogen aus abschilfernden Zellen wird v. Bakterien zu Milchsäure umgesetzt → saurer pH schützt vor Krankheitserregern

Uterus:
- Fruchthalter
- Bei Einnistung d. Frucht am Beginn einer ➤Schwangerschaft dringt Blastozyste ins Endometrium ein
- Muskulatur kontrahiert bei ➤Geburt (Wehen)
- Zervix-Epithel sezerniert Schleime, die Eingang zur Vagina verschließen; in Zyklusmitte wird flüssigerer Schleim produziert → Zervix wird für Samenzellen passierbar

Eileiter:
- Fimbrien fangen bei Eisprung Eizelle ein
- Flimmerhärchen u. glatte Muskulatur transportieren Eizelle, bzw. Frucht, zum Uterus
- Befruchtung findet im Eileiter statt

Eierstöcke:
- Produzieren Hormone (v. a. Östrogen und Gestagene)
- Ort d. Keimzellreifung → Bereitstellung v. 1 od. 2 reifen Eizellen pro Monat

Geschlechtsorgane – Der weibliche Zyklus

Definition

Bei geschlechtsreifen Frauen gibt es eine periodische, sich alle 28 +/- 3 Tage wiederholende, charakteristische Schwankung im Hormonhaushalt. Diese hormonellen Veränderungen bedingen zyklische Veränderungen der Geschlechtsorgane. Den Zyklus teilt man in 3 Phasen ein: Menstruationsphase (*Desquamationsphase*) v. 1.–4. Tag, Proliferationsphase v. 5.–14. Tag, Sekretionsphase v. 15.–28. Tag.

Beteiligte Organe

Hormonelle Steuerzentren:

- Hypothalamus wirkt auf Hypophysenvorderlappen (HVL)

Hormone LH u. FSH aus HVL wirken auf:

- Eierstöcke: produzieren Östrogene u. Progesteron

Uterusendometrium baut sich während Zyklus um:

- *Menstruationsphase*: Durchblutung d. Funktionalis nimmt ab → wird *ischämisch* u. wird abgestoßen
- *Proliferationsphase*: Funktionalis wird regeneriert, Arterien u. Drüsen entstehen neu
- *Sekretionsphase*: Drüsenzellen bilden Sekret, lagern Glykogen ein

Funktionsmechanismen

Auslöser aller Veränderungen: Hormonschwankungen

- Menstruationsphase: Östrogen u. Progesteron sinken ab → *Endometrium* wird abgestoßen
- Proliferationsphase: Endometrium proliferiert unter Östrogen-Einfluss; FSH bewirkt Follikelreifung; LH steigt kurz vor *Ovulation* an, bewirkt Eisprung
- Sekretionsphase: dominiert v. Progesteron-Einfluss: bereitet Uterus für Einnistung befruchteter Eizelle vor, verfestigt Zervixschleim

Betrachtet man die Veränderungen am Ovar, kann man auch v. Follikelphase u. Lutealphase sprechen:

- *Follikelphase*: 1. Zyklushälfte; Follikelreifung unter FSH-Einfluss; Tertiärfollikel mit meisten FSH-Rezeptoren entwickelt sich als dominanter Follikel zu Graaf-Follikel, die anderen gehen zugrunde
- *Lutealphase*: 2. Zyklushälfte; nach Eisprung wird Graaf-Follikel zum Gelbkörper (*Corpus luteum*), produziert Östrogene u. v. a. Progesteron; erfolgt keine Befruchtung sinken Östrogen- u. Progesteron-Spiegel ab Tag 22 wieder ab; erfolgt Befruchtung, bleibt Gelbkörper unter Einfluss v. HCG weiter bestehen

Wichtige Erkrankungen

Menstruationsschmerzen (*Dysmenorrhö*) werden durch starke Uteruskontraktionen (durch plötzlich absinkenden Progesteronspiegel) ausgelöst. Prostaglandine spielen wohl ebenfalls eine Rolle.

Das Auftreten d. ersten Menstruation heißt *Menarche* (mit 11–15 Jahren), das Aufhören d. Regelblutung *Menopause* (mit 45–50 Jahren).

Besondere Information

Die basale Körpertemperatur steigt mit der Ovulation um ca. 0,5 °C.

Gesichtsmuskulatur

Definition

Die Gesichtsmuskulatur bildet die mimische Muskulatur. Im Gegensatz zu normalen Skelettmuskeln ziehen sie nicht über Gelenke hinweg, sondern setzen direkt an der Haut an.

Bau

(➤ Abb. 32)
Alle Gesichtsmuskeln werden vom VII. Hirnnerven (*N. facialis*) innerviert. Die 6 wichtigsten sind:

- Stirnmuskel (*M. frontalis*): runzelt Stirn
- Augenringmuskel (*M. orbicularis oculi*): schließt Augen
- Mundringmuskel (*M. orbicularis oris*): schließt Mund, presst Lippen aufeinander
- Jochbeinmuskel (*M. zygomaticus*): Lächeln
- Wangenmuskel (*M. buccinator*): plustert Wangen auf
- Lachmuskel (*M. risorius*): zieht Mundwinkel zur Seite, macht Grübchen

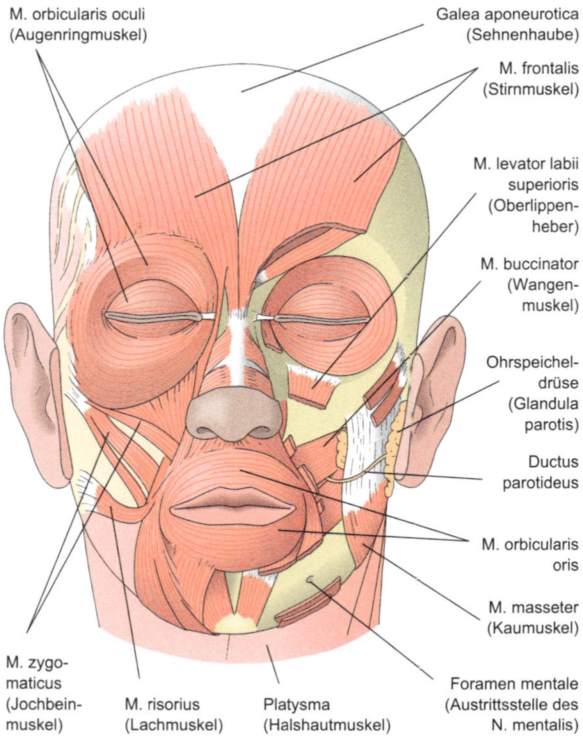

Abb. 32 Mimische Muskulatur [L190]

Funktionen

Die Gesichtsmuskeln sind wichtige Werkzeuge der Kommunikation. Sie erzeugen Gesichtsausdrücke, die vom Gegenüber interpretiert werden u. sie schließen Lippen u. Augen.

Wichtige Erkrankungen

Fazialisparese z. B. nach Schädeltrauma → einseitiger Ausfall des N. facialis → Lähmung der Gesichtsmuskulatur der betroffenen Seite → z. B. herabhängender Mundwinkel.

Gewebe

Definition

Gewebe sind Gruppen v. Zellen gleicher od. zumindest ähnlicher Funktion u. Bauart u. der sie umgebenden Interzellulärsubstanz. Der Zusammenschluss eines od. mehrerer Gewebe zu einer Funktionseinheit heißt *Organ*, das für die Funktion zuständige Organgewebe *Parenchym*.

Bau

(➤ Abb. 33)
Es gibt 4 Grundgewebetypen, die sich in Aufbau, Funktionen u. Art der Interzellulärsubstanz unterscheiden:

- Epithelgewebe: bildet Oberflächen und Drüsen
- Binde- u. Stützgewebe (in Organen: Stroma)
- Muskelgewebe
- Nervengewebe

Funktionen

Da der ganze Körper aus unterschiedlichen Geweben besteht, können sie auch alle Funktionen ausüben. Jedes einzelne Gewebe ist in seiner Funktion sehr spezifisch.

Besondere Informationen

Der menschliche Körper besteht aus etwa 10^{14} Zellen.

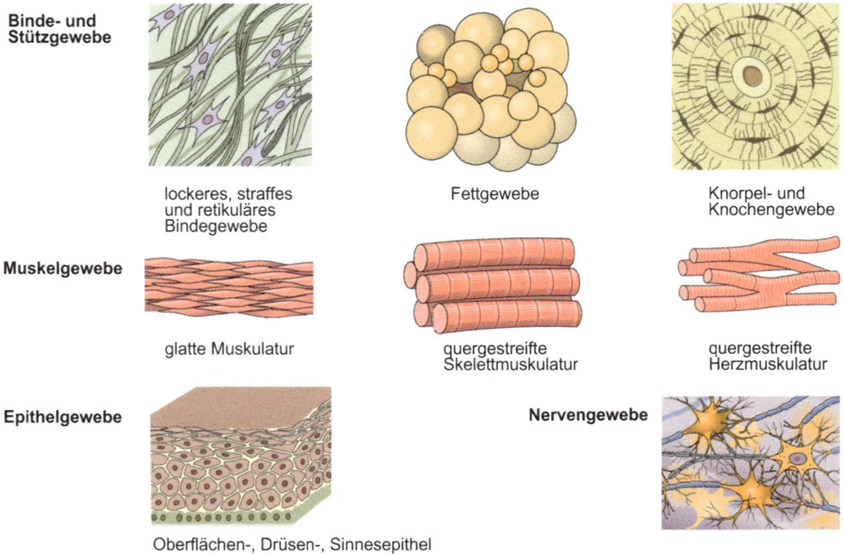

Abb. 33 Übersicht über die vier Gewebearten des menschlichen Körpers [L190]

Hals – Muskulatur

Definition

Der Hals (*Collum*) verbindet den Kopf mit dem Rumpf. Seine Muskeln bewegen den Kopf, bilden den Mundboden u. spielen beim Schluckakt eine Rolle. Zur Nackenmuskulatur, die hinter der Halswirbelsäule verläuft, siehe ➤ Rückenmuskulatur.

Bau

(➤ Abb. 34)

Strukturen in Tiefe d. Halsmuskulatur:
- ➤ Kehlkopf
- Zungenbein (*Os hyoideum*): hufeisenförmiger Knochen, in Zungenmuskulatur eingeschaltet

4 Gruppen v. Halsmuskeln:
- Oberflächliche Halsmuskeln:
  - Halshautmuskel (*Platysma*): direkt unter Haut, v. Unterrand Unterkiefer bis Faszie d. Brustmuskeln
  - Kopfwender (*M. sternocleidomastoideus*): entspringt v. Brust- u. Schlüsselbein, setzt an *Proc. mastoideus* d. Schädelbasis an
- Obere Zungenbeinmuskulatur (*suprahyale M.*):
  - Unterkiefer-Zungenbein-Muskel (*M. mylohyoideus*)
  - Zweibäuchiger Muskel (*M. digastricus*): Ursprung am Schläfenbein, 2 Muskelbäuche mit 1 Zwischensehne; Zwischensehne ist am Zungenbein befestigt; 2. Muskelbauch zieht wieder aufwärts zum Unterkiefer
  - Griffelfortsatz-Zungenbein-Muskel (*M. stylohyoideus*): v. Griffelfortsatz (*Proc. styloideus*) d. Schädelbasis zum Zungenbein
  - Kinn-Zungenbein-Muskel (*M. geniohyoideus*)
- Untere Zungenbeinmuskulatur (*infrahyale M.*):
  - Brustbein-Zungenbein-Muskel (*M. sternohyoideus*)
  - Brustbein-Schildknorpel-Muskel (*M. sternothyroideus*)
  - Schildknorpel-Zungenbein-Muskel (*M. thyrohyoideus*)
  - Schulterblatt-Zungenbein-Muskel (*M. omohyoideus*): 2 Bäuche
- Treppenmuskeln (Skalenus-Gruppe): ziehen alle v. Halswirbeln zur 1. bzw. 2. Rippe:
  - *M. scalenus ant.*
  - *M. scalenus med.*
  - *M. scalenus post.*

Funktionen

Oberflächliche Halsmuskeln:
- Platysma: Hautmuskel, spannt Haut d. Halses
- M. sternocleidomastoideus: bei Anspannung d. Muskels nur einer Seite: Drehung d. Kopfes zur angespannten Seite hin; bei beidseitiger Anspannung beugt HWS nach vorne

Obere Zungenbeinmuskulatur: bildet Mundboden (Abschluss d. Mundhöhle nach unten) u. hebt Zungenbein beim Schlucken

- M. mylohyoideus: Hauptteil d. Mundbodens, öffnet Kiefer
- M. digastricus: öffnet Kiefer
- M. geniohyoideus: zieht Zungenbein nach vorne

Untere Zungenbeinmuskulatur: senkt beim Schlucken Zungenbein, wirkt außerdem tw. auf Kehlkopf:

- M. sternothyroideus: senkt Kehlkopf
- M. thyrohyoideus: hebt Kehlkopf

Skalenus-Gruppe: hebt Rippen, Atemhilfsmuskeln

Besondere Information

Das Zungenbein ist der einzige Knochen, der nicht über ein Gelenk mit einem anderen Knochen verbunden, sondern lediglich an Muskeln u. Bändern aufgehängt ist.

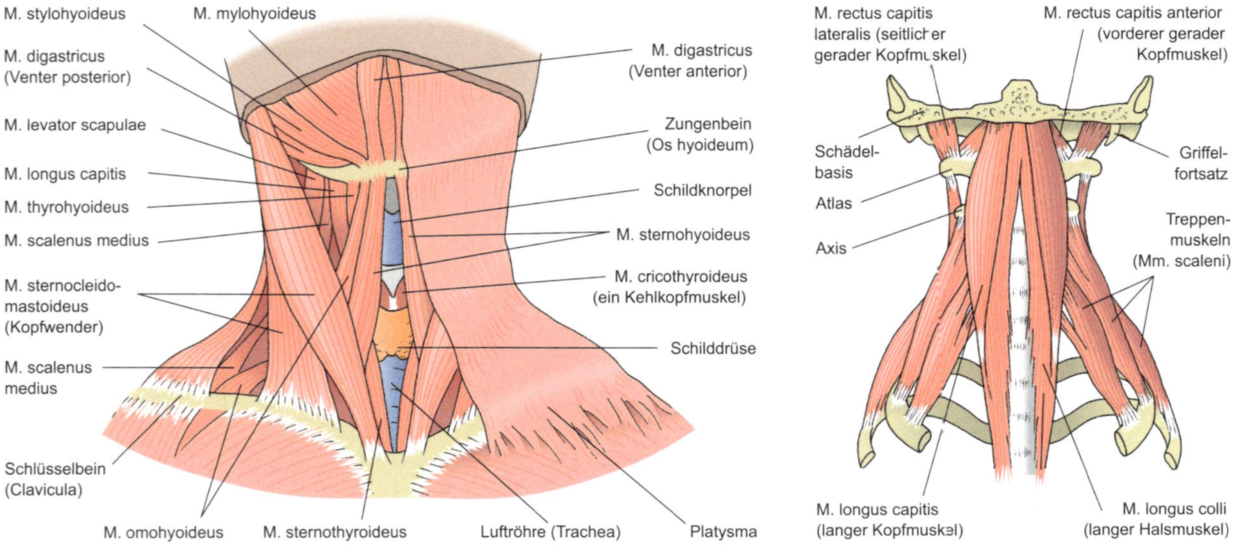

Abb. 34 Vordere Halsmuskulatur (auf der rechten Halsseite Platysma entfernt) [L190]

Hals – Nerven und Gefäße

Definition

Die großen Gefäße zur Blutversorgung des Kopfes laufen am Hals in einer Gefäß-Nerven-Straße. Außerdem liegen die Wurzeln des Halsgeflechts (*Plexus cervicalis*) u. des Armgeflechts (*Plexus brachialis*) am Hals.

Bau

Gefäß-Nerven-Straße:
- *A. carotis communis* (gemeinsame Halsschlagader): entspringt rechts aus *Truncus brachiocephalicus*, links aus Aortenbogen
- *V. jugularis interna* (innere Drosselvene): vereinigt sich etwa hinter Schlüsselbein mit *V. subclavia* zur *V. brachiocephalica*
- X. Hirnnerv (*N. vagus*)
- Laufen zusammen; A. carotis communis teilt sich auf Höhe Schildknorpel in *A. carotis ext.* u. *int.* (*Carotissinus*)

Nicht in Gefäß-Nerven-Straße, sondern oberflächlicher, am Rand d. M. sternocleidomastoideus, läuft äußere Drosselvene (*V. jugularis ext.*)

Plexus cervicalis:
- Aus ventralen Ästen d. ➤ Spinalnerven C1–C4
- Tritt zw. *M. scalenus ant.* u. *M. scalenus med.* hervor

Plexus brachialis:
- Aus ventralen Ästen d. Spinalnerven C5–Th4
- Tritt durch sog. Skalenuslücke zw. M. scalenus ant., med. u. 1. Rippe

Funktionen

- A. carotis communis: Versorgung v. Kopf u. Hirn
- X. Hirnnerv: Teil d. Parasympathikus
- Plexus cervicalis: innerviert Muskeln am Hals sowie Haut am Hals u. an Teilen d. Kopfes
- Plexus brachialis: zieht weiter zur oberen Extremität (➤ Extremität, obere)

Im Carotissinus liegen Pressorezeptoren, die wichtig für die Regulation d. Blutdrucks sind.

Harnwege, ableitende – Von den Nierenkelchen bis zur Harnblase

Definition

Teile d. ➤ Niere (*Ren*) – Nierenkelche (*Calices renales*) u. Nierenbecken (*Pelvis renales*) – Harnleiter (*Ureter*), Harnblase (*Vesica urinaria*) u. Harnröhre (*Urethra*) fasst man als ableitende H. zusammen. Die Harnblase speichert den Harn u. gibt ihn bei der *Miktion* ab. Die anderen Teile der Harnwege leiten den Harn. Die ableitenden Harnwege sind bis zum Anfang der Harnröhre mit Übergangsepithel (*Urothel*) ausgekleidet.

Bau

Nierenkelche:
- Umgreifen wie kleine Trichter Nierenpapillen
- 8–10 pro Niere

Nierenbecken:
- 1 pro Niere
- Sammeln Harn

Harnleiter:
- Verbinden Nierenbecken u. Harnblase
- Ca. 30 cm lang
- Laufen in hintere Bauchwand
- Treten v. hinten schräg in Harnblase ein
- Einmündungsstelle: Rückflussventil verhindert, dass Harn aus Blase zurück fließt

Harnblase:
- Hohlorgan, v. glatter Muskulatur (in Gesamtheit: *M. detrusor vesicae*) umgeben
- Liegt im kleinen Becken (bei Füllung tritt sie nach oben heraus), zw. Symphyse u. Mastdarm (Mann) bzw. Vagina (Frau)
- Fassungsvermögen ca. 500 ml
- In Falten liegende Schleimhaut, nur dreieckiges Gebiet (*Trigonum vesicae*) zw. Harnleitermündungen ist faltenfrei
- 4 Abschnitte:
  - Blasenspitze (*Apex vesicae*), mit Peritoneum bedeckt
  - Blasenkörper (*Corpus vesicae*)
  - Blasengrund (*Fundus vesicae*), hier münden Harnleiter
  - Blasenhals (*Collum vesicae*), v. dem Harnröhre abgeht
- Am Beginn d. Harnröhre: innerer Schließmuskel (*M. sphincter internus*) aus glatter Muskulatur

Funktionen

Leiten u. Sammeln (in der Blase) des Harns.

Wichtige Erkrankungen

Die ableitenden Harnwege (mit Ausnahme d. letzten Harnröhrenabschnitte) sind normalerweise keimfrei. Harnwegsinfektionen durch aufsteigende Bakterien kommen bes. bei Frauen (kürzere Harnröhre) oft vor. Häufig ist die Blasenentzündung (*Zystitis*). Es lassen sich Zusammenhänge zur sexuellen Aktivität erkennen („Honeymoon-Zystitis"). Steigt die Infektion über die Blase hinaus auf, kann es zur Nieren-beckenentzündung (*Pyelonephritis*) kommen.

Das Risiko für einen Harnwegsinfekt bei Patienten mit Blasendauerkatheter im Krankenhaus ist sehr hoch.

Daneben haben auch Diabetiker, alte Menschen u. Patienten mit Nierensteinen ein signifikant erhöhtes Risiko für eine Blaseninfektion.

Besondere Information

Ist in einer Urinprobe mehr als ein Keim nachzuweisen, ist v. einer Kontamination d. Probe auszugehen.

Harnwege, ableitende – Harnröhre bei Mann und Frau

Definition

Die Harnröhre verbindet die Harnblase mit der Körperoberfläche. Ihr Verlauf ist bei Frau u. Mann recht unterschiedlich: Bei der Frau mündet die Harnröhre schon nach kurzer Strecke (4 cm), beim Mann dient sie als Harnsamenröhre.

Bau

Bei beiden Geschlechtern:
- Äußerer Schließmuskel (*M. sphincter externus*) mit glatten u. gestreiften Anteilen; umgreift Harnröhre im Beckenboden

Bei der Frau:
- Ca. 4 cm lang
- Mündet in Scheidenvorhof

Beim Mann:
- *Pars prostatica*: ca. 3,5 cm, durchläuft Vorsteherdrüse, dort Einmündung Samenleiter, ab hier Harnsamenröhre
- *Pars membranacea*: ca. 1–2 cm, läuft im Beckenboden zum Penis
- *Pars spongiosa*: ca. 15 cm, läuft im Harnröhrenschwellkörper (*Corpus spongiosum*)

Funktionen

Beim Mann: Mündung Samenleiter u. Cowper-Drüsen (neutralisieren Harn, bereiten Harnsamenröhre für Durchtritt d. Spermien vor)

Wichtige Erkrankungen

Wegen der viel kürzeren Harnröhre treten Harnwegsinfekte durch aufsteigende Bakterien bei Frauen wesentlich häufiger auf.

> Urin ist normalerweise steril, bei der Gewinnung einer Urinprobe kann es aber leicht zu Verunreinigungen durch Keime d. Haut bzw. der Harnröhrenmündung kommen. Deshalb muss vor Abgabe d. Urinprobe die Harnröhrenmündung gesäubert, bei Männern die Vorhaut zurückgezogen, bei Frauen die äußeren Schamlippen gespreizt werden. Außerdem wird der Mittelstrahlurin gewonnen, d.h. die erste Urinportion wird verworfen.

Haut – Aufbau

Definition

Die Haut (*Cutis*) hat eine Fläche v. 1,5–2 m^2 u. ein Gewicht v. 3,5–10 kg. Damit ist sie das größte Organ des Körpers. Man unterscheidet Leistenhaut (Hand- u. Fußflächen, Innenseiten v. Fingern u. Zehen) u. Felderhaut (restl. Körper).

Bau

(➤ Abb. 35)

Im wissenschaftlichen Sprachgebrauch gelten nur die beiden obersten Hautschichten Oberhaut (*Epidermis*) u. Lederhaut (*Dermis, Corium*) als Kutis. Klinisch zählt die Unterhaut (*Subcutis, Hypodermis*) dazu.

Oberhaut:

- Mehrschichtiges verhorntes Plattenepithel
- Schichten:
  - Basalzellschicht (*Stratum basale*): Sitz d. sich teilenden Stammzellen, die Haut ständig erneuern; enthält *Melanozyten* (Pigmentzellen)
  - Stachelzellschicht (*Stratum spinosum*): m. Melanozyten
  - Körnerschicht (*Stratum granulosum*): Beginn d. Verhornung
  - Helle Schicht (*Stratum lucidum*): nur in Leistenhaut
  - Hornschicht (*Stratum corneum*): tote, verhornte Zellen
- Keine Blutgefäße

Lederhaut:

- Schichten:
  - Papillarschicht (*Stratum papillare*): lockeres Bindegewebe, Papillen ragen wie kleine Finger in Oberhaut hinein; in Papillen: Kapillaren, Nervenendigungen
  - Geflechtschicht (*Stratum reticulare*): straffes Bindegewebe m. elastischen Fasern

Unterhaut:

- V. a. Fett: Baufett; u. a. an Gesäß u. Bauch; Depotfett
- V. Bindegewebssepten in Läppchen unterteilt

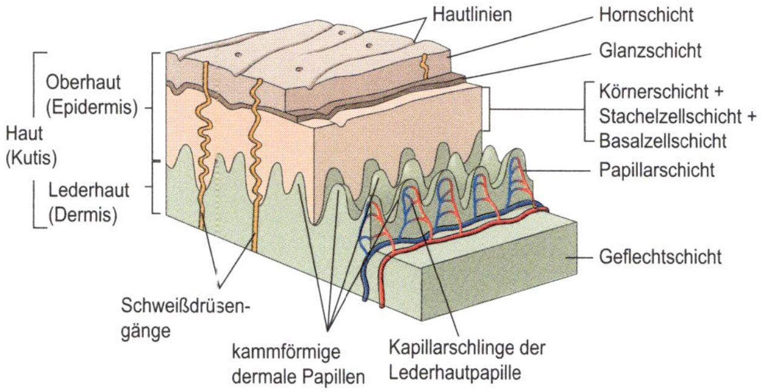

Abb. 35 Aufbau der Haut (hier Leistenhaut) [L190]

Felderhaut:

- Durch Furchen in kleine Felder untergliedert
- Hautanhangsgebilde kommen vor (➢ Haut – Hautanhangsgebilde)

Leistenhaut:

- Oberhaut bildet Leisten (→ Fingerabdrücke) aus
- Außer Schweißdrüsen keine Anhangsgebilde

Funktionen

- Schutz v. Wasser- u. Wärmeverlust, Krankheitserregern; Sinneswahrnehmung; Regulation d. Körpertemperatur
- Hautzellen wandern n. oben, sterben ab u. werden abgeschilfert. Kompletterneuerung ca. alle 4 Wochen
- Stratum reticulare d. Lederhaut ist für mechanische Festigkeit verantwortlich

Wichtige Erkrankungen

Hautkrankheiten stehen häufig in Verbindung mit psychischer Belastung (z. B.: Schuppenflechte, Neurodermitis).

Das Betrachten d. Haut ist ein wichtiges diagnostisches Instrument. Ist sie blass (z. B. Anämie) od. rot (z. B. Hypertonus), trocken od. feucht, warm od. kalt?

Haut – Hautanhangsgebilde

Definition

Haare (*Pili*), Finger- u. Fußnägel, Hautdrüsen aber auch die Brustdrüsen sind Hautanhangsgebilde.

Bau

Haare:

- Langhaare (*Terminalhaare*): Kopf-, Scham-, Bart-, Brust-, Achselhaare, Naseneingang, äußerer Gehörgang, Wimpern, Augenbrauen
- Wollhaare (*Vellushaare*): als feiner Flaum überall auf Felderhaut
- Aufbau:
  - Haarschaft: eigentliches Haar, größter Teil ragt aus Haut
  - Teil d. Haarschafts, d. in Haut steckt ist v. Wurzelscheiden umgeben
  - Haarschaft + Wurzelscheiden = Haarfollikel
  - Unterer Abschnitt: Haarwurzel mit Auftreibung (Haarzwiebel)
  - In Haarzwiebel findet Wachstum statt
  - Ernährung d. Haarzwiebel v. Haarpapille aus
  - Jedes Haar hat Talgdrüse u. Haaraufrichter-Muskel (*M. arrector pili*)

Nägel:

- Nagel wächst v. Zellen d. Nagelmatrix aus, die unter *Lunula* (halbmondförmige helle Stelle) liegt
- Sichtbarer Teil ist Nagelplatte, liegt auf Nagelbett auf

Drüsen:

- Schweißdrüsen
- Talgdrüsen
- Duftdrüsen
- Weibl. Brustdrüse

Funktionen

- Haare: Schutz (v. Sonneneinstrahlung; Kälte am Kopf, v. Fremdkörpern an Auge, Nase, Ohr), als Speicher für Sexualduftstoffe (Scham-, Achselhaare)
- Nägel: mechanischer Schutz d. Fingerkuppen, Rolle b. Tasten u. Greifen
- Schweißdrüsen: Temperaturregulation, saurer ph-Wert → Bildung Säureschutzmantel
- Talgdrüsen: fetthaltiges Sekret

Wichtige Erkrankungen

Ein gesunder Mensch verliert tägl. bis zu 100 Haare. Bedeutend größere Mengen sind ein Zeichen v. Haarausfall (*Alopezie*).

Haut – Sinnesrezeptoren

Definition

Die Haut verfügt über Sinnesrezeptoren, die Schmerz-, Berührungs- u. Temperaturreize aufnehmen u. in Nervenimpulse umwandeln.

Bau

Freie Nervenendigungen:
- Enden v. Nervenfasern; ohne Markscheide
- Können Temperatur, Schmerz, mechanische Reize aufnehmen

Außerdem kommen in Haut Mechanorezeptoren vor:
- Merkel-Zellen:
  - In Oberhaut
  - Bes. zahlreich an Finger- u. Zehenspitzen
- Ruffini-Körperchen:
  - In Lederhaut
  - Mit Kollagenfasern d. Bindegewebes verbunden → erkennen Dehnung d. Bindegewebes
- Meissner-Tastkörperchen:
  - In Lederhaut
  - Schraubenförmig aufgedrehte Endigung v. Nervenfasern umhüllt v. Markscheiden
- Vater-Pacini-Körperchen:
  - In Leder- u. Unterhaut (unbehaarter Haut)
  - Große (bis 2 mm), zwiebelartige Strukturen
- Haarfollikelsensoren:
  - Nervengeflecht um Haarwurzeln

Funktionen

- Sensoren, die sich langsam an mechanische Reize gewöhnen (slow adapting, SA): Merkel-Zellen, Ruffini-Körperchen → reagieren am besten auf Druck und Dehnung
- Sensoren, die sich schnell an mechanische Reize gewöhnen (rapid adapting, RA): Meissner-Tastkörperchen, Vater-Pacini-Körperchen, Haarfollikelsensoren → reagieren am besten auf Vibrationen, Berührungen und Druckveränderungen

> Da die Kuppe v. Zeigefinger u. Daumen bes. gut mit Nervenfasern versorgt ist, empfiehlt es sich zur Gewinnung einer kapillären Blutprobe (z.B. zur Blutglukosemessung) entweder in d. Seite eines anderen Fingers zu stechen od. aufs Ohrläppchen auszuweichen.

Herz – Lage

Definition

Das Herz (*Cor*) ist ein etwa faustgroßer, ca. 300 g schwerer Hohlmuskel, der als Pumpe in den Blutkreislauf eingeschaltet ist. Es liegt hinter dem Brustbein in der Brusthöhle im Mediastinum (➢ Brust – Brusthöhle).

Bau

Das Herz ist weniger herz- als vielmehr kegelförmig, wobei Spitze d. Kegels schräg nach links unten ragt u. an Basis d. Kegels die großen Gefäße ins Herz ein- u. austreten.

Spitze d. Herzes projiziert sich etwa auf Höhe der linken *Medioclavicularlinie* (Linie, die v. Mitte d. Schlüsselbeins aus senkrecht n. unten gezogen wird).

In der Draufsicht wird die Silhouette d. Herzes gebildet v.:

- Linker Rand:
  - Oben: obere Hohlvene (*V. cava superior*)
  - Darunter rechter Vorhof (*Atrium*)
- Rechter Rand:
  - Ganz oben: Aortenbogen
  - Darunter: Lungenarterien- (Pulmonalis-) Bogen
  - Darunter linke Kammer (*Ventrikel*), die auch Herzspitze bildet
- Unterer Rand:
  - Rechte Kammer, liegt dem Zwerchfell auf

Funktionen

Rhythmische Kontraktionen des Herzes gewährleisten Blutfluss.

Wichtige Erkrankungen

Ein deutlich vergrößertes Herz kann z. B. Anzeichen einer Herzinsuffizienz, einer Lungenembolie, od. einer Herzmuskelerkrankung sein.

Die Bewegung d. Herzspitze lässt sich als Herzspitzenstoß zw. 5. u. 6. Rippe in Medioclavicularlinie tasten.

Besondere Information

Auch bei Sportlern ist das Herz vergrößert. Das hat aber meist keinerlei Krankheitswert.

Herz – Binnenarchitektur

Definition

Das Herz besteht aus 2 voneinander getrennten Teilen: dem rechten Herz, das Blut aus dem Körperkreislauf in die Lungen pumpt, u. dem linken Herz, das Blut aus den Lungen in den Körperkreislauf pumpt. Beide bestehen aus einem Vorhof (*Atrium*) u. einer Kammer (*Ventrikel*), die durch Segelklappen voneinander getrennt sind. Die Kammern sind v. den Arterien durch Taschenklappen getrennt.

Bau

(➢ Abb. 36)
Linker u. rechter Vorhof sind durch *Vorhofseptum* voneinander getrennt, die Kammern durch Kammerseptum.
Rechter Vorhof:

- Nimmt obere u. untere Hohlvene (*V. cava sup.* u. *inf.*) sowie *Sinus coronarius* (leitet venöses Blut aus Koronargefäßen) auf

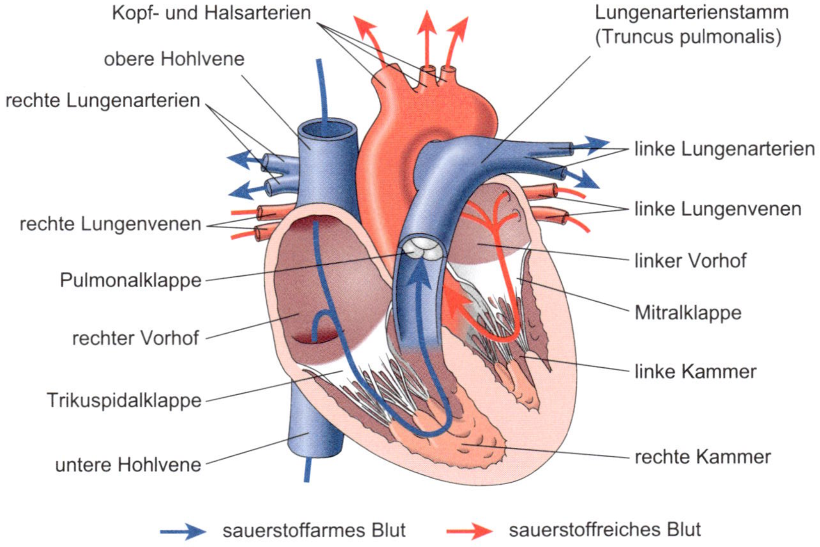

Abb. 36 Längsschnitt durch das Herz [L190]

- In Vorhofseptum: *Fossa ovalis* (verschlossenes fötales *Foramen ovale*)
- Zipfelige Ausbuchtung: rechtes Herzohr

Rechte Kammer:
- Liegt linker Kammer halbmondförmig auf
- Viele Muskelvorsprünge an Wand (*Trabekel*)
- 3 Papillarmuskeln

Linker Vorhof:
- Nimmt Lungenvenen auf
- Auch mit Herzohr

Linke Kammer:
- Wand dicker als in rechter Kammer
- Trabekel
- 2 Papillarmuskeln

Klappen:
- Segelklappen:
  - Zw. Vorhöfen u. Kammern (*Atrioventrikular/AV-Klappen*)
  - Rechtes Herz: 3 Segel (*Trikuspidalklappe*)
  - Linkes Herz: 2 Segel (*Bikuspidalklappe, Mitralklappe*)
  - Durch Sehnenfäden an Papillarmuskeln befestigt
- Taschenklappen:
  - Aus je 3 taschenförmigen Mulden
  - Zw. rechter Kammer u. Pulmonalarterie: *Pulmonalklappe*
  - Zw. linker Kammer u. Aorta: *Aortenklappe*

Die Klappen befinden sich alle auf Ventilebene u. sind in bindegewebige Platte eingelassen, die Vorhöfe u. Kammern voneinander trennt, d. Herzskelett.

Funktionen

- Stromrichtung Blut: Vene → Vorhof → Kammer → Arterie
- Papillarmuskeln, Sehnenfäden: verhindern Umschlagen d. Segelklappen in Vorhof
- Herzskelett: isoliert Vorhöfe elektrisch v. Kammern
- Klappen: Ventile; sorgen dafür, dass Blut nur in eine Richtung fließt

Wichtige Erkrankungen

Alle Klappen können Fehler (*Vitien, Einzahl Vitium*) haben. Man unterscheidet *Stenosen* (Klappen öffnen sich nicht richtig → weniger Blut strömt hindurch) u. *Insuffizienzen* (Klappen schließen nicht richtig → Blut fließt zurück).

Klappenfehler verursachen Turbulenzen im Blutfluss, die man mit dem Stethoskop hören kann.

Herz – Koronargefäße

Definition

Die Blutversorgung des Herzes erfolgt über 2 Arterien, die rechte u. die linke Koronararterie (*A. coronaria dextra* u. *sinistra*, klinisch RCA u. LCA), die direkt oberhalb der Aortenklappe aus der Aorta abzweigen. Sie winden sich wie ein Kranz um das Herz → Herzkranzgefäße, *Koronargefäße*. Der venöse Abfluss erfolgt durch den *Sinus coronarius* in den rechten Vorhof od. direkt durch kleine Venen ins Herzinnere.

Bau

Rechte Koronararterie:
- Gibt Äste z. rechtem Vorhof u. Kammer ab
- Endast: *Ramus interventricularis post.* läuft auf Rückseite d. Herzes zw. linker u. rechter Kammer

Linke Koronararterie: teilt sich auf in
- *Ramus circumflexus* (klin. RCX)
- *Ramus interventricularis ant.* (klin. RIVA)
- Versorgen linken Vorhof, Kammer u. größten Teil d. Vorhof- u. Kammerseptums

Funktionen

Blutversorgung erfolgt in erster Linie während *Diastole*, nicht während *Systole*. Grund: hoher Druck, der während Systole in Herzmuskulatur herrscht, drückt Arterien zu.

Wichtige Erkrankungen

Ablagerungen in Koronararterien (*Arteriosklerose*) können Blutfluss u. damit Sauerstoffversorgung d. Herzes beeinträchtigen → *koronare Herzkrankheit* (KHK). Akute Minderversorgung d. Herzmuskels führt zu Brustenge (*Angina pectoris*).

4-Punkteplan bei Patienten mit akuten Brustschmerzen: 1. Alarm auslösen/Notarztruf. 2. Patient ruhig u. mit erhöhtem Oberkörper lagern, beengende Kleidung entfernen. 3. Vitalparameter ermitteln u. kontrollieren. 4. O_2-Gabe nach ärztlicher Anordnung bei SpO_2 von unter 90 %.

Herz – Herzwand, Herzmuskulatur

Definition

Die Herzwand besteht aus 3 Schichten u. umgibt die Binnenräume des Herzes. In der mittleren Schicht der Herzwand kommen funktionstragende Herzmuskelzellen vor.

Bau

3 Schichten d. Herzwand:

- Herzinnenhaut (*Endokard*): innerste Schicht mit Endothel; Herzklappen sind Bildungen d. Endokards (*Endokardduplikaturen*)
- Herzmuskelschicht (*Myokard*): Herzmuskelzellen, sehr gut mit Kapillaren versorgt, unterschiedl. Dicke: Vorhöfe 1–2 mm, rechte Kammer 2–4 mm, linke Kammer bis 10 mm
- Herzaußenhaut (*Epikard*): Bindegewebsschicht an Außenseite d. Myokards; bedeckt mit flachem Epithel (→ inneres Blatt d. Herzbeutels)

Herzmuskelzellen:

- Spezieller (nicht willkürlich steuerbarer) Typ quergestreifter Muskulatur

Funktionen

Herzmuskelzellen:

- Verantwortlich für Kontraktion d. Herzens: Arbeitsmyokard
- Kleiner Teil: spezialisiert auf Erregungsbildung u. -leitung (➤ Herz – Erregungsbildung)

Wichtige Erkrankungen

Bakterielle Infekte (v. a. Staphylokokken u. Streptokokken) können v. a. bei vorgeschädigten Herzen zu einer Entzündung d. Epikards (*Epikarditis*) mit resultierender Klappenschädigung werden. Auch Myokard kann sich entzünden (*Myokarditis*). Folge kann Pumpschwäche des Herzes sein.

> Eine Myokarditis verläuft oftmals sehr unspezifisch, sodass sie zunächst nicht erkannt wird. Typische Symptome sind:
> - Müdigkeit
> - Fieber
> - Brustschmerz
> - Herzklopfen
> - Atemnot (insbesondere bei Belastungen)

Herz – Pumpfunktion

Definition

Das Herz kontrahiert u. entspannt sich rhythmisch. Eine Folge v. An- u. Entspannung bezeichnet man als Herzzyklus.

Beteiligte Strukturen

- Herzvorhöfe: pumpen Blut in Kammern
- Herzkammern: werfen Blut aus
- Herzklappen: wirken als Ventile

Funktionsmechanismen

- Herzfrequenz (HF): Anzahl Herzzyklen pro Minute (in Ruhe 60–100)
- Schlagvolumen (SV): Menge Blut, die d. Herz pro Schlag pumpt (in Ruhe ca. 80 ml)
- Herzzeitvolumen (HZV): Menge Blut, die d. Herz in einer best. Zeit (meist in 1 Minute) pumpt, SV × HF = HZV; Bsp.: 80 ml × 70/min = 5 600 ml/min (entspricht in etwa gesamter Blutmenge im Kreislauf)

Ein Herzzyklus besteht aus *Systole* (Anspannungsphase, gefolgt v. Austreibungsphase) u. *Diastole* (Entspannungsphase, gefolgt v. Füllungsphase).

- Systole:
  - Kammern sind mit Blut gefüllt
  - Aorten- u. Pulmonalklappen sind geschlossen
  - Anspannungsphase: Herzmuskulatur kontrahiert sich, Druck in Kammern steigt → Mitral- u. Trikuspidalklappe schließen sich
  - Austreibungsphase: Druck in Kammern übersteigt diastolischen Blutdruck in *Aorta* bzw. in *Truncus pulmonalis* → Aorten- u. Pulmonalklappe öffnen sich, Blut wird ausgepresst
  - Drücke in Austreibungsphase: rechter Vorhof ca. 5 mmHg (entspricht zentralem Venendruck, ZVD), rechte Kammer ca. 32 mmHg; linker Vorhof ca. 12 mmHg, linke Kammer ca. 120 mmHg
  - Kammern werden nicht vollständig geleert, es verbleibt Blut im Herz (Anteil d. ausgeworfenen Blutes = Ejektionsfraktion [EF] liegt normalerweise b. 55–70 %)
- Diastole:
  - Druck in Kammern sinkt unter diastolischen arteriellen Druck ab → Aorten- u. Pulmonalklappe schließen sich → Entspannungsphase
  - Wenn Druck in Vorhöfen Kammerdruck übersteigt, öffnen sich Mitral- u. Trikuspidalklappe, Blut strömt in Kammern → Füllungsphase
  - Am Ende d. Diastole kontrahieren Vorhöfe u. pumpen noch etw. Blut in Kammern
  - Drücke in Füllungsphase: rechter Vorhof ca. 5 mmHg, rechte Kammer ca. 2 mmHg; linker Vorhof ca. 12 mmHg, linke Kammer ca. 5 mmHg

Einfluss d. Ventilebene auf Füllung v. Vorhöfen u. Kammern:

- Systole: Ventilebene wird Richtung Herzspitze gezogen → Blut wird in Vorhöfe gesaugt
- Diastole: Ventilebene springt wieder Richtung Herzbasis, stülpt sich über Blutsäule in Vorhöfen → bes. effektive Kammerfüllung

Während d. Herzzyklus entstehen 2 Töne, die mit dem Stethoskop gehört werden können: 1. Herzton: Blut im Herz gerät während Anspannungsphase in Schwingung (Anspannungston). 2. Herzton: b. Schluss v. Aorten- u. Pulmonalklappen (Klappenton).

Besondere Information

Die Schlagkraft einer Kammer erhöht sich automatisch, wenn mehr Blut hinein fließt. So passt sich das Herz automatisch an Druck- und Volumenschwankungen an. → Frank-Starling-Mechanismus.

Herz – Erregungsbildung und -leitung

Definition

Die Herzmuskelzellen sind in der Lage, selbstständig rhythmische Aktionspotenziale, die eine Kontraktion der Herzmuskulatur bewirken, zu erzeugen. Das Herz arbeitet *autonom*, d. h. es wird vom Nervensystem nur indirekt beeinflusst, aber nicht direkt gesteuert. Alle Herzmuskelzellen können Aktionspotenziale erzeugen u. leiten, es gibt jedoch spezialisierte Herzmuskelzellen, die diese Aufgaben vorrangig übernehmen.

Beteiligte Strukturen

(➢ Abb. 37)
Strukturen, die Erregungen bilden:
Sinusknoten:
- Ansammlung spez. Schrittmacherzellen
- Im rechten Vorhof, an Mündung d. *V. cava sup.*

Vorhofmyokard:
- Leitet Erregung v. Sinus- z. AV-Knoten

AV-Knoten:
- An Boden d. rechten Vorhofs

His-Bündel:
- Fortsetzung d. AV-Knotens
- Durchbricht Herzskelett zw. Vorhof u. Kammer

Tawara Schenkel (Kammerschenkel):
- His-Bündel teilt sich in linken u. rechten Kammerschenkel

Purkinje-Fasern:
- Anschließend a. Tawara-Schenkel, durchziehen Myokard

Vegetatives Nervensystem: nimmt über Sympathikus, Parasympathikus u. Adrenalin aus Blut, Einfluss auf d. Herz

Funktionsmechanismen

Prinzip d. spontanen *Depolarisation*:
- Membranpotenzial v. Muskelzellen ist norm. stabil
- Kontraktion erfolgt bei Depolarisation (→ Spannungsunterschied zw. Zellinnerem u. -äußerem wird kleiner)
- Membranpotenzial in Herzmuskelzellen ist nicht stabil, sondern steigt kontinuierlich an → spontane Depolarisation
- Frequenz Aktionspotenziale:
  - Sinusknoten: in Ruhe 60–80/min (aber auch bis zu 200/min)
  - AV-Knoten: 40–50/min
  - His-Bündel, Kammerschenkel, Purkinje-Fasern: 30–40/min
  - Arbeitsmyokard noch langsamer
- Sinusknoten ist norm. d. tonangebende Schrittmacher, fällt er aus, übernimmt d. nächst schnellste

Reizleitung:

- Alle Herzmuskelzellen sind elektrisch miteinander verbunden → alle können Erregung leiten
- Spezialisierte Bündel u. Fasern leiten aber bes. schnell u. damit vorrangig

Einflussnahme vegetatives Nervensystem auf:

- Schlagkraft (*Inotropie*)
- Herzfrequenz (*Chronotropie*)
- Schnelligkeit d. Erregungsleitung (*Dromotropie*)
- Reizschwelle (*Bathmotropie*)
- Sympathikus u. Adrenalin: positiv *inotrop*, positiv *chronotrop*, positiv *dromotrop*, negativ *bathmotrop* (verringert Reizschwelle); Parasympathikus umgekehrt

Wichtige Erkrankungen

Läuft die Erregungsleitung in Kammer nicht mehr geordnet ab u. agieren Herzmuskelzellen nicht mehr koordiniert, kann es zum lebensbedrohlichen Kammerflimmern kommen. Im EKG ist noch Aktivität zu sehen, Herz wirft aber kein Blut aus → Kreislaufstillstand (➤ Herz – EKG).

Kammerflimmern wird durch Stromstöße (*Defibrillation*) durch d. Herzmuskelgewebe behandelt. Dabei werden alle Zellen gleichzeitig depolarisiert, in der Hoffnung, dass sich wieder ein geregelter Rhythmus bildet.

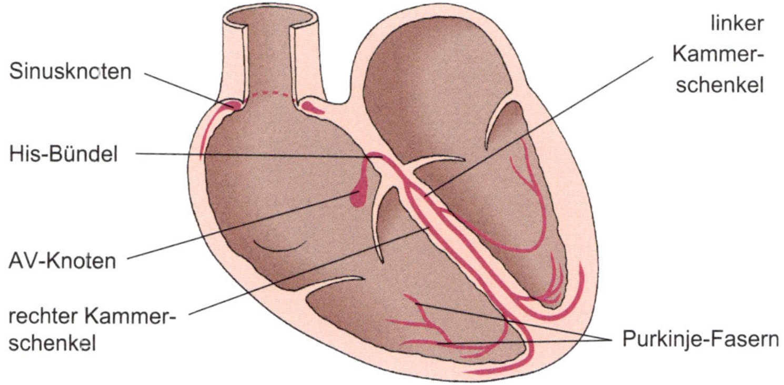

Abb. 37 Schematische Darstellung des kardialen Erregungsbildungs- und -leitungssystems [L190]

Herz – EKG

Definition

Die Erregung der Herzmuskelzellen breitet sich v. der Herzbasis zur Herzspitze aus u. bildet sich in umgekehrter Richtung zurück. Dabei entstehen Spannungsunterschiede zw. erregten u. nicht erregten Teilen des Herzes. Sie lassen sich an der Körperoberfläche messen. Eine Aufzeichnung dieser Spannungsunterschiede ist ein *Elektrokardiogramm* (EKG).

Beteiligte Strukturen

Herzmuskelzellen:

- Während Ausbreitung (bzw. Rückbildung) d. Erregung übers Herz gibt es ständig einen Spannungsunterschied zw. erregten u. nicht erregten Anteilen
- Der Spannungsunterschied setzt sich an Körperoberfläche fort u. kann mit Elektroden gemessen werden

Funktionsmechanismen

Im EKG gibt es Wellen, Zacken, Komplexe u. Strecken.

Im EKG setzt sich ein Herzzyklus zusammen aus (am Beispiel d. Ableitung II, ➤ Abb. 38):

- P-Welle: Ausbreitung d. Erregung über Vorhöfe ausgehend v. Sinus-Knoten
- PQ-Strecke: Zeit v. Ende d. P-Welle bis zum ersten negativen Ausschlag; völlige Erregung d. Vorhöfe

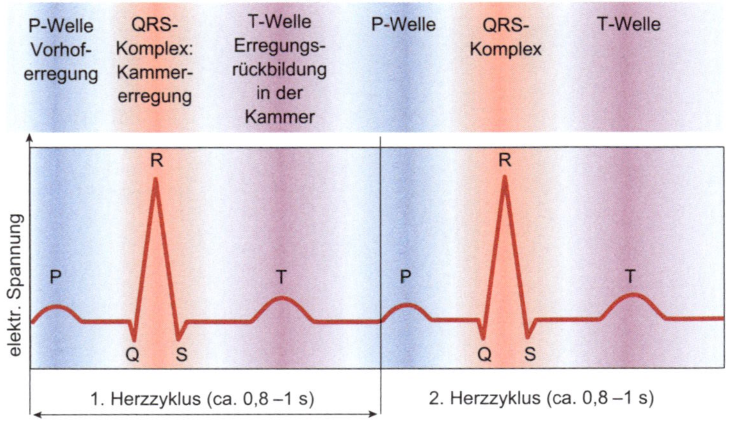

Abb. 38 Standard-EKG (Extremitätenableitung) [L190]

- QRS-Komplex: Abfolge eines Ausschlags n. unten (Q-Zacke), eines nach oben (R-Zacke) u. eines nach unten (S-Zacke): Ausbreitung d. Erregung über die Kammern
- ST-Strecke: Zeit v. S-Zacke bis z. Beginn T-Welle: vollständige Erregung d. Kammern
- T-Welle: Rückbildung d. Erregung d. Kammern

EKG-Ableitungen:
- Extremitätenableitung n. Einthoven: I, II, III
- Unipolare Extremitätenableitung n. Goldberger: aVR, aVL, aVF
- Brustwandableitungen n. Wilson (12-Kanal-EKG): V1–V6

Wichtige Erkrankungen

Viele Erkrankungen des Herzes können im EKG erkannt werden, z. B. Rhythmusstörungen od. Herzinfarkt (nach gewisser Ischämiezeit evtl. Veränderungen d. ST-Strecke).

Die Extremitätenableitungen werden nach dem Ampelschema angebracht: rot: rechter Arm; gelb: linker Arm; grün linker Fuß; schwarz (Erdung) rechter Fuß. Anstatt auf die Extremitäten können Klebeelektroden auch auf den Rumpf, möglichst weit in Richtung d. Extremität, geklebt werden.

Herz-Kreislauf-System – Aufbau des Blutkreislaufs

Definition

Blutgefäße u. Herz bilden zusammen das Herz-Kreislauf-System (*kardiovaskuläres System*). Es gibt 2 Kreisläufe: Der kleine od. Lungen-Kreislauf ins rechte Herz, der Blut aus dem Körper in die Lungen pumpt, u. den großen od. Körper-Kreislauf, in dem das linke Herz Blut aus den Lungen in den Körper pumpt.

Bau

Grundsätzlicher Aufbau beider Kreisläufe:
- Herz → ➢ Arterien → Arteriolen → Kapillarbett → Venolen → ➢ Venen → Herz
- Arterien führen v. Herzen weg, Venen z. Herz hin
- Blut durchläuft kleinen u. großen Kreislauf nacheinander, niemals vermischt sich Blut aus beiden Kreisläufen
- Im Herz kommen sich beide Kreisläufe am nächsten: nur durch Herzscheidewand (*Septum*) getrennt

Kleiner Kreislauf:
- Rechtes Herz pumpt O_2-armes Blut in *Truncus pulmonalis* u. weiter in Lungenarterien
- Blut wird im Kapillarbett d. Lungen mit O_2 angereichert
- O_2-reiches Blut fließt über 4 Lungenvenen z. linken Herzen

Großer Kreislauf:
- Linkes Herz pumpt O_2-reiches Blut in Aorta
- Aorta gibt Äste z. Kopf, Armen, Bauch- u. Becken-Organen ab, verzweigt sich schließlich u. versorgt Beine
- Im jeweiligen Kapillarbett wird Blut O_2 entzogen
- O_2-armes Blut fließt in obere u. untere Hohlvene (*V. cava sup.* u. *inf.*)
- Hohlvenen münden in rechten Vorhof

Funktionen

- Kleiner Kreislauf: führt O_2-armes Blut in Lungen
- Großer Kreislauf: führt O_2-reiches Blut zu Muskeln, Organen, Gehirn

Wichtige Erkrankungen

Herz-Kreislauf-Erkrankungen sind in Industrienationen die wichtigste Todesursache. Dazu gehören Schlaganfälle, Lungenembolien, Herzinfarkte.

> Die Mehrzahl d. Herz-Kreislauf-Erkrankungen sind Zivilisationskrankheiten, d. h. das Risiko, an ihnen zu erkranken, lässt sich durch gesunde Lebensführung entscheidend verringern.

Besondere Information

Der Blutkreislauf d. Fötus unterscheidet sich v. dem Erwachsener:
- Lungen sind nicht belüftet u. kaum durchblutet
- Nährstoff- u. O_2-Versorgung erfolgt über Plazenta

- Blut aus Plazenta (O_2-reich) fließt über Nabelvene (*V. umbilicalis*) Richtung Leber,
- Umgeht Leber zum Großteil, fließt über *Ductus venosus Arantii* direkt in V. cava inf.

- Größter Teil d. Blutes fließt direkt v. rechten Herzvorhof in linken (über *Foramen ovale*)
- Blut, das trotzdem durchs rechte Herz in Truncus pulmonalis fließt, wird größtenteils durch einen Kurzschluss (*Ductus arteriosus Botalli*) in Aorta abgeleitet

- Nabelarterien (*Aa. umbilicales*) gehen v. *Aa. iliacae communes* ab u. bringen O_2-armes Blut zur Plazenta
- Aa. umbilicales, Ductus venosus Arantii, Ductus arteriosus Botalli verkümmern nach Geburt, Foramen ovale schließt sich

Herz-Kreislauf-System – Blutdruck

Definition

Das Blut übt in allen Gefäßen Druck auf die Gefäßwand aus → Blutdruck (im klin. Sprachgebrauch ist Blutdruck meist der *arterielle* Blutdruck). Es existiert ein ausgeklügeltes System zur Regulation des Blutdrucks. Der arterielle Blutdruck beträgt idealerweise 120 (*systolisch*)/80 (*diastolisch*) mmHg, bei Kindern je nach Alter weniger.

Beteiligte Strukturen

Einflussgrößen:

- Herz: Herzfrequenz u. Schlagvolumen legen die in einer best. Zeitspanne ausgeworfene Menge Blut fest (Herzzeitvolumen, HZV)
- Blut:
  - Blutmenge
  - Zähigkeit (*Viskosität*) d. Blutes, bedingt durch Anteil fester Teilchen am Blutvolumen
- Gefäße: Weite v. a. d. Arteriolen

Steuerelemente:

- Druck- (Presso-)Rezeptoren in: Aortenbogen, *A. carotis communis* u. bes. Aufgabelung d. A. *carotis* (Carotissinus)
- IX. u. X. ➤ Hirnnerv leiten Signale d. Pressorezeptoren in:
- Kreislaufzentrum in *Medulla oblongata* im Hirnstamm (➤ Gehirn – Hirnstamm)
- Hypothalamus: sezerniert Antidiuretisches Hormon (ADH)
- Zellen in Herzvorhöfen sezernieren Atriales Natriuretisches Peptid (ANP)
- ➤ Niere

Funktionsmechanismen

2 Faktoren bestimmen Blutdruck: HZV u. peripherer Widerstand (= Strömungswiderstand)

- HZV: nimmt in Ruhe ab; nimmt b. geringer Blutmenge, die aus Venen einströmt, ab
- *Peripherer* Widerstand (→ Widerstand in Gefäßen, gegen den Herz anpumpen muss): bei einer Halbierung d. Gefäßradius versechzehnfacht sich Widerstand, Widerstand erhöht sich b. Erhöhung d. Blutviskosität

Kurzfristige Blutdruckregulation:

- Blutdruckabfall → Aktivierung Pressorezeptoren → Sympathikus-Aktivierung
- Sympathikus erhöht HZV, stellt Arteriolen d. Magen-Darm-Trakts u. d. Haut eng

Mittel- u. langfristige Blutdruckregulation:

- Niedriger Blutdruck (z. B. wg. zu wenig Blutvolumen) → Niere sezerniert Renin → Renin führt zur Aktivierung v. Angiotensinogen in Angiotensin I → Angiotensin I wird zu Angiotensin II aktiviert → wirkt vasokonstriktorisch, führt zur Freisetzung v. ADH u. Aldosteron
- Niedriger Blutdruck: Hypothalamus scheidet mehr ADH aus
- Niere scheidet unter Einfluss v. ADH u. Aldosteron weniger Wasser u. Salz aus, ANP bewirkt Gegenteil

Wichtige Erkrankungen

- Zu hoher Blutdruck (*Hypertonus*) mit Werten v. über 140 mmHg systolisch u./od. über 90 mmHg diastolisch bei mehreren Messungen sollte behandelt werden
- Zu niedriger Blutdruck (*Hypotonus*) (unter 100 mmHg systolisch) muss nur behandelt werden, wenn Symptome auftreten (z. B. Schwindel, Bewusstseinsverlust).

Blutdruckmessung erfolgt mit Manschette u. Stethoskop. Der *systolische* („obere") Blutdruckwert ist d. maximale Druck, der während Auswurfphase d. Herzens erreicht wird. Der *diastolische* („untere") Wert ist d. minimale Druck während Diastole d. Herzens. Die Blutdruckamplitude ist der Unterschied beider Werte.

Hirnanhangdrüse

Definition

Die Hirnanhangdrüse (*Hypophyse*) ist eine endokrine Drüse, die aus 2 Lappen (Vorder- u. Hinterlappen, HVL u. HHL) besteht: Die Hirnanhangdrüse steht unter dem Einfluss des Hypothalamus u. produziert zahlreiche ➤ Hormone.

Bau

Die Hirnanhangdrüse liegt im Türkensattel (*Sella turcica*) der → Schädelbasis u. ist durch Hypophysenstiel (Teil des HHL) mit d. Gehirn verbunden.

- HVL (*Adenohypophyse*):
  - Besteht aus Drüsengewebe
  - Kapillaren sind zweiter Teil eines Pfortadersystems: Vene aus dem Hypothalamus verjüngt sich nochmal zu Kapillaren
- HHL (*Neurohypophyse*):
  - Größtenteils Axone d. Hypothalamus
  - Hormone werden im Hypothalamus erzeugt, über Axone in HHL transportiert u. bei Bedarf ins Blut abgegeben

Funktionen

- HVL: Erzeugung u. Abgabe v: TSH (Stimulation der ➤ Schilddrüse), ACTH (Stimulation der Nebennierenrinde), LH u. FSH (Einfluss auf ➤ Geschlechtsorgane), Wachstumshormon, Prolaktin (u. a. Milchproduktion in Mamma), MSH (u. a. Einfluss auf die Hautpigmentierung); Steuerung über Releasing- u. Inhibiting-Hormone aus Hypothalamus
- HHL: Freisetzung v. Oxytocin (Wehentätigkeit, Milcheinschuss) u. ADH.

Wichtige Erkrankungen

Bei Schädelbasisbrüchen kann der Hypophysenstiel reißen.

Wegen ihres Einflusses auf andere endokrine Drüsen hat die Hypophyse eine zentrale Stellung im Hormonhaushalt.

Besondere Informationen

Ein Pfortadersystem gibt es beim Menschen sonst nur noch in der Leber.

Hirnhäute

Definition

Die Hirnhäute (*Meningen*) umgeben Gehirn u. Rückenmark. V. außen nach innen: harte Hirnhaut (*Dura mater*), Spinnwebenhaut (*Arachnoidea*) u. innere Hirnhaut (*Pia mater*).

Bau

- Dura mater besteht aus 2 Blättern → zw. den Blättern: Epiduralraum
  - Im Schädelbereich: beide Blätter größtenteils fest miteinander u. mit Schädelknochen verwachsen → Epiduralraum praktisch nicht vorhanden, nur an manchen Stellen mit venösem Blut gefüllte Hohlräume (*Sinus*)
  - Im Rückenmarkbereich: äußeres Blatt liegt Wirbelkanal innen an; inneres Blatt umgibt ➤ Rückenmark u. Spinalnervenwurzel → dazwischen Epiduralraum mit Fett u. Bindegewebe
- Arachnoidea: spinnwebartiges Aussehen, Ausstülpungen in Sinus (*Arachnoidalzotten*)
- zw. Dura u. Arachnoidea: *Subduralraum* (schmal)
- Pia mater: folgt Gehirn u. Rückenmark in alle Furchen, viele Blutgefäße
- zw. Arachnoidea u. Pia mater: *Subarachnoidalraum* = ➤ Liquorraum

Funktionen

- Dura mater: bindegewebige Ausstülpungen (*Septen*) halten Gehirn bei Bewegung in Position.
- Arachnoidalzotten resorbieren Liquor
- Arachnoidea u. Pia mater mit Fasern verbunden u. durch Liquor getrennt → stoßsichere Aufhängung d. Gehirns

Wichtige Erkrankungen

Entzündungen der Hirnhäute (*Meningitiden*) äußern sich durch Kopfschmerzen, Nackensteife u. Fieber. Ursachen: Bakterien (z. B. Meningokokken) od. Viren.

> Meningokokken sind hoch ansteckend und können schwerste Krankheitsverläufe auslösen. Bei Kontakt muss dringend direkt ein Arzt aufgesucht werden. Das Gehirn selbst ist nicht schmerzempfindlich, die Hirnhäute schon.

Hirnnerven – Grundlagen

Definition

Hirnnerven treten, im Gegensatz zu ➢Spinalnerven, nicht aus dem Rückenmark, sondern aus dem Gehirn selbst aus. Es gibt 12 Hirnnervenpaare, die v. kranial nach kaudal mit römischen Ziffern v. I bis XII durchnummeriert sind. Sie nehmen ihren Ausgang v. Nervenkernen im Hirn. Ausnahmen sind die H. I u. II, die ihren Ausgang v. primären Sinneszellen der Riechschleimhaut (N. I) bzw. Ganglienzellen der Netzhaut (N. II) nehmen.

Bau

Aufteilung nach dem Gehirnteil, in dem Nervenkern liegt:

- I: *N. olfactorius*: Großhirn, Riechsinneszellen sind erstes Neuron
- II: *N. opticus*: Zwischenhirn (*Thalamus*), Neurone liegen in Ganglienzellschicht d. Netzhaut
- Aus Hirnstamm:
  - III: *N. oculomotorius*
  - IV: *N. trochlearis*
  - V: *N. trigeminus*
  - VI: *N. abducens*
  - VII: *N. facialis*
  - VIII: *N. vestibulocochlearis*
  - IX: *N. glossopharyngeus*
  - X: *N. vagus*
  - XII: *N. hypoglossus*
- XI: *N. accessorius*: aus oberem Rückenmark

Funktionen

- Sensorische Hirnnerven leiten Empfindungen aus Sinnesorganen: N. I, N. II, N. VIII
- Willkürmotorische Nerven: N. III, N. IV, N. VI, N. XI, N. XII
- Gemischte Nerven: N. V, N. VII, N. IX, N. X

H. versorgen ausschließlich Kopf u. Hals. Ausnahme: N. X

Merkspruch für die Anfangsbuchstaben der Hirnnerven in richtiger Reihenfolge: Onkel Otto orgelt tag-täglich, außer Freitag vormittags. „Ganz vernünftig", argumentiert Heinz.

Hirnnerven – I bis III

Definition

Der *N. olfactorius* (N. I) ist der sensorische Nerv für den Geruchssinn.

Der *N. opticus* (N. II) ist der sensorische Nerv für den Sehsinn.

Der *N. oculomotorius* (N. III) bewegt den größten Teil der ➤ Augenmuskeln willkürlich u. innerviert die Pupillenmuskeln parasympathisch.

Bau

N. olfactorius:

- Beginnt als einzelne Fäden (*Fila olfactoria*), die v. Sinneszellen d. Riechschleimhaut ausgehen
- Fila olfactoria ziehen durch Löcher d. Siebbeinplatte (*Lamina cribrosa*) des Siebbeins (*Os ethmoidale*)
- Enden an Nervenzellen d. *Bulbus olfactorius* im Großhirn

N. opticus:

- Gebildet v. Fortsätzen d. Ganglienzellen d. Retina
- Fasern der inneren Netzhauthälfte kreuzen an Sehnervenkreuzung (*Chiasma opticum*) zur Gegenseite
- Endet am äußeren Kniehöcker (*Corpus geniculatum laterale*) d. Thalamus

N. oculomotorius:

- Entspringt v. 2 Nervenkernen (einem für Willkürmotorik, einem für parasympathische Anteile) im Mittelhirn d. Hirnstamms (➤ Gehirn – Hirnstamm)
- Gelangt in Augenhöhle

Funktionen

- N. olfactorius: leitet Information für Geruchssinn (➤ Nase – Geruchssinn)
- N. opticus: leitet optische Information (➤ Auge – Lichtverarbeitende Strukturen und Sehbahn)
- N. oculomotorius:
  - Willkürmotorisch: hebt Lid; bewegt Augapfel nasenwärts, n. unten, n. oben u. n. oben schläfenwärts
  - Parasympathisch: verstärkt Linsenkrümmung (sehen in Nähe), verengt Pupille

Wichtige Erkrankungen

Bei Schädelbasisbrüchen können die Fila olfactoria abreißen → Verlust d. Geruchssinns.

Hirnnerven – IV bis VI

Definition

Der *N. trochlearis* (N. IV) innerviert den *M. trochlearis* am Auge motorisch.

Der *N. trigeminus* (N. V) versorgt Gesicht u. Zähne sensorisch, Kau- u. Mundbodenmuskeln motorisch.

Der *N. abducens* (N. VI) versorgt den *M. rectus lateralis* am Auge motorisch.

Bau

N. trochlearis:
- Entspringt v. Nervenkern im Mittelhirn d. Hirnstamms
- Gelangt in Augenhöhle

N. trigeminus:
- Entspringt v. 3 Kernen im oberen Rückenmark, in Brücke u. in Mittelhirn
- Teilt sich in 3 Äste:
  - Augenhöhlennerv (*N. ophthalmicus*): gelangt in Augenhöhle, gibt Ast z. Haut d. Stirn ab
  - Oberkiefernerv (*N. maxillaris*): Äste z. Oberkieferzähnen u. Gesichtshaut
  - Unterkiefernerv (*N. mandibularis*): Äste z. Kau- u. Mundbodenmuskeln; Ast z. Zähnen d. Unterkiefers u. Haut am Kinn, läuft durch d. Unterkieferknochen

N. abducens:
- Entspringt v. Nervenkern in Brücke
- Gelangt in Augenhöhle

Funktionen

- N. trochlearis: bewegt Auge n. schläfenwärts unten
- N. trigeminus:
  - N. ophthalmicus: innerviert sensorisch Augapfel, Haut über Stirn u. Nasenrücken
  - N. maxillaris: innerviert sensorisch Haut über Wangen, d. Schläfen, Zähne des Oberkiefers
  - N. mandibularis: innerviert sensorisch Haut über Unterkiefer, Zähne d. Unterkiefers, vordere 2/3 d. Zunge, motorisch Kau- u. Mundbodenmuskeln
- N. abducens: bewegt Auge n. schläfenwärts

Wichtige Erkrankungen

Eine Reizung d. N. trigeminus kann zu stärksten Schmerzen in seinem Versorgungsgebiet führen (*Trigeminusneuralgie*).

Hirnnerven – VII bis IX

Definition

Der *N. facialis* (N. VII) innerviert motorisch die Gesichtsmuskulatur u. parasympathisch Tränen- u. Speicheldrüsen.

Der *N. vestibulocochlearis* (N. VIII) führt Informationen aus dem Hör- u. Gleichgewichtsorgan.

Der *N. glossopharyngeus* (N. IX) innerviert den Rachen sensorisch, die Rachenmuskeln motorisch u. die Ohrspeicheldrüse parasympathisch.

Bau

N. facialis:

- Entspringt v. 3 Nervenkernen im Hirnstamm
- Motorische Anteile laufen durch Ohrspeicheldrüse u. teilen sich dort auf

N. vestibulocochlearis:

- Eigtl. 2 Nerven: 1 für Hören, 1 für Gleichgewichtssinn → 2 Nervenkerne im Hirnstamm
- Läuft durch inneren Gehörgang zu Schnecke u. Bogengängen im Innenohr (➤ Ohr – Innenohr)

N. glossopharyngeus:

- 4 Nervenkerne im Hirnstamm
- Gibt Äste z. Schleimhaut u. Muskulatur des Rachens, zur Ohrspeicheldrüse u. zur Karotisgabel ab

Funktionen

- N. facialis: versorgt mimische Muskulatur; erhöht Tränenproduktion, Speichelproduktion aus Unterkiefer- u. Unterzungenspeicheldrüse; Geschmacksinformationen aus vorderen 2/3 d. Zunge
- N. vestibulocochlearis: leitet Informationen für Gehör- u. Gleichgewichtssinn
- N. glossopharyngeus: erhöht Speichelproduktion in Ohrspeicheldrüse, leitet Informationen über Blutdruck aus Karotisgabel, Geschmacksinformationen aus hinterem 1/3 d. Zunge, innerviert motorisch Rachenmuskulatur (Schlucken)

Hirnnerven – X bis XII

Definition

Der *N. vagus* (N. X) ist der parasympathische Nerv. Er läuft bis in die Bauchhöhle u. versorgt die inneren Organe.

Der *N. accessorius* (N. XI) versorgt motorisch einige Rücken- u. Halsmuskeln.

Der *N. hypoglossus* (N. XII) versorgt motorisch Zungenmuskeln.

Bau

N. vagus:
- 4 Nervenkerne im Hirnstamm
- Zieht in einer Gefäß-Nerven-Straße mit *A. carotis* u. *V. jugularis int.* nach unten
- Gibt Äste z. Kehlkopf ab
- Zieht durch Thorax
- Durchbricht Zwerchfell gemeinsam mit Speiseröhre, erreicht Bauchraum

N. accessorius:
- 1 Nervenkern im oberen Rückenmark
- 6 Faserbündel treten aus Rückenmark aus, vereinigen sich z. *N. accessorius*
- Gibt Äste z. Hals- u. Rückenmuskeln ab

N. hypoglossus:
- 1 Nervenkern im verlängerten Mark im Hirnstamm
- Tritt v. unten an Zungengrund heran

Funktionen

- N. vagus:
  - Motorisch: Teil d. Rachenmuskulatur, alle Kehlkopfmuskeln (Stimmbildung)
  - Sensorisch: Kehlkopf- u. untere Rachenschleimhaut; Informationen v. Blutdrucksensoren im Aortenbogen
  - Parasympathisch: Herz, Speiseröhre, Bronchien, Magen, Darm-Trakt, Niere, Leber, Pankreas
- N. accessorius: innerviert *M. sternocleidomastoideus* (am Hals) u. *M. trapezius* (am Rücken)
- N. hypoglossus: versorgt Muskeln d. Zunge → sprechen, schlucken

Der N. vagus ist der einzige Anteil d. Parasympathikus, der auf Herz, Bronchien u. Baucheingeweide wirkt.

Hormone – Grundlagen

Definition

Hormone sind ein Kommunikationsmittel für Zellen u. Organe des Körpers. Im Vergleich zum Nervensystem ist die Kommunikation über Hormone eher langsam. Hormone wirken an ihren Zielzellen über spezielle Rezeptoren. Hormone sind v. a. für die Steuerung des inneren Milieus des Körpers zuständig.

Beteiligte Strukturen

- Hypophyse
- Schilddrüse
- Nebenschilddrüse
- Nebenniere
- Zellgruppen, bzw. einzelne Zellen in:
  - Hypothalamus, Epiphyse
  - C-Zellen d. Schilddrüse
  - Schleimhäute d. Atemwege u. d. Verdauungssystems
  - Pankreas
  - Niere
  - Eierstöcke u. Hoden
- Bestimmte Abwehrzellen

Funktionsmechanismen

Einteilung v. Hormonen:

- Nach Entfernung v. Produktions- u. Wirkungsort:
  - *Endokrin*: Hormon wird über Blutbahn z. Zielzelle gebracht
  - *Parakrin*: hormonproduzierende Zelle u. Zielzelle liegen nebeneinander
  - *Autokrin*: Hormon beeinflusst Zelle, die es produziert
- Nach chemischer Beschaffenheit:
  - Steroidhormone: hergeleitet v. Cholesterin, fettlöslich
  - Aminosäureabkömmlinge: veränderte Aminosäuren, überwiegend wasserlöslich
  - Proteo-/Peptidhormone: längere, bzw. kürzere Ketten v. Aminosäuren, i. d. R. wasserlöslich
  - Arachidonsäureabkömmlinge: v. Fettsäure Arachidonsäure, fettlöslich
- Nach Ort ihrer Produktion:
  - Drüsenhormone: werden in endokrinen Drüsen gebildet
  - Gewebshormone: werden in einzelnen Zellen im Gewebe produziert

Viele Hormone werden im Blut an Transportproteine gebunden transportiert. Das betrifft alle fettlöslichen u. viele wasserlösliche Hormone.

Arten v. Hormonrezeptoren:

- *Extrazelluläre* Rezeptoren (auf Zellmembran): Hormon bindet an Rezeptor → aktiviert Adenylatcyclase → macht in Zelle aus ATP cAMP („zweiter Botenstoff": second messenger) → weitere Zwischenschritte → Hormonwirkung

- *Intrazelluläre* Rezeptoren: fettlösliche Hormone können durch Zellmembran diffundieren → binden an frei in Zelle schwimmende Rezeptoren → Hormon-Rezeptor-Komplex aktiviert best. DNA-Abschnitte → Hormon kurbelt Proteinproduktion an

Steuerung d. Hormonproduktion:

- Regelkreise: übergeschaltetes Zentrum (i. d. R. Hypothalamus) gibt fördernde Releasing- u. hemmende Inhibiting- Hormone frei → Einfluss auf Hormonproduktion direkt od. über Hypophysenvorderlappen → meist hemmt große Menge zirkulierendes Hormon die Releasing-Hormon-Produktion im Hypothalamus (negatives Feedback)

Wichtige Erkrankungen

Die Steuerung d. Hormonproduktion ist bei vielen Krankheiten gestört. Möglich ist eine Hormonüberproduktion (z. B. durch hormonproduzierende Tumore) wie auch die ungenügende Produktion v. Hormonen (z. B. durch Zerstörung d. betreffenden endokrinen Zellen).

Peptidhormone (z. B. Insulin) werden im Magen-Darm-Trakt verdaut u. zerstört, sie können also nicht oral eingenommen werden. Steroidhormone (z. B. „Pille“) u. Aminosäureabkömmlinge (z. B. T_4) überstehen die Magen-Darm-Passage, sie können oral eingenommen werden.

Hormone – Hypophysenhormone

Definition

Die *Adenohypophyse* setzt unter Einfluss v. Releasing- u. Inhibiting-Hormonen des Hypothalamus Hypophysenhormone frei, die entweder untergeordnete endokrine Drüsen zur Hormonausschüttung bewegen, od. direkt wirken. Die *Neurohypophyse* enthält Axone v. Nervenzellen des Hypothalamus, die Oxytocin u. ADH freisetzen.

Beteiligte Strukturen

Hypothalamus:

- Setzt Releasing-Hormone frei:
  - TRH (Thyreotropin-Releasing-Hormon, fördert TSH-Sekretion)
  - CRH (Corticotropin-Releasing-Hormon, fördert ACTH-Sekretion)
  - Gn-RH (Gonadotropin-Releasing-Hormon, fördert LH u. FSH-Sekretion)
  - GH-RH (Growth-Hormone-Releasing-Hormon, fördert HGH-Sekretion)
  - PRL-RH (Prolaktin-Releasing-Hormon, fördert Prolaktin-Sekretion, Existenz nicht zweifelsfrei bewiesen)
- Setzt Inhibiting-Hormone frei:
  - Somatostatin (GH-IH, Growth-Hormone-Inhibiting-Hormon)
  - PRL-IH (Prolaktin-Inhibiting-Hormon, identisch mit Dopamin)

Adenohypophyse:

- Setzt glandotrope (stimulieren andere Drüsen) Hypophysenhormone frei:
  - TSH (Thyroidea-stimulierendes Hormon)
  - ACTH (adrenocorticotropes Hormon)
  - FSH (follikelstimulierendes Hormon)
  - LH (luteinisierendes Hormon)
- Setzt Hypophysenhormone frei, die direkt wirken:
  - HGH (Human Growth Hormone, Wachstumshormon)
  - Prolaktin
  - MSH (Melanozyten-stimulierendes Hormon)

Neurohypophyse setzt Neurohormone frei:

- ADH (antidiuretisches Hormon, auch Vasopressin)
- Oxytocin

Funktionsmechanismen

Hypothalamus: steuert Hormonausschüttung in Hypophyse:

- Releasing-Hormone verstärken Hormonausschüttung
- Inhibiting-Hormone hemmen Hormonausschüttung

Adenohypophyse:

- Wirkmechanismen glandotroper Hypophysenhormone:
  - TSH: erhöht Ausschüttung d. Schilddrüsenhormone T3 u. T4 (➤ Hormone – Schilddrüsenhormone)
  - ACTH: erhöht Ausschüttung d. Glukokortikoide in Nebennierenrinde (➤ Hormone – Glukokortikoide)

  - FSH: stimuliert b. d. Frau Östrogenbildung u. Entwicklung d. Follikel im Eierstock; beim Mann Spermienreifung
  - LH: fördert b. d. Frau Reifung d. Eis, Eisprung, Bildung d. Gelbkörpers; fördert beim Mann Testosteronsynthese
- Wirkmechanismen direkt wirkender Hypophysenhormone:
  - HGH: Kinder u. Jugendliche: kontrolliert Körperwachstum; in jedem Alter: stimuliert Fett- u. Glykogenabbau
  - Prolaktin: u. a. Förderung Milchproduktion
  - MSH: beeinflusst u. a. Melanozyten d. Haut → stärkere Hautpigmentierung

Neurohypophyse:

- Oxytocin: unterhält Wehentätigkeit während Geburt, stimuliert Milcheinschuss; ist „Glückshormon", freigesetzt u. a. beim Orgasmus, entspannend, angstlösend, euphorisierend
- ADH: fördert Wasserrückresorption in ➤ Niere → weniger Harn wird ausgeschieden

Wichtige Erkrankungen

Häufigster Tumor d. Adenohypophyse ist d. *Prolaktinom* (ausgehend v. Prolaktin produzierenden Zellen). Der Tumor produziert Prolaktin im Übermaß, was bei beiden Geschlechtern u. a. zu Milchfluss (*Galaktorrhö*) führen kann.

Hormone – Schilddrüsen- und Nebenschilddrüsenhormone

Definition

Die ➤ Schilddrüse setzt die Hormone Thyroxin (T4) u. Trijodthyronin (T3) sowie Calcitonin frei.

Die Nebenschilddrüsen sezernieren Parathormon.

Beteiligte Strukturen

Schilddrüse:

- Follikelzellen:
  - Bilden Thyreoglobulin (TG)
  - TG enthält Aminosäure Tyrosin, an die Jodid angelagert wird
  - Bei Stimulierung durch TSH spalten Follikelzellen T4 (enthält 4 Jodatome) u. T3 (enthält 3 Jodatome) v. TG ab u. sezernieren sie
- C-Zellen: sezernieren Calcitonin

Nebenschilddrüsen (*Gll. parathyroideae*):

- 4 getreidekorngroße Knötchen an Hinterseite d. Schilddrüse
- Sezernieren Parathormon (PTH)

Funktionen

Follikelzellen:

- T4 wandelt sich im Blut in T3
- T3 ist deutl. wirksamer als T4
- Beide bewirken:
  - Erhöhung v. Herzarbeit u. Körpertemperatur, vermehrter Fett- u. Glykogenabbau → Energieumsatz erhöht sich
  - Körperwachstum u. Gehirnreifung
  - Aktivitätszunahme d. Nervensystems

C-Zellen:

- Calcitonin fördert Einbau v. Kalzium in Knochen → senkt Serumkalzium-Spiegel

Nebenschilddrüsen:

- PTH-Sekretion wird direkt v. Kalziumspiegel im Blut gesteuert
- PTH erhöht Kalziumfreisetzung aus Knochen
- Senkt Kalziumausscheidung in Niere, erhöht Phosphatausscheidung
- Steigert indirekt (in Zusammenspiel mit Vitamin D) Kalziumaufnahme im Darm
- Erhöht Serumkalzium-Spiegel

Wichtige Erkrankungen

- Schilddrüsenüberfunktion (*Hyperthyreose*): Unruhe; warme, feuchte Haut; Wärmeintoleranz; Gewichtsverlust
- Schilddrüsenunterfunktion (*Hypothyreose*): Antriebslosigkeit; kühle, trockene Haut; Kälteempfindlichkeit; Gewichtszunahme; depressive Stimmung

Hormone – Renin-Angiotensin-Aldosteron-System (RAAS)

Definition

Das Renin-Angiotensin-Aldosteron-System (RAAS) hat als Ausgangsstoffe das in der ➤ Niere gebildete Renin, das in der Leber gebildete Angiotensinogen u. das Mineralokortikoid Aldosteron aus der Nebenniere. Es bewirkt eine Steigerung v. Blutdruck u. -volumen.

Beteiligte Strukturen

Niere:

- Renin wird v. Zellen d. juxtaglomerulären Apparats b. Blutdruckabfall u. Kochsalzmangel ausgeschüttet

Nebennierenrinde:

- Zellen d. *Zona glomerulosa* schütten Aldosteron aus
- Aldosteron ist Abkömmling v. Cholesterin

Funktionsmechanismen

- Renin-sezernierende Zellen erkennen Kochsalzmangel, geringe Nierendurchblutung (niedriger Blutdruck) u. zu geringes Blutvolumen → verstärkte Renin-Abgabe
- Renin spaltet Angiotensinogen in Angiotensin I
- Angiotensin-Converting-Enzyme (ACE) spalten Angiotensin I in Angiotensin II
- Angiotensin II erhöht Abgabe v. Aldosteron aus Zona glomerulosa u. Abgabe v. ADH
- Angiotensin II wirkt gefäßverengend, durststeigernd, macht Salzhunger
- Aldosteronwirkung: Niere hält Natrium u. Wasser zurück, scheidet mehr Kalium aus

Wichtige Erkrankungen

Bei einer Stenose d. Nierenarterie wird Renin-sezernierenden Zellen ein zu geringer Blutdruck vorgegaukelt → sezernieren verstärkt Renin → Blutdruck steigt → Hypertonus.

Hormone – Glukokortikoide

Definition

Glukokortikoide werden in der *Zona fasciculata* u. der *Zona reticularis* der Nebennierenrinde gebildet. Sie sind Stresshormone, die den Körper auf physische Leistung vorbereiten. Die Freisetzung v. Glukokortikoiden steht unter dem Einfluss v. ACTH.

Beteiligte Strukturen

Hypothalamus:
- Schüttet CRH (Corticotropin-Releasing-Hormon) aus
- Tageszeitliche Schwankung: Minimum gegen Mitternacht, Maximum in frühen Morgenstunden

Adenohypophyse:
- Schüttet ACTH (adrenocorticotropes Hormon) aus

Nebennierenrinde:
- Zona fasciculata u. Zona reticularis bilden Glukokortikoide aus Cholesterin
- Wirksamstes körpereigenes Glukokortikoid: Cortisol
- Andere: u. a. Cortison, Corticosteron

Funktionsmechanismen

Steuerung CRH-Freisetzung:
- Stress steigert Freisetzung; Großhirnrinde meldet Stress an Hypothalamus
- Hohe Glukokortikoidspiegel hemmen Freisetzung (negatives Feedback)

Wirkung Glukokortikoide in natürlichen Dosen:
- Steigerung Glukosekonzentration im Blut:
  - In Leber wird vermehrt Glukose aus Aminosäuren hergestellt
  - Glukoseabbau in Zellen wird gehemmt
  - Aufnahme v. Glukose in Fett- u. Muskelzellen wird gehemmt
- Kataboler Effekt (Reserven werden abgebaut):
  - Eiweißabbau u. a. in Muskulatur
  - Fettabbau (*Lipolyse*) im Fettgewebe → Fettsäuren gelangen ins Blut
- → Reaktion auf Stress: Körper hat jetzt genug Energie, um auf Stress zu reagieren
- Außerdem auch mineralokortikoide Wirkung

Wirkung Glukokortikoide in hohen (therapeutischen) Dosen:
- *Immunsuppression*: Abwehrzellen werden gehemmt → Entzündungshemmung, antiallergener Effekt
- *Osteoporose*: Knochensubstanz wird ausgedünnt
- Wundheilung wird gehemmt

Wichtige Erkrankungen

- Nebennierenunterfunktion: Morbus Addison (z. B. nach Zerstörung d. Nebennierenrinde d. Autoimmunprozess); u. a. lebensbedrohliche Hypoglykämie, Austrocknung (*Exsikkose*), Blutdruckabfall

- Nebennierenüberfunktion: Cushing-Syndrom; u. a. Gewichtszunahme, Fettverteilungsstörung mit charakt. Vollmondgesicht, Osteoporose, Antriebslosigkeit, Muskelschwund

Wegen des Tagesrhythmus d. Glukokortikoid-Produktion sollte bei einer längerfristigen Therapie mit Glukokortikoiden die Einnahme frühmorgens erfolgen, um den natürlichen Rhythmus nachzuahmen.

Besondere Information

Häufigster Grund für ein Cushing-Syndrom ist die Dauertherapie mit Glukokortikoiden in Dosierungen über d. sog. Cushing-Schwelle (individuell und nach Präparat verschieden).

Hormone – Sexualhormone

Definition

Sexualhormone werden in der *Zona reticularis* der Nebennierenrinde, den Hoden, den Ovarien und der Plazenta hergestellt. Es gibt primär männliche (*Androgene*) u. primär weibliche (*Östrogene* u. *Gestagene*) Sexualhormone. Jedoch kommen sie in kleinerer Menge auch beim jeweils anderen Geschlecht vor.

Beteiligte Strukturen

Hypothalamus:
- Schüttet Gn-RH (Gonadotropin-Releasing-Hormon) aus

Hypophyse:
- Schüttet stimuliert v. Gn-RH LH (luteinisierendes Hormon) u. FSH (follikelstimulierendes Hormon) aus

Nebennierenrinde:
- *Zona reticularis* ist b. d. Frau hauptsächlicher Produktionsort v. Androgenen
- Auch Östrogene werden gebildet
- Wichtigstes Androgen: Dehydroepiandrosteron (DHEA), wird in Ovar u. Hoden zu Testosteron u. Östrogenen umgewandelt

Ovar:
- Bildet unter Einfluss v. LH u. FSH:
  - Östrogene (v. a. Östradiol)
  - Im Gelbkörper: Progesteron (Gestagen)
  - Androgene (Testosteron, Androstendion)

Hoden:
- Bilden v. a. unter LH-Einfluss in Leydig-Zellen Testosteron

Während der Schwangerschaft bildet auch Plazenta Östrogene.

Alle Sexualhormone sind Steroidhormone, d. h. sie sind Abkömmlinge v. Cholesterin.

Funktionen

Auslösen der Pubertät: Beginn der Gn-RH-Freisetzung

Östrogene:
- Bei Mädchen in Pubertät Ausbildung v. sekundären Geschlechtsmerkmalen (Brustentwicklung, weibl. Fettverteilung)
- Entwicklung d. Endometriums d. Uterus während d. Proliferationsphase d. Zyklus
- Einfluss auf Follikelreifung im Ovar
- Einfluss auf Knochen (Östrogenabfall in Wechseljahren → Osteoporose)
- Wirken aufs ZNS → beeinflussen Stimmung u. Verhalten

Progesteron:
- Bereitet in zweiter Zyklushälfte Uterus auf Einnistung d. Frucht vor
- Erhält Schwangerschaft
- Stellt Uterusmuskulatur während Schwangerschaft ruhig
- Bereitet Milchbildung in Brustdrüsen vor

Androgene:
- Abhängig v. LH u. FSH: Spermienreifung
- Geschlechtsdifferenzierung u. -entwicklung während Fötalzeit

- Hoden- u. Peniswachstum während Pubertät
- Entwicklung sekundärer Geschlechtsmerkmale (tiefe Stimme, Körperbehaarung, Bartwuchs, Geheimratsecken)
- Verantwortlich für Wachstumsschub während Pubertät
- Begünstigt Muskelwachstum (anaboler Effekt)
- Auslösen v. Geschlechtstrieb, Aggressivität

Wichtige Erkrankungen

Beim angeborenen Adrenogenitalen Syndrom (AGS) kann die Nebennierenrinde kein Cortisol u. Aldosteron bilden. Die daraus folgende ACTH-Überproduktion führt letzten Endes zu einer Überproduktion v. Androgenen. Folge: früher Schluss d. Wachstumsfugen → Kleinwuchs, bei Mädchen Vermännlichung.

Die „Pille" enthält meist eine Kombination aus Östrogenen u. Gestagenen. Es gibt auch Pillen, die nur Gestagen enthalten. Wirkprinzip ist die Unterdrückung d. Eisprungs.

Besondere Information

Androgene sind die aus dem Sport leider sehr bekannten „anabolen Steroide".

Hormone – Nebennierenmark

Definition

Das Nebennierenmark ist entwicklungsgeschichtlich eigentlich ein Teil des vegetativen Nervensystems. Es produziert die Katecholamine *Noradrenalin* u. *Adrenalin*.

Bau

Nebennierenmark:
- Besteht aus sog. chromaffinen Zellen (modifizierten sympathischen Neuronen)
- Wird v. sympathischen Neuronen innerviert; Freisetzung erfolgt auf Nervenimpuls
- Produziert v. a. Adrenalin, weniger Noradrenalin (Oberbegriff: *Katecholamine*)

Funktionen

Adrenalin u. Noradrenalin sind Vermittler d. kurzzeitigen Stressreaktion (kämpfen od. weglaufen; „fight or flight"):
- Herzfrequenz u. Schlagkraft steigen
- Gefäße in Haut u. inneren Organen werden eng gestellt
- Bronchien u. Gefäße in Muskulatur u. Lunge werden weit gestellt
- Leber setzt vermehrt Glukose ins Blut frei → Blutzuckerspiegel steigt

Wichtige Erkrankungen

Das Phäochromozytom ist ein gutartiger, katecholaminproduzierender Tumor. Die übermäßige Katecholaminausschüttung führt zu Herzrasen u. Bluthochdruckkrisen.

Dabei ist das Gesicht d. Patienten durch d. Vasokonstriktion blass gefärbt u. nicht, wie es sonst bei hohem Blutdruck zu erwarten wäre, gerötet.

Kapillaren und Stoffaustausch

Definition

Kapillaren sind mit einem Durchmesser v. 6–12 µm (z. Vergleich: Erythrozytendurchmesser 7,5 µm) die kleinsten Blutgefäße. An ihnen findet der Austausch v. Gasen, Nähr-, Mineralstoffen u. Stoffwechselprodukten, sowie der Übertritt v. Flüssigkeit statt.

Bau

Die Wand v. Kapillaren besteht nur aus einer sehr dünnen Lage v. Endothelzellen. Je nach Gewebe ist das Endothel unterschiedlich dicht für wasserlösliche Substanzen (sehr dicht im Gehirn, durchlässig z. B. in der Leber).

Funktionen

Die Durchblutung der Kapillaren regulieren vorgeschaltete Arteriolen u. nachgeschaltete Venolen. Stoffaustausch findet auch noch an den Venolen statt. Die Menge der ausgetauschten Stoffe u. Flüssigkeiten hängt ab v.:

- Der Konzentration der Stoffe
- Dem *onkotischen* Druck (je mehr gelöste Teile, desto höher) in Kapillare u. Gewebe (je höher, desto mehr Wasser wird gebunden)
- Dem *hydrostatischen* Druck (Flüssigkeitsdruck)

Am Ende der Kapillarstrecke gleichen sich die Drücke an u. es findet fast kein Stoffaustausch mehr statt.

Wichtige Erkrankungen

Sinkt der onkotische Druck (z. B. durch Proteinverlust) od. steigt der hydrostatische Druck in den Gefäßen, wird mehr Flüssigkeit ins Gewebe filtriert. Es entstehen *Ödeme* (Wassereinlagerungen).

Durch Hochlagern der v. Ödemen betroffenen Körperpartie kann man den hydrostatischen Druck in den Kapillaren verringern u. so die Rückbildung der Ödeme fördern.

Kaumuskulatur und Kiefer

Definition

Die Kaumuskulatur bewegt den Unterkiefer (*Mandibula*) im Kiefergelenk. Der Oberkiefer (*Maxilla*) ist unbeweglich. Ober- u. Unterkiefer tragen die Zähne.

Bau

Der Oberkiefer ist Teil des knöchernen Schädels.

Der Unterkiefer ist hufeisenförmig gebogen. Die hinteren Enden tragen 2 Fortsätze, v. denen der Gelenkfortsatz (*Proc. condylaris*) im Kiefergelenk auf das Schläfenbein (*Os temporale*) trifft.

Das Kiefergelenk wird durch einen Diskus in 2 Teile geteilt. Im Kiefergelenk können der Unterkiefer geöffnet u. geschlossen, vor- u. zurückbewegt u. Mahlbewegungen ausgeführt werden. Bei Bewegung rutscht der Unterkiefer in d. Unterkiefergrube (*Fossa mandibulae*) des Schläfenbeins nach vorne u. hinten. Auf jeder Seite gibt es 4 Kaumuskeln. Sie entspringen am Schädel, werden über den Unterkiefernerv (*N. mandibularis*) des V. Hirnnerven (*N. trigeminus*) innerviert u. setzen am Unterkiefer an:

- Kaumuskel (*M. masseter*)
- Schläfenmuskel (*M. temporalis*)
- Mittlerer Flügelmuskel (*M. pterygoideus medialis*)
- Seitl. Flügelmuskel (*M. pterygoideus lateralis*)

Funktionen

Der seitl. Flügelmuskel bewirkt ein Verschieben des Unterkiefers nach vorne u. Mahlbewegungen. Die anderen Muskeln schließen den Kiefer. Geöffnet wird er durch Schwerkraft u. Mundbodenmuskulatur.

Wichtige Erkrankungen

Nächtliches Zähneknirschen (*Bruxismus*) durch unwillkürliche Kontraktion der Kaumuskulatur kann die Zähne schädigen. In der Nacht getragene Aufbiss-Schienen können die Zähne schützen.

Kehlkopf

Definition

Der Kehlkopf (*Larynx*) liegt am Beginn der unteren Luftwege. Über ihm liegt der Rachen, unter ihm beginnt die Luftröhre (*Trachea*). Der Kehlkopf besteht v. a. aus Knorpeln u. Muskeln u. enthält in den Stimmfalten (*Plicae vocales*) die Stimmbänder.

Bau

(➢ Abb. 39)
Kehlkopfskelett:

- Kehldeckel (*Epiglottis*): ragt über Kehlkopfeingang
- Schildknorpel (*Cartilago thyroidea*): ragt wie Schiffsbug nach vorne, bildet Adamsapfel
- Ringknorpel (*Cartilago cricoidea*, „das Krikoid"): unter Schildknorpel, geformt wie Siegelring, breiterer Teil (Siegel) zeigt n. hinten

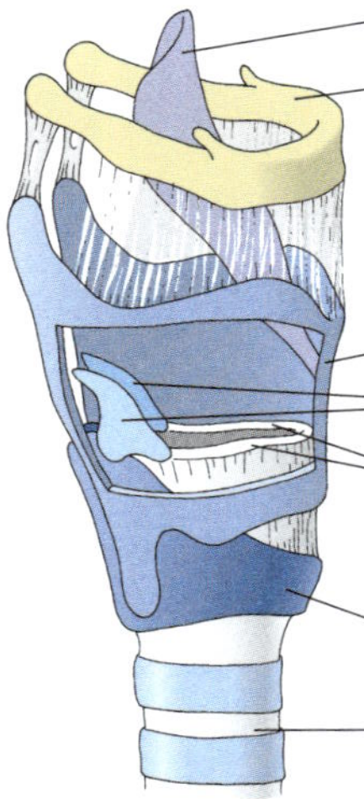

Abb. 39 Zungenbein und knorpeliges Kehlkopfskelett [L190]

- Stellknorpel (*Cartilagines arytenoideae*, „die Ary-Knorpel"): im Inneren, stützen sich auf Siegel d. Ringknorpels auf; an ihnen sind Stimmbänder befestigt

Stimmbänder:

- Im Kehlkopf liegen 2 Paar Schleimhautfalten
- Oberes Paar: Taschenfalten (*Plicae vestibulares*); unteres Paar: Stimmfalten (*Plicae vocales*) → zusammen: *Glottis*
- In Stimmfalten: Stimmbänder (*Ligg. vocalia*)
- Stimmbänder verlaufen v. Stellknorpeln n. vorne zur Innenfläche Schildknorpel
- Spalt zw. Stimmbändern: Stimmritze (*Rima glottidis*)

Kehlkopfmuskulatur:

- Äußere u. innere Kehlkopfmuskulatur
- Wird v. a. v. *N. laryngeus recurrens* (aus dem X. Hirnnerv) innerviert

Kehlkopfinnenraum ist m. respiratorischem Epithel ausgekleidet. Ausnahme: auf Stimmfalten mehrschichtig unverhorntes Plattenepithel.

Funktionen

Stimmbildung (*Phonation*):

- Innere Kehlkopfmuskeln bewegen Stellknorpel → modulieren Anspannung d. Stimmbänder, schließen Stimmritze; einziger Öffner: *M. cricoarytenoideus posterior* („der Postikus")
- Luft strömt zw. geschlossenen Stimmritzen durch → gerät in Schwingung → Ton entsteht
- Starker Luftstrom → lauter Ton; leichter Luftstrom → leiser Ton
- Gespannte Stimmbänder → hoher Ton; entspannte Stimmbänder → tiefer Ton

Schlucken:

- Kehldeckel sichert Atemwege beim Schluckvorgang

Wichtige Erkrankungen

Kleinkinder können eine virale Kehlkopfentzündung, die auch Rachen u. Bronchien mit einschließt, bekommen. Symptome dieses Pseudo-Krupp genannten Krankheitsbildes sind nächtliche Anfälle bellenden Hustens, Heiserkeit u. Atemgeräusche beim Einatmen. Wichtig ist die Abgrenzung zur Hib (bakterielle *Haemophilus-influenza*-b-Infektion), die durch die Impfung inzwischen sehr selten geworden ist. Durch die Entzündung des Kehldeckels kann dieser so stark anschwellen, dass Betroffene ersticken können. Warnsymptome einer Epiglottitis sind:

- (Hohes) Fieber
- Starker Speichelfluss
- Kloßige Sprache
- Sehr kranker Gesamteindruck (schlaffes Kind)

Die Phonation erfolgt im Kehlkopf; die Bildung v. Lauten/Sprache durch Zusammenspiel v. u. a. Lippen, Zunge, Gaumen.

Keimzellen, männliche

Definition

Die männlichen Keimzellen sind die Spermien, die im Hoden reifen. Aus einer Vorläuferzelle, der teilungsfähigen *Spermatogonie*, entwickeln sich primären *Spermatozyten*. Aus einer primären Spermatozyte mit *diploidem* (46 Chromosomen) werden 4 Spermien mit *haploidem* Chromosomensatz (23 Chromosomen).

Beteiligte Strukturen

Samenkanälchen d. Hoden:

- Epithelzellen d. Samenkanälchen. Sertoli-Zellen: bilden seitl. u. an ihrer Basis Taschen, in denen sich Spermien entwickeln
- Bei Reifung wandern Keimzellen v. unten n. oben → im Epithel d. Samenkanälchen sind unreife Vorstufen nahe d. Basalmembran zu finden, reife Spermien nahe d. Lumens

Spermien (*Spermatozoen*):

- Fertige Keimzellen
- Haploider Chromosomensatz
- Bestehen aus Kopf u. Schwanz:
  - Kopf: beinhaltet Kern, hat vorne eine Kappe (*Akrosom*) mit Enzymen, die beim Eindringen in Eizelle helfen
  - Schwanz: vorne Zone mit Mitochondrien u. hinten *Kinozilie* als Antrieb

Funktionsmechanismen

Spermienbildung (*Spermatogenese*):

- Dauert etwa 80 Tage
- Setzt mit Pubertät ein, dann lebenslang
- Unter Einfluss v. LH (wirkt auf Sertoli-Zellen) u. Testosteron (unter FSH-Einfluss v. Leydig-Zellen d. Hodens gebildet)
- Ablauf: Spermatogonie → primäre Spermatozyten → sekundäre Spermatozyten → Spermatiden → Spermatozoen
- Vermehrungsperiode: Spermatogonien teilen sich mitotisch
- Reifungsperiode:
  - Spermatogonien teilen sich in einen primären Spermatozyten u. eine Spermatogonie
  - Primäre Spermatozyten verdoppeln ihren Chromosomensatz (4n) u. treten in Meiose ein: 1. Reifeteilung → 2 sekundäre Spermatozyten mit *haploidem* Chromosomensatz, 2n; 2. Reifeteilung → 4 *Spermatiden* mit haploidem Chromosomensatz, 1n Differenzierungsperiode (*Spermiogenese*): Spermatiden entwickeln sich zu Spermien

Wichtige Erkrankungen

Beim Hodenhochstand bleiben Hoden in Leistenkanal od. Bauchhöhle stecken, wo es zu warm für Spermatogenese ist → bei beidseitigem Vorliegen Sterilität.

Keimzellen, weibliche

Definition

Die weiblichen Keimzellen sind die Eizellen. Sie reifen in den Eierstöcken, vollenden die *Meiose* aber erst, wenn ein Spermium eingedrungen ist. Aus einer *Oogonie* mit *diploidem* Chromosomensatz (46 Chromosomen) entstehen Eizelle u. 2 Polkörperchen.

Beteiligte Strukturen

Follikel im Eierstock:
- Pro Monat wird unter FSH-Einfluss ein Follikel ausgewählt, der zum Graaf-Follikel wird
- Graaf-Follikel setzt Eizelle in Eileiter frei, wo sie befruchtet werden kann

Eizelle:
- Verlässt Graaf-Follikel mit *Zona pellucida* (glykoproteinreiche Hülle) u. umgebenden Granulosazellen (zusammengefasst als *Corona radiata*, die Spermium b. Befruchtung passieren muss)

Funktionsmechanismen

Vor Geburt:
- Bis zur 10. SSW teilen sich Oogonien d. Fötus (Oogonien: diploider Chromosomensatz, DNA-Gehalt verdoppelt → 2n)
- 10.–11. SSW: Oogonien treten in 1. Reifeteilung d. Meiose ein → primäre *Oozyten* mit diploidem Chromosomensatz, 4n; bis zum 6. Schwangerschaftsmonat gibt es ca. 7 Millionen primäre Oozyten
- Bis zur Geburt sinkt Zahl der primären Oozyten auf ca. 1 Million, bis zur ersten Periode (*Menarche*) auf ca. 400 000
- Die primären Oozyten verharren in 1. Reifeteilung, sind v. Follikelepithelzellen umgeben → Primärfollikel

V. Menarche bis Menopause:
- Unter FHS-Einfluss während der ersten Zyklushälfte: Entwicklung mehrerer Primär- zu Sekundär- u. Tertiärfollikeln
- Ein dominanter Tertiärfollikel entwickelt sich z. Graaf-Follikel
- Kurz v. Eisprung: primäre Oozyte vollendet 1. Reifeteilung, wird zu einer sekundären Oozyte mit haploidem Chromosomensatz, 2n
- Sekundäre Oozyte hat fast gesamtes Zytoplasma u. alle Zellorganellen d. primären Oozyte behalten → statt 2. Oozyte entsteht b. 1. Reifeteilung Polkörperchen
- Im Follikel: Beginn 2. Reifeteilung
- Abschluss erst unmittelbar nach Befruchtung, bevor Kerne miteinander verschmelzen → reife Eizelle mit haploidem Chromosomensatz, 1n u. noch einem Polkörperchen

Wichtige Erkrankungen

Die Anzahl v. fehlerhaften Eizellen nimmt mit dem Alter d. Frau zu, z. B. Fehler der Chromosomenzahl.

Knochen – Aufbau

Definition

Knochen (*Os*, Mehrzahl *Ossa*) sind Teil des passiven ➤ Bewegungsapparats. Das menschliche Skelett besteht aus über 200 verschiedenen Knochen, die sich in bestimmte Typen einteilen lassen.

Bau

(➤ Abb. 40)
Knochen haben eine Knochenrinde (*Corticalis, Kompakta*), die im mittleren Bereich d. Röhrenknochen bes. dick ist. Im Inneren findet sich ein Geflecht v. Knochenbälkchen, Schwammknochen (*Spongiosa*) genannt.

Knochen sind extrem materialsparend gebaut: Knochenbälkchen bestehen nur dort, wo Druck- u./od. Zugkräfte auftreten. Stellen, an denen keine mechanische Belastung auftritt, bleiben hohl (*trajektorielle* Bauweise).
Knochentypen:

- Platte Knochen (*Ossa plana*):
  - Flach, mit dicker Kompakta, dünner Schicht v. Spongiosa
  - Vorkommen: Schulterblatt, Rippen, Brust- u. Darmbein, Schädeldach
- Kurze Knochen (*Ossa brevia*):
  - Würfel-, quaderförmig; dünnere Kompakta, geht ohne scharfe Grenze in Spongiosa über
  - Vorkommen: Hand- u. Fußwurzelknochen
- Sesambeine (*Ossa sesamoidea*): kleine Knochen, in Sehnen eingelagert (Bsp.: Kniescheiben)
- Unregelmäßige Knochen (*Ossa irregularia*): z. B. Wirbel
- Luftgefüllte (*pneumatisierte*) Knochen (*Ossa pneumatica*): enthalten luftgefüllte, mit Schleimhaut ausgekleidete Hohlräume; z. B. Stirn-, Sieb-, Keilbein, Oberkiefer
- Lange Knochen, Röhrenknochen (*Ossa longa*):
  - Langer Mittelteil (Schaft): *Diaphyse*
  - An d. Enden d. Diaphyse: *Metaphysen*, verbreitern sich zunehmend

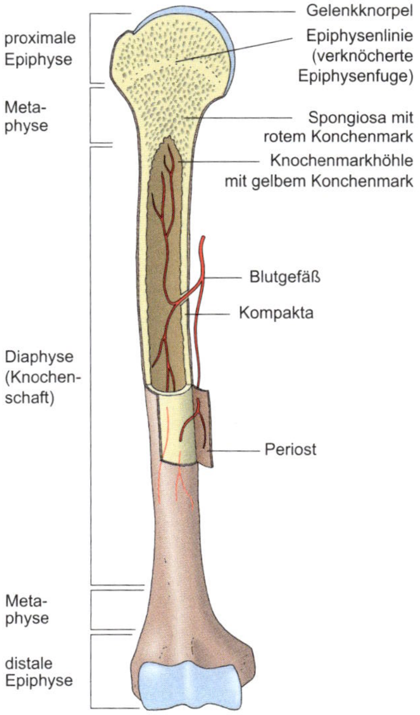

Abb. 40 Aufbau eines Röhrenknochens [L190]

- An d. Metaphysen anschließend: *Epiphysen*; Endstück d. Knochen, tragen Gelenkknorpel
- Epiphysenfuge: Wachstumsplatte zw. Epi- u. Metaphyse; während Wachstum knorpelig, verknöchern danach
- In Diaphyse: dicke Kompakta, im inneren Markraum (*Cavitas medullaris*) mit
  ➢ Knochenmark
- In Epi- u. Metaphyse dünne Kompakta, innen Knochenbälkchen mit rotem Knochenmark
- Vorkommen: lange Knochen d. Extremitäten

Knochen sind außen v. schmerzempfindlicher Knochenhaut (*Periost*) umgeben, aufgeteilt in 2 Schichten (nur während Wachstum zu unterscheiden):

- Außen: Faserschicht (Kollagen, elastische Fasern)
- Innen: Keimschicht (Knochenstammzellen, Nerven, Gefäße)

Funktionen

- Knochen u. Knorpelgewebe bilden stabiles Gerüst (Skelettsystem), beeinflussen äußere Körpergestalt
- Skelett schützt innere Organe vor Verletzungen, speichert Mineralien

Wichtige Erkrankungen

Bes. bei Frauen nach d. Menopause verlieren die Knochen an Substanz u. können schon bei alltäglichen Belastungen brechen (*Osteoporose*).

Knochen – Feinbau

Definition

Je nach Feinbau unterscheidet man Geflechtknochen u. Lamellenknochen. Im Lamellenknochen sind Kompakta u. Spongiosa aus Knochenlamellen aufgebaut. Geflechtknochen sind aus einem Netzwerk v. Knochenbälkchen u. Kollagen aufgebaut. Beim Neugeborenen besteht zunächst vorwiegend Geflechtknochen, der dann in Lamellenknochen umgewandelt wird. Knochen ist im ständigen Umbau begriffen, deswegen findet man in ihm Zellen, die Knochen aufbauen (*Osteoblasten*), u. solche, die ihn abbauen (*Osteoklasten*).

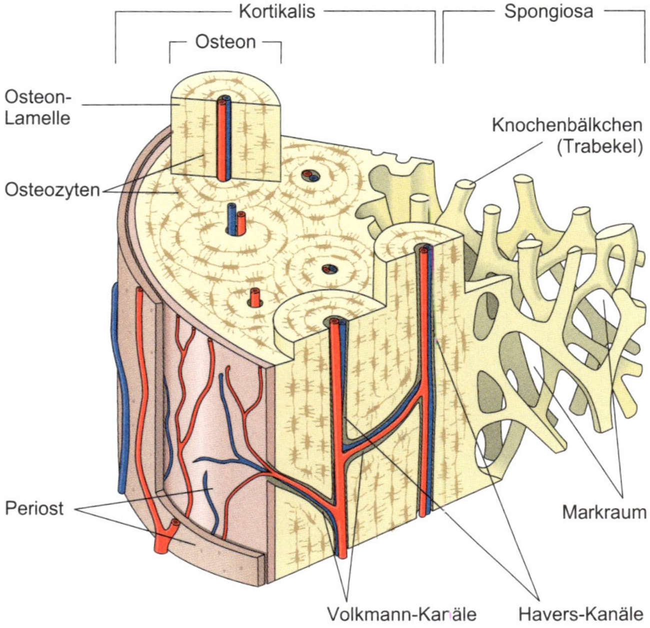

Abb. 41 Aufbau eines Lamellenknochens [L190]

Bau

(➢ Abb. 41)
Lamellen:

- Dünne Schicht verkalkter Knochensubstanz
- *Osteon*: mehrere Lamellen, die sich wie Jahresringe eines Baumes um Havers-Kanal legen

- Osteon misst ca. 100–400 µm im Durchmesser, enthält 4–20 Lamellen, kann einige cm lang werden
- Havers-Kanal: enthält ernährende Blutgefäße
- Volkmann-Kanäle: laufen senkrecht zu Havers-Kanälen, enthalten Blutgefäße
- General-Lammellen: umgeben ganzen Röhrenknochen unter Periost, bzw. die Markhöhle an innerer Grenze d. Kompakta
- Schalt-Lamellen: Reste alter Osteone, die keine vollständigen Ringe mehr bilden, liegen zw. Osteonen
- Kompakta u. Spongiosa d. Lamellenknochens sind aus Lamellen aufgebaut

Knochenmatrix u. Knochenzellen: Knochenmatrix:
- 35 % *organisches* Material (v. a. Kollagen)
- 65 % *anorganisches* Material (v. a. Kalziumphopsphat, Kalziumkarbonat) → „Verkalkung"

- Osteoblasten
- Wenn Osteoblasten in kleinen Hohlräumen zw. Lakunen eingemauert sind, heißen sie *Osteozyten*
- Osteoklasten

Funktionen

Arbeitsweise d. Zellen:
- Osteoblasten:
  - Scheiden organische Grundsubstanz aus (v.a Kollagen), bauen Knochenmatrix auf
  - Scheiden Mineralien aus → Grundsubstanz verkalkt
  - Mauern sich selbst in Knochenmatrix ein → werden Osteozyten
  - Unter Einfluss v. Parathormon geben sie Osteoklasten Signale z. Knochenabbau
- Osteoklasten:
  - Lagern sich an Knochen an, bauen Matrix ab
- Durch ständigen Umbau hat Knochen auch wichtige metabolische Funktion, z. B. als Kalziumdepot

Wichtige Erkrankungen

Knochenbrüche (*Frakturen*). Heilung:
- Liegen Bruchenden direkt aneinander wächst sofort Lamellenknochen an
- Liegt Spalt zw. den Bruchenden (z. B. Bluterguss) bildet sich zuerst Geflechtknochen

Knochen ist auch nach d. Wachstum ständig im Umbau: An belasteten Stellen wird Knochenmatrix angefügt, an wenig belasteten abgebaut. Deswegen verlieren Knochen v. bettlägerigen Patienten an Masse.

Knochen – Knochenbildung

Definition

Die Knochenbildung heißt *Ossifikation*. Es gibt 2 Arten v. Knochenbildung: direkte (*desmale*) Ossifikation, bei der Knochengewebe direkt v. sog. Ossifikationspunkten aus entsteht, u. indirekte (*chondrale*) Ossifikation, bei der zuerst eine Art Schablone aus Knorpel besteht, die nach u. nach verknöchert.

Beteiligte Strukturen

Ausgangspunkt d. desmalen wie d. chondralen Ossifikation sind Stränge embryonalen Bindegewebes (*Mesenchym*) an d. Stelle d. späteren Knochen:

- Desmale Ossifikation: an platten Schädelknochen, Knochen des Gesichtsschädels, Schlüsselbein; ausgehend v. Anhäufungen v. *Osteoblasten* in Mesenchym
- Chondrale Ossifikation: an den meisten anderen Knochen im Körper; Skelettteil wird zunächst aus hyalinem Knorpel vorgeformt

Funktionsmechanismen

Desmale Ossifikation:

- Osteoblasten scheiden Knochengrundsubstanz aus (u. a. Kollagen, Glykoproteine)
- Knochengrundsubstanz verkalkt
- Bälkchen (*Trabekel*) d. Geflechtknochens entstehen
- Geflechtknochen bildet sich an meisten Stellen später in Lamellenknochen um

Chondrale Ossifikation:

- 2 Prozesse: perichondrale Ossifikation, enchondrale Ossifikation
- Perichondrale Ossifikation:
  - Außerhalb d. Knorpelkerns bildet sich Knochenmanschette um Diaphyse d. Knochens
  - Unter Manschette verkalkt Knorpel
  - Gefäße sprießen v. außen in Knorpel ein
- Enchondrale Ossifikation:
  - Es entstehen gefäßreiche Ossifikationszentren
  - Dort werden Knorpelzellen abgebaut
  - In Hohlräume, in denen vorher Knorpelzellen waren, wandern Vorläuferzellen v. Osteoblasten ein
  - Osteoblasten bilden Geflechtknochen
  - Vorgang läuft zuerst in *Diaphyse* ab, danach auch in *Epiphyse*
  - An Enden d. Epiphysen bleibt Knorpel erhalten (Gelenkknorpel)
  - An Grenze zw. Dia- u. Epiphyse bleibt ebenfalls Knorpel bestehen (*Epiphysenfuge*)

Knochenwachstum:

- Längenwachstum geht v. Epiphysenfuge aus
- Knorpelzellen d. Epiphysenfuge vermehren sich, sterben ab; in die dadurch entstandenen Hohlräume wachsen Blutgefäße u. Osteoblasten ein; Osteoblasten verkalken Knorpelmasse

Wichtige Erkrankungen

Kinder im Wachstum können bei einem Trauma (Sturz o. Ä.) einen Epiphysenabriss erleiden. Dabei reißt Knorpel d. Epiphysenfuge. Damit keine Wachstumsstörungen eintreten, muss diese Verletzung chirurgisch versorgt werden.

Auf einem Handröntgenbild d. linken Hand kann man bei Kindern u. Jugendlichen an d. Verknöcherung d. Handwurzelknochen u. am Zustand d. Epiphysenfugen d. Finger das Skelettalter d. Kindes abschätzen. So können Wachstumsstörungen diagnostiziert u. die voraussichtliche Endgröße vorhergesagt werden.

Knochenmark – Grundlagen

Definition

Das Knochenmark (*Medulla ossium*) füllt die Hohlräume zw. den Knochenbälkchen aus. Man unterscheidet rotes u. gelbes (*Fettmark*) Knochenmark. Das rote Knochenmark ist Ort der Blutbildung.

Bau

Verteilung d. Knochenmarks:

- Rotes Knochenmark: nach Geburt in fast allen Knochen ; beim Erwachsenen in platten Knochen, in Epiphysen d. langen Röhrenknochen
- Gelbes Knochenmark: beim Erwachsenen in Diaphysen d. langen Röhrenknochen

Rotes Knochenmark:

- Retikuläres Bindegewebe mit weiten Lücken
- In Lücken: Zellen d. Blutbildung
- Viele Blutgefäße

Gelbes Knochenmark:

- Keine Stammzellen d. Blutbildung
- Viele Fettzellen
- Inaktives Knochenmark

Funktionen

- Reicht beim Erwachsenen die Menge des roten Knochenmarks zur Blutbildung nicht aus, kann sich gelbes Knochenmark wieder in rotes Knochenmark umwandeln
- Bindegewebszellen des roten Knochenmarks schaffen günstige Umgebung für Blutbildung (binden z. B. Wachstumsfaktoren)

Knochenmark-Punktionen (z. B. zur Diagnose v. Erkrankungen d. blutbildenden Zellen) erfolgen unter Lokalanästhesie meist aus der Beckenschaufel.

Besondere Information

Rotes Knochenmark macht beim Erwachsenen ca. 5 % des Körpergewichts aus.

Die Blutbildung wird u. a. durch das Hormon Erythropoetin (EPO) bewirkt, welches in der Niere ausgeschüttet wird, wenn der Sauerstoffgehalt des Blutes sinkt.

Knochenmark – Blutbildung

Definition

Im roten Knochenmark erfolgt die Bildung v. Erythrozyten (*Erythropoese*), Leukozyten (*Leukopoese*) u. Thrombozyten (*Thrombopoese*). Im Knochenmark gibt es teilungsfähige Zellen, sog. pluripotente Stammzellen, die sich zu den verschiedenen Zellarten differenzieren können.

Beteiligte Strukturen

Knochenmark:
- Bindegewebe stellt Knochenmarkszellen optimale Vermehrungsbedingungen zur Verfügung
- Reife Blutzellen treten in den weiten Kapillaren (*Sinusoide*) in Blutbahn ein

Stammzellen:
- Pluripotente Stammzellen vermehren u. differenzieren sich zu den verschiedenen Reihen
- *Lymphatische* Reihe: Endprodukt Lymphozyten
- *Myeloische* Reihe: Endprodukte:
  - Makrophagen, Granulozyten
  - Erythrozyten (*Erythropoese*)
  - Thrombozyten (*Thrombopoese*)

Fötale Blutbildung:
- Ab d. zweiten Woche: Blutzellinseln im embryonalen Bindegewebe (*megaloblastische* Phase)
- Ab 6. Woche: Blutbildung in Leber u. Milz (*hepatolienale* Phase)
- Ab 5. Monat: Blutbildung in Knochenmark (*medulläre* Phase)

Funktionsmechanismen

Differenzierung u. Vermehrung d. Vorläuferzellen:
- Erster Differenzierungsschritt d. pluripotenten Stammzellen zu Vorläuferzellen (Colony Forming Units, CFUs)
- Unter Einfluss v. Wachstumsfaktoren (z. B. Colony stimulating Factors, CSF)
- Wachstumsfaktor d. *Erythrozyten*: *Erythropoetin*; Wachstumsfaktor d. *Thrombozyten*: *Thrombopoetin*; Wachstumsfaktor d. Granulozyten: G-CSF

Besonderheit d. Thrombozyten:
- Sind keine Zellen im eigentlichen Sinne (kein Zellkern)
- Sind kleine Teile, die sich v. großen Vorläuferzellen (*Megakaryozyt*) abschnüren

Wichtige Erkrankungen

Um sich vermehren zu können, brauchen die Vorläuferzellen d. roten Reihe u.a. Vitamin B_{12} u. Folsäure. Alkoholiker nehmen mit der Nahrung oft nicht genug Folsäure zu sich. Die Folge ist eine *megaloblastäre Anämie*: Es werden zu wenige rote Blutkörperchen gebildet, die ungewöhnlich groß sind.

Knochenmarksstammzellen v. gesunden Spendern kommen bei d. Therapie v. Leukämien zum Einsatz. Die Stammzellen können entweder aus dem Beckenkamm mittels Punktion od. aus dem peripheren Blut entnommen werden.

Besondere Information

Pro Sekunde werden im Knochenmark etwa 2 Millionen Zellen neu gebildet.

Knorpel

Definition

Knorpel ist ein blutgefäßfreies, kaum regenerationsfähiges Stützgewebe (Sonderform des > Bindegewebes). Knorpel wird in erster Linie v. der Knorpelhaut (*Perichondrium*) aus ernährt. Er lässt sich unterteilen in *hyalinen* Knorpel, Faser-Knorpel u. *elastischen* Knorpel. Die den Knorpel aufbauenden Zellen heißen *Chondroblasten*, die Zellen im fertigen Knorpel sind *Chondrozyten*.

Bau

- Hyaliner Knorpel: perlmuttartige Farbe, Interzellulärsubstanz aus Kollagenfasern, Glykosaminoglykanen, Proteoglykanen (→ können viel Wasser binden); Chondrozyten meist in Gruppen in Knorpelhöhlen
- Faser-Knorpel: derb, gut für Druck- u. Zugbeanspruchungen; viele kollagene Fasern
- Elastischer Knorpel: gelblich, biegsam; ähnlich hyalinem Knorpel, aber mit elastischen Fasern

Funktionen

- Hyaliner Knorpel: häufigster Knorpel; bildet vor der Verknöcherung Teile des Skelettes (Knochenentwicklung); Gelenkknorpel, Knorpelspangen in Atemwegen, Nasenknorpel
- Faser-Knorpel: Bandscheiben, Schambeinfuge, Menisken
- Elastischer Knorpel: Ohrknorpel, Kehldeckel

Wichtige Erkrankungen

Durch die schlechte Regenerationsfähigkeit des Knorpels haben so gut wie alle Menschen im Alter Abnutzungserscheinungen am Gelenkknorpel v. a. der Knie u. der Hüften (*Gon*- bzw. *Coxarthrose*), die mehr od. weniger schmerzhaft sein können.

Als Arthroseheilmittel beworbene Präparate mit Glykosaminoglykanen (v. a. Hyaluronsäure) sind teuer, im Falle der Injektion ins Gelenk nicht ungefährlich (Infektion) u. ihre Wirkung umstritten.

Kontinenz – Harnkontinenz

Definition

Harnkontinenz ist die Fähigkeit, den Inhalt der Blase willentlich zurückzuhalten. Daran beteiligt sind Schließmuskeln, Teile des vegetativen Nervensystems u. höhere Hirnzentren. Der Vorgang des Wasserlassens heißt *Miktion*.

Beteiligte Strukturen

Muskeln:

- *M. detrusor vesicae*: Summe glatter Muskulatur in Wand d. Harnblase
- Innerer Harnröhrenschließmuskel (*M. sphincter urethrae internus*): glatter Muskel um den Abgang d. Harnröhre aus d. Blase
- Äußerer Harnröhrenschließmuskel (*M. sphincter urethrae externus*): v. a. quergestreifter Muskel; umgreift Harnröhre, Teil d. Beckenbodenmuskulatur

Nerven:

- *N. pudendus*: innerviert äußeren Harnröhrenschließmuskel
- *N. pelvinus*: innerviert M. detrusor vesicae

Teile d. vegetativen Nervensystems:

- Sympathische Zentren d. Thorakal- u. Lumbalmarks
- Parasympathische Zentren d. Sakralmarks

Höhere Hirnteile (bei Neugeborenen noch nicht beteiligt):

- Pontines Miktionszentrum im Hirnstamm
- Großhirn

Funktionen

Kontinenz:

- Blase hat dehnbare Wand → trotz stärkerer Füllung steigt Druck kaum an
- Schließmuskeln haben ständig tonische Aktivität → Harnröhre bleibt verschlossen

Miktion:

- Dehnungsrezeptoren in Blase melden Füllung ab ca. 350 ml an Sakralmark → Sakralmark leitet Impulse weiter zu Hirnstamm → Hirnstamm zum Großhirn → Harndrang wird bewusst
- Wird Druck zu groß od. Miktion bewusst eingeleitet: Schließmuskeln erschlaffen, M. detrusor vesicae kontrahiert sich, presst Blaseninhalt aus (gesteuert v. parasympathischen Fasern)
- Beim Kind (bis ca. 3 Jahre): Miktion läuft ohne willkürliche Einflussmöglichkeit über Reflexbogen im Sakralmark

Wichtige Erkrankungen

Harninkontinenz ist die tw. od. völlige Unfähigkeit, die Blasenentleerung willkürlich zu kontrollieren.

Ursachen können z. B. sein:

- Geschwächter Beckenboden, z. B. nach Geburt(en)
- Prostata-OP
- Multiple Sklerose od. Rückenmarksschädigungen (Störung d. Innervation)
- Überlaufblase: Abflusshindernis führt zu Harnstau, Blase wird überdehnt, M. detrusor vesicae kann seine Funktion nicht mehr ausüben

Toilettentraining (*Kontinenztraining, Blasentraining*) kann bei manchen Formen d. Inkontinenz Linderung verschaffen. Ziel ist es, die Blase so zu trainieren, dass sie sich zu vorgegebenen Zeiten entleert.

Kontinenz – Stuhlkontinenz

Definition

Stuhlkontinenz ist die Fähigkeit, den Inhalt des Mastdarms (➤ Magen-Darm-Trakt – Mastdarm) willentlich zurückzuhalten. Daran beteiligt sind Schließmuskeln, Teile des vegetativen Nervensystems u. höhere Hirnzentren. Der Vorgang des Stuhlabsetzens heißt *Defäkation*.

Beteiligte Strukturen

Muskeln:
- Innerer Schließmuskel (*M. sphincter ani int.*): glatter Muskel
- Äußerer Schließmuskel (*M. sphincter ani ext.*): quergestreifter Muskel, Teil d. Beckenbodenmuskulatur
- Längsmuskulatur d. *Rektums*
- Bauchmuskulatur

Teile d. vegetativen Nervensystems:
- Parasympathische Zentren im Sakralmark

Höhere Hirnzentren ermöglichen bewusste Kontrolle d. Defäkation

Funktionsmechanismen

Kontinenz:
- Schließmuskeln sind ständig tonisch angespannt → Darm ist verschlossen
- Stuhl sammelt sich nach u. nach

Defäkation:
- Parasympathische Fasern melden Dehnung d. vollen Rektumampulle → Reflex: innerer Schließmuskel erschlafft, Längsmuskulatur d. Rektums kontrahiert → treibt Stuhl Richtung Anus
- Bewusstes Erschlaffen d. äußeren Schließmuskels, aktive Bauchpresse → Defäkation
- Bei Kleinkindern noch keine bewusste Kontrolle möglich

Wichtige Erkrankungen

Stuhlinkontinenz ist die tw. od. völlige Unfähigkeit, die Defäkation willkürlich zu kontrollieren.

Als normaler Defäkationsrhythmus zählt alles zw. 3 Stuhlgängen pro Woche u. 3 Stuhlgängen pro Tag. Selteneren Stuhlgang bezeichnet man als Verstopfung (*Obstipation*), häufigeren als Durchfall (*Diarrhö*).

Leber – Bau und Lage

Definition

Die Leber (*Hepar*) ist die größte Drüse (Gewicht ca. 1 500 g) u. *das* Stoffwechselorgan des Körpers. Sie produziert Galle, hat aber auch zahlreiche andere Aufgaben.

Bau

(➤ Abb. 42)
Lage:
- Im rechten Oberbauch
- Linker Lappen ragt bis auf linke Oberbauchseite
- Unterhalb Zwerchfellkuppel

Bau:
- Zwerchfellfläche (oben u. vorne): konvex abgerundet
- Eingeweidefläche (unten): eher flach, leicht konvex
- V. vorne erkennt man 2 Lappen: größerer rechter (*Lobus hepaticus dexter*) u. kleinerer linker Leberlappen (*Lobus hepaticus sinister*)

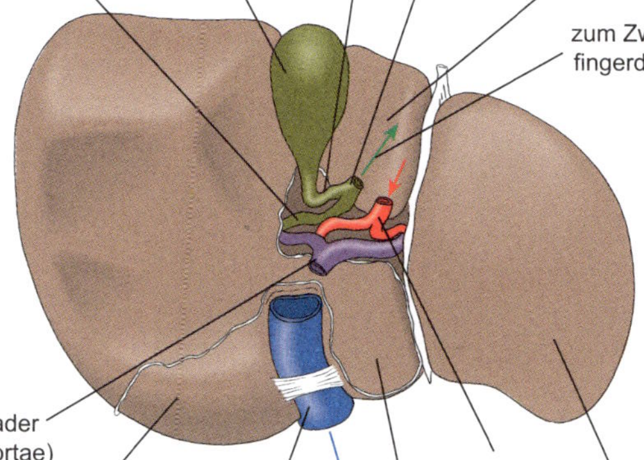

Abb. 42 Die Eingeweidefläche der Leber [L190]

- V. unten erkennt man 2 weitere Lappen: quadratischer Lappen (*Lobus quadratus*) u. Schweiflappen (*Lobus caudatus*)
- An Zwerchfellseite ungefähr an Grenze zw. rechtem u. linkem Lappen: Sichelband (*Lig. falciforme*)

- An Eingeweidefläche d. Leber läuft zw. rechtem u. anderen Lappen *Lig. venosum* (Rest d. fötalen *Ductus venosus Arantii*); geht am Vorderrand d. Leber in rundes Leberband (*Lig. teres hepatis*) über (Rest d. Nabelvene)
- An Unterseite: Leberpforte (ein- u. austretende Gefäße, Gallenwege, Nerven) u. Gallenblase

Gefäße:

- Pfortader (*V. portae*): führt nährstoffreiches, sauerstoffarmes Blut aus Darm zur Leber
- Leberarterie (*A. hepatica propria*): aus *A. hepatica communis*
- Gallengänge: *Ductus hepaticus dexter* u. *Ductus hepaticus sinister*
- Lebervenen (*Vv. hepaticae*): treten im Bereich d. *Area nuda* aus Leber aus, ziehen in untere Hohlvene (*V. cava inferior*)

Funktionen

- Beim Fötus: Teil d. Blutbildung in Leber
- Bildung Galle
- Zentrale Stelle im Eiweiß-, Kohlenhydrat-, Fettstoffwechsel
- Entgiftungsfunktionen (u. a. Alkohol, Medikamente, Stoffwechselabfallprodukte)
- Speicher für Vitamine, Kohlenhydrate, Fette
- Synthese für Proteine (z. B. Albumin, Gerinnungsfaktoren)
- Bilirubinsekretion (*Bilirubin*: Abbauprodukt d. Blutfarbstoffs)
- Mitregulation pH-Wert

Wichtige Erkrankungen

Viele Gifte können d. Leber schädigen u. zu Leberversagen führen, u. a. Gift d. Knollenblätterpilzes od. Paracetamol in extremer Überdosis (7–15 g).

Ein deutlich langsamer wirkendes Gift ist Alkohol. In der Regel muss ein regelmäßiger Konsum über Jahrzehnte erfolgen, bis es zu merklichen Einschränkungen der Leberfunktion kommt.

Gemessen an den vielen Aufgaben der Leber, sind die Symptome entsprechend vielfältig u. schwerwiegend.

> Wegen ihren vielen Stoffwechsel- u. Entgiftungsfunktionen ist die Leber absolut lebenswichtig. Bei Leberversagen ist eine *Transplantation* die einzige Rettung.

Leber – Feinbau

Definition

Die Leber besteht aus vielen tausend mikroskopisch kleinen Leberläppchen (*Lobuli hepatici*).

Bau

(➤ Abb. 43)
Leberläppchen:

- Sechseckig, liegen wie Bienenwaben aneinander
- In Mitte: Zentralvene (*V. centralis*); Blut aus ihr fließt in Lebervenen ab
- V. Zentralvenen gehen wie Speichen eines Rades Platten aus Leberepithelzellen (*Hepatozyten*) aus
- Dazw.: Bluträume (*Sinusoide*)
- Sinusoide u. Hepatozyten grenzen nicht direkt aneinander: dazw. liegt schmaler Spalt (Disse-Raum) → Plasmabestandteile aus Blut gelangen in Disse-Raum
- Hepatozyten grenzen mit einer Seite an Disse-Raum, mit der anderen an Gallenkapillare

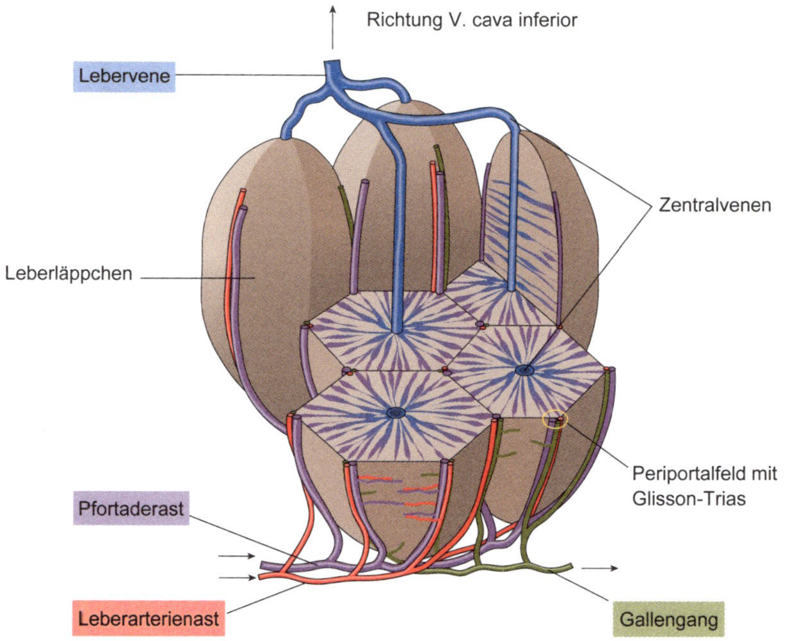

Abb. 43 Gestalt der Leberläppchen [L190]

Periportalfeld:

- Im Zwickel zw. Lappen: Bindegewebe m. Arterie, Vene u. Gallengang (Glisson-Trias):
  - Zwischenläppchenarterie (*A. interlobularis*)
  - Zwischenläppchenvene (*V. interlobularis*): Ast d. Pfortader, führt nährstoffreiches Blut aus Darm
  - Interlobulärer Gallengang (*Ductus interlobularis*)

Blutströmung in Leberläppchen:

- Blut aus V. interlobularis u. A. interlobularis fließt in Sinusoide → arteriell-venöses Mischblut im Sinusoid
- Sinusoide münden in Zentralvene

Funktionen

Hepatozyten:

- Kommen als erste m. Nährstoffen aus Nahrung in Kontakt → können Stoffwechsel- u. Speicherfunktionen erfüllen
- Kommen als erste m. Giftstoffen/ Medikamenten aus Nahrung in Kontakt → können Entgiftungsfunktion erfüllen
- Produzieren Galle, geben sie in Gallenkapillare ab
- Können sich teilen → d. Leber ist begrenzt regenerationsfähig

Wichtige Erkrankungen

Einen bindegewebigen Umbau d. Läppchenstruktur nennt man *Leberzirrhose*. Ursache können u. a. chron. Alkoholmissbrauch, chron. virale Leberentzündung (*Hepatitis* B, C, D) od. eine medikamentös od. durch Giftstoffe hervorgerufene Leberschädigung sein.

Bevor sie im Körper ihre Wirkung entfalten können, werden best. Wirkstoffe aus oral eingenommenen Medikamenten in der Leber abgebaut u. verlieren so einen Teil ihrer Wirkung: First-Pass-Effekt. Bei Patienten mit eingeschränkter Leberfunktion fällt er schwächer aus, Medikamentendosen müssen verringert werden.

Leber – Stoffwechselfunktionen

Definition

Die Leber erfüllt eine lebenswichtige Rolle beim Stoffwechsel v. Kohlenhydraten, Eiweißen u. Fetten.

Beteiligte Strukturen

Alle *Hepatozyten* (Leberepithelzellen) besitzen spezielle Enzyme, um d. besonderen Stoffwechselfunktionen ausführen zu können.

Funktionsmechanismen

Kohlenhydratstoffwechsel:
- Hoher Blutglukosespiegel:
  - ➤ Bauchspeicheldrüse schüttet Insulin aus
  - Insulin bringt Hepatozyten dazu, Glukose aus Blut aufzunehmen
  - Glukose wird in große Glykogenmoleküle (Zuckerspeicher) eingebaut
- Niedriger Blutzuckerspiegel:
  - ➤ Nebenniere schüttet Adrenalin aus, Pankreas Glukagon
  - Hormone bringen Hepatozyten dazu, Glukose aus Glykogen freizusetzen u. ins Blut abzugeben
- In Fastenperioden: Hepatozyten können Glukose z. B. aus Aminosäuren od. Laktat herstellen (*Glukoneogenese*)

Fettstoffwechsel:
- Leber kann Chylomikronenreste sowie Lipoproteine HDL u. LDL aufnehmen u. Fettsäuren u. Cholesterin aus ihnen freisetzen
- Leber speichert Triglyzeride

Eiweißstoffwechsel:
- Leber erzeugt d. meisten Serumproteine (z. B. Gerinnungsfaktoren, Albumine)
- Leber erzeugt aus beim Abbau v. Aminosäuren anfallendem giftigem Ammoniak ungiftigen Harnstoff (wird über die ➤ Niere ausgeschieden)

Wichtige Erkrankungen

Durch Alkoholmissbrauch od. als Folge d. *metabolischen Syndroms* (Fettleibigkeit, erhöhte Blutfettwerte, Bluthochdruck, Diabetes mellitus Typ 2) kann es zu Fetteinlagerungen in d. Leber u. letzten Endes zur nichtinfektiösen Leberentzündung (Fettleberhepatitis) kommen.

Leber – Entgiftung und Ausscheidung

Definition

Die Leber kann giftige Fremdstoffe, aber auch körpereigene Stoffwechselprodukte, durch chemische Veränderung entgiften. Die Abbauprodukte werden über ➤Niere od. Galle ausgeschieden.

Beteiligte Strukturen

Alle *Hepatozyten* (Leberepithelzellen) besitzen spezielle Enzyme, die die notwendigen chemischen Reaktionen katalysieren.

Funktionsmechanismen

Ausscheidung über Niere:

- Stoffe müssen evtl. gut wasserlöslich gemacht werden
- Abbauprodukte werden in Sinusoide abgegeben → gelangen mit Blut zur Niere

Ausscheidung über Galle:

- Nicht wasserlösliche Abbauprodukte werden in Gallenkapillaren abgegeben
- Gallensäuren sorgen dafür, dass fettlösliche Stoffe in Galle gelöst bleiben

Bilirubin:

- Abbauprodukt d. Blutfarbstoffs *Hämoglobin*, schlecht wasserlöslich (*indirektes Bilirubin*)
- Wird in Leber wasserlöslicher gemacht → Bilirubinglukoronid (*direktes Bilirubin*) u. in Galle ausgeschieden

Leber wandelt giftiges Ammoniak in ungiftigen Harnstoff um (Harnstoffzyklus).

Wichtige Erkrankungen

Fällt zu viel Bilirubin an od. ist d. Leber so geschädigt, dass sie es nicht ausscheiden kann, zeigt sich Bild d. Gelbsucht (*Ikterus*). Ab 2 mg Bilirubin pro dl Blut (normal: 1 mg/dl) färben sich Haut u. bes. Augen gelb.

Nach aktuellem Stand der Wissenschaft gibt es keine potenziell sichere Alkoholkonsummenge für die Leber. Daher hat die Deutsche Gesellschaft für Ernährung e.V. (DGE) ihre ehemaligen Empfehlungen zu leberverträglichen, täglichen Maximalmengen von Alkohol 2024 korrigiert. Sie empfiehlt nun den kompletten Verzicht auf Alkohol.

Leber – Gallenwege und Gallenblase

Definition

Die Leber produziert pro Tag ca. 0,7 l Galle. Diese gelangt über *intra-* u. *extrahepatische* Gallenwege ins Doudenum. Galle wird in Gallenblase (*Vesica fellea* o. *Vesica biliaris*) gespeichert u. bei Bedarf freigesetzt.

Bau

(➤ Abb. 44)
Gallenblase:

- Birnenförmiges Hohlorgan
- An Eingeweidefläche (Unterseite) d. Leber
- Ca. 8–11 cm lang, 3–4 cm breit, Fassungsvermögen 30–60 ml
- Feinbau: innere Oberfläche: Zylinderepithel m. Mikrovilli; unter Epithel: glatte Muskulatur

Intrahepatische Gallenwege:

- Galle wird in *Hepatozyten* produziert
- Gelangt in Gallenkapillare

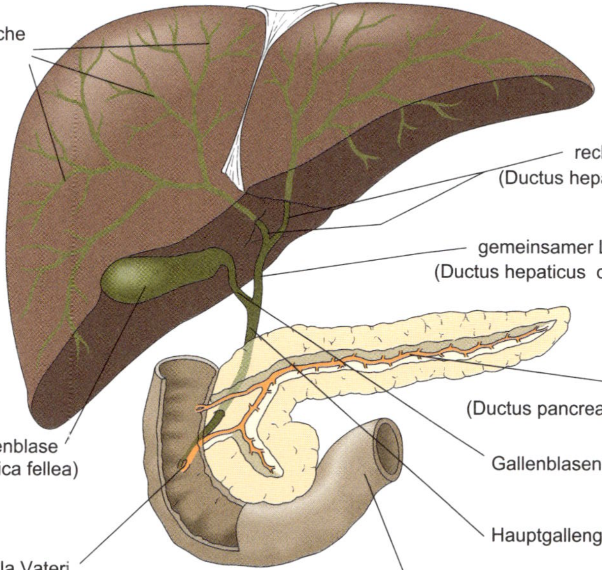

Abb. 44 Die Gallenwege außerhalb der Leber [L190]

- Fließt in interlobuläre Gallengänge im Periportalfeld
- Gallengänge vereinigen sich auf Weg zu Leberpforte
- An Leberpforte treten 2 Gallengänge (rechter u. linker) aus: *Ductus hepaticus dexter, Ductus hepaticus sinister*

Extrahepatische Gallenwege:

- Gallengänge vereinigen sich zu gemeinsamem Lebergang (*Ductus hepaticus communis*)
- V. Ductus hepaticus communis geht Aufzweigung zu Gallenblase ab, d. Gallenblasengang (*Ductus cysticus*)
- Nach Abgang d. Ductus cysticus heißt Ductus hepaticus communis Hauptgallengang (*Ductus choledochus*)
- Ductus choledochus durchquert Pankreaskopf, mündet gemeinsam mit Pankreasgang an Vater-Papille (*Papilla duodeni major*) im Doudenum
- Schließmuskel an Mündung (*M. sphincter Oddi*)

Funktionen

Gallenflüssigkeit:

- Besteht aus Wasser, Elektrolyten, Gallensäuren u. auszuscheidenden Stoffen
- Funktion: Gallensäuren emulgieren bei der Verdauung Fettsäuren aus Nahrung (d. h. machen Fette in Wasser löslich)
- Gallensäuren werden im Ileum zum größten Teil wieder resorbiert, gelangen mit Pfortaderblut zur Leber u. werden wiederverwendet (*enterohepatischer Kreislauf*)

Gallenblase:

- Speichert Galle, dickt Galle ein
- Bei Bedarf (Nahrungszufuhr) kontrahiert glatte Muskulatur → Galle wird ausgepresst

Wichtige Erkrankungen

Gallensteine entstehen, wenn schwer lösliche Bestandteile d. Galle (z. B. Cholesterin, Bilirubin) in zu großer Konzentration vorhanden sind u. auskristallisieren. Klemmen Steine im Gallengang, kommt es zur Gallenkolik: starke, krampfartige Schmerzen im Mittel- u. Oberbauch evtl. ausstrahlend in rechte Schulter.

Liquorraum

Definition

Der Liquorraum ist ein System aus miteinander verbundenen Hohlräumen im ZNS. Man unterscheidet äußeren u. inneren Liquorraum.

Bau

Der äußere Liquorraum:

- Liegt zw. Arachnoidea u. Pia mater (➤ Hirnhäute)
- Ist an manchen Stellen zu Zisternen erweitert (Kleinhirnzisterne, *Cisterna cerebellomedullaris*; *Cisterna lumbalis* unterhalb des Rückenmarks)

Der innere Liquorraum:

- Besteht aus 2 Seitenventrikeln in den Großhirnhemisphären (I. u. II. Ventrikel), einem 3. Ventrikel im Bereich des Zwischenhirns – einem schmalen Übergang (*Aquädukt*, zieht durchs Mittelhirn) zum IV. Ventrikel, der zw. Kleinhirn, Brücke u. verlängertem Mark liegt – u. Zentralkanal im Rückenmark
- Vom IV. Ventrikel aus bestehen Verbindungen zum äußeren Liquorraum

Funktionen

- Enthält *Liquor* (wasserklare, eiweißarme, fast zellfreie Flüssigkeit)
- Liquor polstert das Gehirn (Stoßdämpfer)
- Liquor dient Stoffwechsel d. Nervenzellen
- Liquor mit Immunzellen als Abwehr

Der Liquor wird in Ventrikeln im Adergeflecht des *Plexus choroideus* (Ausstülpungen der Pia mater) produziert u. in Arachnoidalzotten wieder aufgenommen.

Wichtige Erkrankungen

Kann der Liquor aus Ventrikeln nicht abfließen, entsteht das Krankheitsbild des Wasserkopfes (*Hydrocephalus*) → Ventrikel vergrößern sich auf Kosten des Hirngewebes.

Durch eine Liquorpunktion aus dem Bereich der LWS unterhalb des Rückenmarks kann Liquor zu diagnostischen Zwecken gewonnen werden (z. B. bei Verdacht auf Meningitis).

Lunge – Bau

Definition

Die Lungen (*Pulmones*, Einzahl *Pulmo*) dienen der ➢ Atmung. Die Lungen haben Strukturen, die der Gasleitung (Luftwege) dienen, u. solche, die dem Gasaustausch dienen.

Bau

Lage:

- Im Brustkorb
- Lungen grenzen an Mediastinum, unten an Zwerchfell
- Rechte Lunge ist etw. größer als linke

Aufbau (➢ Abb. 45):

- Gegliedert in:
  - Lappen (*Lobi*): rechts 3 (Ober-, Mittel- u. Unterlappen), links 2 (Ober- u. Unterlappen); durch Einschnitte (*Fissuren*) voneinander getrennt

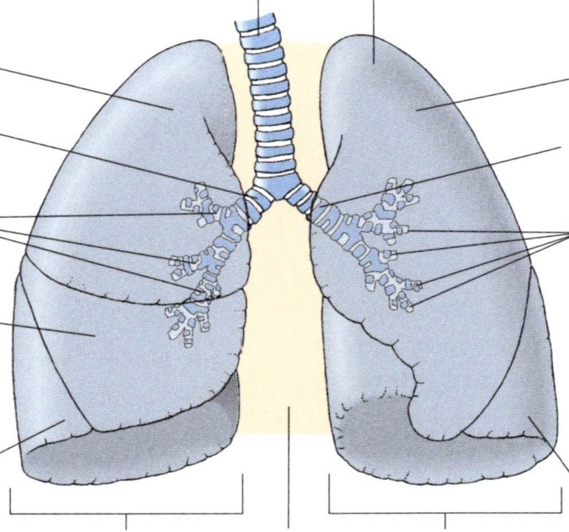

Abb. 45 Lungen [L190]

- Segmente: rechts 10, links 9; ein Segment ist Versorgungsgebiet eines Segmentbronchus u. eines Arterienastes
- An zum Mediastinum zeigender Seite: Lungenwurzel (*Lungenhilum*), Ein- bzw. Austritt v.:
  - Hauptbronchus
  - Lungenarterie (*A. pulmonalis*)
  - Lungenvenen (*Vv. pulmonales*)
  - Außerdem: Lymphknoten
- Lungen sind bedeckt v. Lungenfell (*Pleura visceralis*), geht am Lungenhilum in Rippenfell (*Pleura parietalis*) über

Feinbau:

- Schwammartiges Gewebe, besteht aus 300–400 Millionen Lungenbläschen (*Alveolen*)

Funktionen

Luftwege: Ort der Luftleitung
Alveolen: Ort d. Gasaustauschs

Wichtige Erkrankungen

Eine bakterielle Infektion d. Lungen dehnt sich häufig auf einen Lappen aus (*Lobärpneumonie*), der dann im Röntgenbild verschattet wirkt.

Viele pflegerische Techniken können das Risiko für eine Pneumonie senken (Pneumonieprophylaxe):
- Atemgymnastik
- Atmungsunterstützende Positionierung
- Sekretlockerung
- Bewegungsfähigkeit u. Beweglichkeit erhalten

Lunge – Luftwege

Definition

Die Luft- od. Atemwege reichen v. der ➤ Nase über den Rachen (obere Atemwege) über den ➤ Kehlkopf – an dem die unteren Atemwege beginnen –, die Luftröhre (*Trachea*), die Bronchien u. Bronchiolen bis in die Alveolen.

Bau

Obere Atemwege:
- Nase
- Nasennebenhöhlen
- Rachen

Untere Atemwege:
- Kehlkopf
- Geht über in Trachea:
  - Ca. 10 cm lang
  - Vor Speiseröhre
  - Offen gehalten v. hufeisenförmigen, n. hinten offenen Knorpelspangen
  - In Wand zw. Knorpelspangen elastisches Bindegewebe, glatte Muskulatur
  - Zweigt sich an *Bifurkation* (Höhe Brustwirbel) auf in rechten u. linken Hauptbronchus (*Bronchus principalis dexter* u. *sinister*)
- Bronchialbaum in Lunge:
  - Hauptbronchien treten in Lungen ein, mit Knorpelspangen; verzweigen sich in
  - Lappenbronchien: versorgen je einen Lungenlappen, in der Wand Knorpelblättchen statt -spangen
  - Segmentbronchien versorgen je ein Lungensegment, teilen sich im Verlauf immer weiter auf, bis in die
  - Bronchiolen (*Bronchioli*): kein Knorpel in Wand, Durchmesser 1 mm
  - *Bronchioli terminales*: letzte Aufzweigung d. Bronchiolen
  - *Bronchioli respiratorii*: Ende des rein leitenden Teils des Bronchialbaumes, münden in
  - Alveolargang (*Ductus alveolares*), v. dem gehen ab
  - *Alveolen*: kleine Säckchen, öffnen sich zum Alveolargang

Feinbau:
- Epithel mit Flimmer- u. schleimbildenden Becherzellen
- In Trachea: unter Epithel Trachealdrüsen
- In Bronchien liegen unter Epithel Bronchialdrüsen
- Ab Bronchiolen keine Drüsen mehr
- Ab *Bronchioli respiratorii* keine Becherzellen mehr
- Alveolen: 2 Zelltypen:
  - Pneumozyten Typ 1: dünne Epithelzellen
  - Pneumozyten Typ 2: produzieren Surfactant (oberflächenaktive Substanz)

Funktionen

Trachea:
- Flimmerhärchen schlagen rachenwärts
- Schleim bindet kleine Fremdkörper (Pollen, Ruß, Staub o. Ä.)

- Flimmerhärchen transportieren Schleim u. Fremdkörper rachenwärts → Selbstreinigung

Alveolen:

- Pneumozyten Typ 1: bilden zusammen mit Endothel d. darunter liegenden Kapillare Blut-Luft-Schranke
- Pneumozyten Typ 2: bilden Surfactant (hält Alveolen offen)

Bis zu Bronchioli respiratorii: nur Luftleitung. Bronchioli respiratorii, Alveolargang, Alveole: auch Gasaustausch.

Wichtige Erkrankungen

- Beim Asthma bronchiale reagieren Atemwege auf bestimmte Reize (z. B. Allergene) überempfindlich, schwellen an u. verursachen so Atemnot. Definitionsgemäß sind die Beschwerden spontan od. durch Behandlung voll reversibel.
- Die Beschwerden bei der chron. obstruktiven Lungenerkrankung (COPD) sind ähnlich, aber nicht reversibel. COPD entsteht meist infolge langjährigen Zigarettenkonsums.

Besondere Information

- Der rechte Hauptbronchus ist weitlumiger u. geht steiler ab als d. linke. Darum gelangen Fremdkörper eher in d. rechten, als in d. linken Hauptbronchus.

Lunge – Blutversorgung

Definition

Die Lunge erhält Blut sowohl aus dem kleinen (Lungen-), als auch aus dem großen (Körper-) Kreislauf. Durch die Gefäße des kleinen Kreislaufs fließt das gesamte Herzzeitvolumen durch die Lunge.

Bau

Alle Gefäße laufen in d. Lunge immer zusammen mit d. Bronchien im peribronchialen Bindegewebe.

Körperkreislauf:

- *Rr. bronchiales* gehen aus Aorta bzw. 3. Zwischenrippenarterie hervor
- *Vv. bronchiales*

Lungenkreislauf:

- *Aa. pulmonales* treten am Lungenhilum in Lungen ein
- Verzweigen sich bis zu den Kapillaren
- Kapillaren umschlingen Alveolen
- *Vv. pulmonales* verlassen Lungen am Hilum

Funktionen

Körperkreislauf:

- Rr. bronchiales versorgen Wände d. Bronchien mit Nährstoffen, Sauerstoff
- Gasaustauschende Strukturen werden direkt aus Atemluft mit O_2 versorgt

Lungenkreislauf:

- Sauerstoffarmes Blut aus Aa. pulmonales wird an Alveolen mit O_2 angereichert (Gasaustausch)
- Sauerstoffreiches Blut fließt über Vv. pulmonales zum Herzen zurück
- Endothel d. Kapillaren ist Teil d. Blut-Luft-Schranke

In Teilen d. Lunge, die nicht belüftet (*ventiliert*) werden, geht auch die Durchblutung aus d. Aa. pulmonales zurück (Euler-Liljestrand-Reflex).

Wichtige Erkrankungen

Gelangt ein Blutpfropfen (*Embolus*) in eine Lungenarterie u. verschließt sie, spricht man v. einer Lungenembolie.

> Lungenembolien sind nicht immer leicht zu diagnostizieren. Hinweisend können aber eine Tachykardie u. eine trotz Sauerstoffgabe verminderte Sauerstoffsättigung sein.

Lymphsystem – Lymphgefäße

Definition

Die Lymphgefäße transportieren die *Lymphe*, ein Filtrat des Blutes, aus den Kapillaren. In die Lymphgefäße sind als Filterstationen Lymphknoten eingeschaltet (➤ Lymphsystem – Lymphknoten).

Bau

Systematik:
- Lymphkapillaren: beginnen blind im Gewebe
- Lymphbahnen vereinigen sich zu
- Lymphstämmen: glatte Muskelzellen in Wand, Klappen, die Zurückströmen d. Lymphe verhindern
- Lymphstämme d. unteren Körperhälfte münden in Lymphzisterne (*Cisterna chyli*)
- Milchbrustgang (*Ductus thoracicus*): zieht durch hinteres Mediastinum, nimmt Lymphstämme d. linken Armes u. d. linken Kopfhälfte auf, mündet im linken Venenwinkel (an Einmündungsstelle d. linken *V. jugularis int.*) in *V. subclavia*
- Rechter Hauptlymphgang (*Ductus lymphaticus dexter*): nimmt Lymphstämme aus rechtem Arm u. rechter Kopfhälfte auf, mündet in rechten Venenwinkel

Lymphe:
- Zusammensetzung entspricht Blutplasma
- Aber: niedrigerer Eiweißgehalt (20 g/l statt 80 g/l)

Funktionen

Lymphe:
- Aus Kapillaren wird Flüssigkeit ins Interstitium filtriert
- Ca. 10 % werden nicht wieder ins Kapillarsystem resorbiert → *Lymphe*
- Lymphgefäße aus Darmgebiet transportieren Großteil d. Fette aus Nahrung als Chylomikronen
- Funktion im Abwehrsystem

Transport d. Lymphe:
- Lymphgefäße kontrahieren sich, Klappen dienen als Ventile → Lymphe bewegt sich

Wichtige Erkrankungen

Ansammlungen v. Lymphe im Gewebe (*Ödeme*) entstehen z.B. durch Zerstörung v. Lymphgefäßen durch OP.

> Lymphdrainage ist eine Massagetechnik, die den Lymphabfluss fördert.

Lymphsystem – Lymphknoten

Definition

Lymphknoten (*Nodi lymphoidei*) sind mit Abwehrzellen bestückte Filterstationen, die in die Lymphbahnen eingeschaltet sind.

Bau

(➤ Abb. 46)

- Bohnenförmig, wenige mm – 1 cm Durchmesser
- Blutgefäße u. abführendes Lymphgefäß (*Vas efferens*) auf konkaver Seite
- Zuführende Lymphgefäße (*Vasa afferentia*) auf konvexer Seite

Feinbau:

- Umgebende Bindegewebskapsel
- Bindegewebsstränge (*Trabekel*) ziehen v. Kapsel n. innen
- Zw. Trabekeln: lymphatisches Gewebe

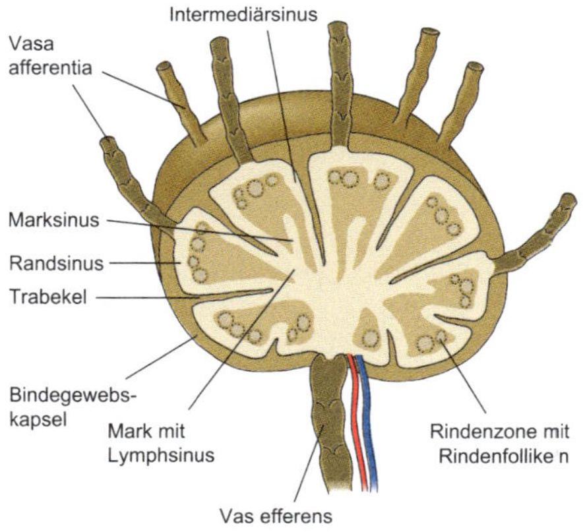

Abb. 46: Schnitt durch einen Lymphknoten [L190]

  - Rinde mit Sekundärfollikeln (Ansammlungen v. B-Lymphozyten)
  - Parakortikalzone mit T-Lymphozyten
  - Mark: Plasmazellen u. Makrophagen
- Spalten, in denen Lymphe fließt: *Randsinus* unter Kapsel, *Intermediärsinus, Marksinus*

Funktionen

- Fremdkörper u. Krankheitserreger treten durch zuführende Lymphgefäße ein
- Fließen durch Sinus
- Kommen mit Abwehrzellen in Kontakt

Wichtige Erkrankungen

Lymphknotenschwellungen können reaktiv (d.h. als Antwort auf eine Infektion), durch eine bösartige Vermehrung d. Abwehrzellen (*malignes Lymphom*) od. als Folge einer Absiedlung eines bösartigen Tumors (*lymphogene Metastasierung*) entstehen.

Magen-Darm-Trakt – Grundlagen

Definition

Der Magen-Darm-Trakt (*Gastrointestinaltrakt*) reicht als durchgehendes Rohr vom Mund bis zum After. Seine Aufgabe ist Transport und mechanische Zerkleinerung v. Nahrung, ihre chemische ➤ Verdauung u. Aufnahme (*Resorption*).

Bau

Abschnitte d. Magens:

- Mund/Rachenhöhle (➤ Magen-Darm-Trakt – Mund-/Rachenraum)
- Speiseröhre (*Oesophagus*) (➤ Magen-Darm-Trakt – Speiseröhre)
- Magen (Gaster) (➤ Magen-Darm-Trakt – Magen)
- Dünndarm (*Intestinum tenue*), besteht aus: (➤ Magen-Darm-Trakt – Dünndarm)
  - Zwölffingerdarm (*Duodenum*)
  - Leerdarm (*Jejunum*)
  - Krummdarm (*Ileum*)
- Dickdarm (*Intestinum crassum*) (➤ Magen-Darm-Trakt – Dickdarm), besteht aus:
  - Blinddarm (*Caecum*)
  - Grimmdarm (*Colon*)
  - Mastdarm (*Rectum*)
  - Analkanal (*Canalis analis*)
- ➤ Drüsen:
  - Speicheldrüsen:
  - ➤ Leber (*Hepar*)
  - ➤ Bauchspeicheldrüse (*Pankreas*)

Wandbau (v. innen n. außen):

- Schleimhaut (*Tunica mucosa, Mukosa*):
  - Ganz innen: Epithel
  - Darunter: Bindegewebe
  - Darunter: dünne Schicht glatter Muskulatur (*Lamina muscularis mucosae*)
  - Oft mit Lymphozytenansammlungen → Mukosa-assoziiertes lymphatisches Gewebe (MALT)
- Submukosa (*Tela submucosa*):
  - Bindegewebsschicht zw. Mukosa u. Muskularis
  - Ab Speiseröhre mit Nervenzellen d. Meissner-Plexus (*Plexus submucosus*) d. Darmnervensystems
- Muskelschicht (*Tunica muscularis, Muskularis*):
  - In oberer Speiseröhre gestreifte, danach glatte Muskulatur
  - Innere Schicht: umgibt Magen-Darm-Rohr ringförmig
  - Äußere Längsmuskelschicht
  - Zw. d. Schichten: Nervenzellen d. Auerbach-Plexus (*Plexus myentericus*)
- Serosa (*Tunica serosa*): dünne Schicht mit Mesothelzellen, nur bei intraperitoneal gelegenen Organen, entspricht Peritoneum viscerale
- Bei Mundhöhle, Rachen, oberem Ösophagus besteht äußerste Schicht aus lockerem Bindegewebe u. heißt *Adventitia*

Peritoneum:

- Das Innere der Bauchwand u. viele Organe in ihr sind v. spiegelnder Haut (*Peritoneum*) bedeckt
- V. Peritoneum umgebener Raum: Bauchhöhle
- Teil d. Haut, die an Bauchwand angewachsen ist, heißt *Peritoneum parietale*
- Teil d. Haut, der Organe bedeckt, heißt *Peritoneum viscerale*
- Peritoneum parietale verlässt Bauchwand, wird z. Peritoneum viscerale, bedeckt ein Organ u. kehrt wieder zur Wand zurück → es entsteht eine Art Stiel (Meso genannt) zw. Wand u. Organ, in d. Gefäße u. Nerven laufen
- Organe, die mit Peritoneum überzogen sind, liegen *intraperitoneal*
- Organe, die nur vorne mit Peritoneum überzogen sind, liegen *retroperitoneal*
- Organe, die keinen Kontakt mit Peritoneum haben liegen, *extraperitoneal*

Funktionen

- Zähne, Wandbewegungen (*Peristaltik*): mechanische Zerkleinerung d. Nahrung
- Durch Verdauungssäfte aus Magen u. Drüsen: chemische Verdauung
- Über Mukosa d. Wand v. a. in Dünn- u. Dickdarm: Aufnahme v. Nährstoffen

Wichtige Erkrankungen

Gelangen Bakterien (z. B. durch Loch in d. Darmwand) in d. Bauchhöhle, kann sich eine lebensgefährliche Bauchfellentzündung (*Peritonitis*) entwickeln. Im Vergleich zu vielen anderen Magen-Darm-Erkrankungen ist diese jedoch eher selten. Für die tägliche Patientenversorgung sind v. a. Durchfallerkrankungen von Bedeutung, da diese nicht selten ansteckend sind.

Magen-Darm-Trakt – Mund-/Rachenraum

Definition

Der Mund-/Rachenraum ist der 1. Abschnitt des Magen-Darm-Traktes. Er beginnt mit den Lippen u. endet am Beginn der Speiseröhre.

Bau

Mundhöhle:

- Begrenzungen:
  - Mund unten: Mundboden (muskulär)
  - Seitl: Wangen
  - Mund oben: harter Gaumen (vorderer Teil, knöchern) u. weicher Gaumen (hinterer Teil, Muskelplatte, mit Zäpfchen [*Uvula*])
  - Mund vorne: Lippen
  - Mund hinten: Schlundenge zw. Gaumenbögen (2 bogenförmige Schleimhautfalten, hintereinander gelegen, dazwischen: Gaumenmandeln)
- In Mundhöhle münden Speicheldrüsen
- An Zahnfortsätzen d. Kiefer ist Schleimhaut fest mit Knochen verwachsen → Zahnfleisch (*Gingiva*)
- In Mundhöhle: ➤ Zunge (*Lingua*)

Rachen (*Pharynx*):

- Muskelschlauch, d. Mundhöhle u. Speiseröhre verbindet
- Verbindet außerdem Nase u. Kehlkopf → Luftwege u. Weg d. Nahrung kreuzen im Rachen

Funktionen

- Zähne: Zerkleinerung d. Nahrung
- Speicheldrüsen: Speichel macht Nahrung gleitfähig; geben Enzyme z. geringen chemischen Verdauung ab

Schluckakt:

- Zunge formt aus eingespeichelter, zerkauter Nahrung einen Bissen u. schiebt ihn in Richtung Rachen → Schluckreflex wird ausgelöst
- Weicher Gaumen hebt sich, Rachenmuskulatur kontrahiert → Nasen-Rachenraum wird abgedichtet
- Mundbodenmuskulatur kontrahiert → Kehlkopf wird angehoben, Kehldeckel verschließt Eingang d. unteren Atemwege

Wichtige Erkrankungen

Bei Bewusstseinstrübung od. Narkotisierung kann Schluckreflex ausbleiben → Gefahr, dass Nahrung/Erbrochenes in Luftröhre gelangt (*Aspiration*).

Magen-Darm-Trakt – Speiseröhre

Definition

Die Speiseröhre (*Ösophagus*) ist ein muskulöser, mit Schleimhaut ausgekleideter Schlauch, der sich v. Rachen bis zum Magen erstreckt (➤ Magen-Darm-Trakt – Magen).

Bau

- Länge: ca. 25 cm
- Beginn: auf Höhe d. Ringknorpels d. ➤ Kehlkopfes, zw. Halswirbelsäule u. Kehlkopf
- Läuft durch Mediastinum
- Durchtritt durch Zwerchfell am *Hiatus oesophageus*
- Läuft kurz im Bauchraum, mündet in Magen
- In Ruhe liegen Wände einander an
- Muskulatur am oberen u. unteren Ende hat in Ruhe erhöhte Spannung → verschließt Speiseröhre: oberer u. unterer *Ösophagussphinkter*
- 3 physiologische Engstellen:
  - Ringknorpelenge: engste Stelle
  - Aortenenge: hervorgerufen durch Aortenbogen u. linken Hauptbronchus
  - Zwerchfellenge
- Muskulatur im oberen Teil quergestreift, sonst glatt

Funktionen

Schluckakt:

- Oberer Ösophagussphinkter erschlafft → Bissen kann in Speiseröhre
- Peristaltikwelle transportiert Bissen aktiv weiter:
  - Unterhalb d. Bissens kontrahiert Längsmuskulatur → Lumen erweitert sich
  - Oberhalb d. Bissens kontrahiert Ringmuskulatur → Bissen wird weitergeschoben
- Unterer Ösophagussphinkter erschlafft → Bissen gelangt in Magen

Wichtige Erkrankungen

Gelangt Magensäure rückwärts in d. Speiseröhre, entzündet sich d. Schleimhaut (*Refluxösophagitis*).

Fremdkörper u. zu große Bissen bleiben v.a. an d. Engstellen d. Speiseröhre stecken.

Magen-Darm-Trakt – Magen

Definition

Der Magen (*Gaster, Ventriculus*) ist ein hakenförmiges Hohlorgan mit muskulöser Wand. Er liegt im linken Oberbauch u. produziert einen stark sauren Magensaft.

Bau

(➢ Abb. 47)

Aufbau:

- Magenmund (*Cardia*): Mageneingang
- Magengrund (*Fundus*): Teil, der oberhalb des Mageneingangs liegt
- Magenkörper (*Corpus*)
- Magenausgang (*Antrum, Pars pylorica*)
- Pförtner (*Pylorus*): Muskelring um Magenausgang
- Kleine Kurvatur
- Große Kurvatur
- Schleimhaut liegt in Falten

Muskelschichten in Muskularis:

- Ganz außen: Längsmuskelschicht
- Mittlere Schicht: ringförmige Muskulatur
- Ganz innen: schräg verlaufende Muskelfasern

Feinbau Magenschleimhaut:

- Viele Einsenkungen: Magengrübchen, (*Foveolae gastricae*); in Grübchen münden schlauchförmige Magendrüsen (*Gll. gastricae*)
- Spezialisierte Zellen d. Magenschleimhaut:
  - Belegzellen (*Parietalzellen*): v. a. im mittleren Abschnitt d. Drüsen, produzieren Salzsäure (HCl) u. Intrinsic Factor; kommen nur im Korpus-/Fundusbereich vor
  - Hauptzellen: v. a. in unterem Drüsenabschnitt, produzieren Pepsin, Pepsinogen; kommen nur im Korpus-/Fundusbereich vor
  - Nebenzellen: Magenschleim, Bikarbonat (HCO_3^-), vorwiegend im oberen Drüsenabschnitt (Drüsenhals) u. an Oberfläche; kommen im ganzen Magen vor
  - G-Zellen: bilden Gastrin, kommen in Antrum u. Pars pylorica vor

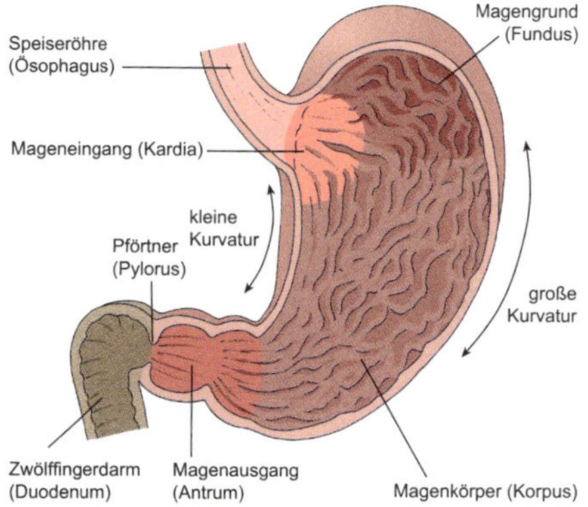

Abb. 47 Längsschnitt durch den Magen [L190]

Funktionen

- Muskelkontraktionen (*peristaltische* Wellen) durchlaufen Magen → durchmischen Speisebrei, zerkleinern Nahrungsbrocken
- Pylorus gibt Speisebrei portionsweise ins Duodenum ab

Magensaft:

- HCl (Belegzellen geben H^+- u. Cl^--Ionen ab):
  - Desinfiziert Speisebrei
  - Denaturiert Eiweiße → können v. eiweißspaltenden Proteinen (*Proteasen*) leichter zerlegt werden
  - Senkt pH-Wert im Magen auf 2–4
- Pepsinogen, Pepsin:
  - Proteasen (spalten Eiweiße)
  - Pepsinogen ist inaktiv, wird durch sauren pH zu aktivem Pepsin
- Magenschleim:
  - Enthält HCO_3^-
  - HCO_3^- puffert sauren pH ab → schützt Schleimhaut vor Magensäure
- Intrinsic factor: wird benötigt, um Vitamin B_{12} aufzunehmen

Wichtige Erkrankungen

Eine Entzündung d. Magenschleimhaut (*Gastritis*) wird häufig v. Helicobacter pylori-Bakterien ausgelöst (sog. B-Gastritis).

Eine Komplikation von Magenschleimhautentzündungen kann ein Magengeschwür (*Ulcus ventriculi*) sein. Dieser Defekt der Magenwand kann zu chronischen Blutungen mit folgender Anämie führen.

Magen-Darm-Trakt – Dünndarm

Definition

Der Dünndarm (*Intestinum tenue*) ist der längste Abschnitt des Magen-Darm-Trakts. Er besteht aus Zwölffingerdarm (*Duodenum*), Leerdarm (*Jejunum*) u. Krummdarm (*Ileum*). Charakteristisch für den Dünndarm ist die durch Kerckring-Falten, Zotten u. Mikrovili extrem vergrößerte Oberfläche.

Bau

Duodenum:
- Erster u. kürzester (25–30 cm) Dünndarmabschnitt
- Beginnt am Pylorus d. Magens (➤ Magen-Darm-Trakt – Magen)
- C-förmig gekrümmt
- Umgreift Pankreaskopf
- An Wand: Mündung v. Gallen- u. Pankreasgang: Vater-Papille (*Papilla duodeni major*)
- Geht n. scharfem Knick (*Flexura duodenojejunalis*) ins Jejunum über

Jejunum, Ileum:
- Längste Abschnitte d. Dünndarms (3–4 m)
- Gehen ohne scharfe Grenze ineinander über
- Sind mit Bauchwand durch Duplikatur d. *Peritoneums* verbunden (*Mesenterium*)
- Terminales Ileum mündet ins Zäkum
- An Mündung stehen 2 Schleimhautfalten vor: Ileozäkalklappe (Valva ileocaelis, Bauhin-Klappe)

Feinbau:
- Schleimhautepithelzellen: *Enterozyten*
- Z. Oberflächenvergrößerung: Kerckring-Falten in Schleimhaut, *Zotten* (ca. 1 mm hohe Fransen auf d. Falten) u. *Mikrovili* (Bürstensaum; härchenartige Ausstülpungen d. Zelloberfläche d. Enterozyten)
- Effekt: Kerckring-Falten vergrößern Oberfläche auf d. 3-Fache (0,6–1 m^2); Zotten auf d. 6–14-Fache (ca. 10 m^2), Mikrovili um d. 20–25-Fache (200 m^2)
- In Zotten sind Blutkapillare u. ein Lymphgefäß
- Auf Zotten gibt es außer Ausstülpungen auch Einsenkungen (Lieberkuhn-Krypten); in Krypten: v. a. Becher- u. endokrine Zellen, Stammzellen d. Enterozyten
- Unterschiede:
  - Duodenum: viele hohe Kerckring-Falten; Brunner-Drüsen in Submukosa
  - Jejunum: „typische" Dünndarmschleimhaut
  - Ileum: nur noch wenige, flache Kerckring-Falten; Peyer-Plaques: Erhebungen mit lymphatischem Gewebe

Funktionen

- Pankreassaft u. Galle werden dem Speisebrei im Duodenum zugemischt
- Nährstoffe werden durch Verdauungssäfte aufgeschlossen (➤ Verdauung – Aufschließen der Nährstoffe)

- Große Oberfläche erleichtert Aufnahme (*Resorption*) v. Nährstoffen in Enterozyten
- Größter Teil d. Verdauungssäfte (ca. 8 l/Tag) wird im Dünndarm rückresorbiert
- Brunner-Drüsen geben schleimhaltiges, bikarbonatreiches Sekret ab, neutralisiert Magensaft

Darmbewegungen:

- Bewegungen werden v. Darmnervensystem gesteuert
- Beweglichkeit wird v. vegetativem Nervensystem modifiziert
- Kontraktionen d. *Muscularis mucosae* führen zu Bewegungen d. Zotten → Kontakt mit Speisebrei wird verbessert
- Durch Zusammenspiel v. Rings- u. Längsmuskulatur entstehen Misch- u. Pendelbewegungen sowie peristaltische Wellen (befördern Speisebrei vorwärts)

Wichtige Erkrankungen

Wenn Darmbewegungen ausfallen, spricht man v. einem *Ileus*.

Tumore im Dünndarm sind äußerst selten. Allerdings manifestiert sich ein Morbus Crohn (entzündliche Darmerkrankung) oftmals zuerst im terminalen Ileum.

> Im Gegensatz zum Dickdarm ist der Dünndarm nur wenig v. Bakterien besiedelt.

Magen-Darm-Trakt – Dickdarm

Definition

Der Dickdarm (*Intestinum crassum*) besteht aus Blinddarm (*Caecum*) mit Wurmfortsatz (*Appendix vermiformis*) u. Grimmdarm (*Colon*) mit den 4 Abschnitten aufsteigender (*Colon ascendens*), querverlaufender (*Colon transversum*), Grimmdarm (*Colon descendens*) u. S-förmiger Grimmdarm (*Colon sigmoideum, Sigma*).

Bau

(➤ Abb. 48)
Der Dickdarm umrahmt den Dünndarm wie ein umgedrehtes U.
V. außen zu erkennen ist Dickdarm an:

- *Taenien*: äußere Längsmuskulatur ist zu 3 Strängen zusammengefasst
- Haustren: Einschnürungen d. Wand durch Ringmuskulatur lassen Vorwölbungen (*Haustren*) entstehen → wandern über Dickdarm
- *Appendices epiploicae*: Fettanhängsel

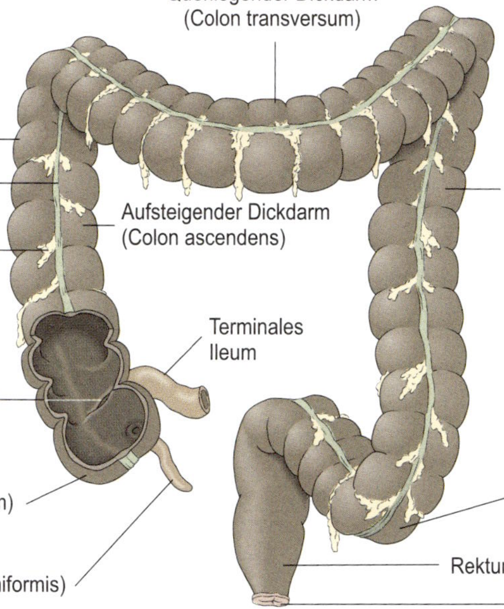

Abb. 48 Abschnitt des Dickdarms [L190]

Blinddarm:

- Teil d. linken unteren Schenkels des „U“
- Der Teil des Dickdarms, der unterhalb d. Einmündung d. Ileum liegt (6–8 cm lang)
- Liegt intraperitoneal → mit Bauchwand durch eine Duplikatur d. Peritoneums verbunden (*Mesokolon*) → beweglich
- Am unteren Pol hängt *Appendix*:
  - Im Durchschnitt ca. 10 cm lang
  - Schleimhaut ähnlich aufgebaut wie im Rest d. Dickdarms
  - In Wand zahlreiche Lymphfollikel (Ansammlungen v. Lymphozyten)

Colon ascendens:

- Liegt retroperitoneal (→ nur an Vorderseite mit Bauchfell bedeckt), wenig beweglich
- Macht in Nähe d. Leber einen Knick nach rechts (*Flexura coli dextra*, *rechte Kolonflexur*)

Colon transversum:

- Beginnt an rechter Kolonflexur
- Liegt intraperitoneal → mit Bauchwand durch Mesokolon verbunden
- Macht in Nähe d. Milz einen Knick nach unten (*Flexura coli sinistra*, *linke Kolonflexur*)

Colon descendens:

- Beginnt an linker Kolonflexur
- Liegt retroperitoneal
- Geht auf Höhe d. linken Darmbeinschaufel ins *Sigma* (Colon sigmoideum) über

Sigma:

- Beginnt am Ende d. Colon descendens mit S-förmiger Krümmung
- Liegt intraperitoneal → mit Bauchwand durch Mesokolon verbunden
- Zieht ins kleine Becken, geht ins *Rektum* über

Aufbau Schleimhaut:

- Keine Zotten
- Tiefe Einstülpungen: Dickdarmkrypten
- In Krypten viele Becherzellen
- An Oberfläche auch resorbierende Enterozyten

Im Gegensatz zu den anderen Darmabschnitten ist der Dickdarm v. vielen Bakterien besiedelt (Darmflora, Mikrobiom).

Funktionen

- Rückresorbtion v. Wasser u. Elektrolyten
- Eindicken d. Darminhalts zum Kot
- Bakterien: machen etliche unverdauliche Nährstoffe resorbierbar, wichtig für Darmgesundheit
- Becherzellen sondern Schleim ab, der Kot gleitfähig macht

Wichtige Erkrankungen

- Entzündung d. Wurmfortsatzes (*Appendizitis*, Blinddarmentzündung)
- Kolonkarzinom ist in Deutschland das zweithäufigste Karzinom

Darmspiegelungen zur Krebsfrüherkennung werden ab einem Alter v. 55 Jahren im 10-Jahres-Rhythmus empfohlen.

Magen-Darm-Trakt – Mastdarm

Definition

Der Mastdarm (*Rektum*) ist der letzte Abschnitt des Magen-Darm-Traktes. In ihm wird Kot gesammelt, um dann beim Stuhlgang (*Defäkation*) portionsweise abgegeben zu werden. Schließmuskeln dienen der ➤ Kontinenz.

Bau

(➤ Abb. 49)

- Liegt im kleinen Becken, außerhalb d. Bauchraums → nicht mit *Peritoneum* überzogen
- Längsmuskelschicht umgibt Rektum ganz → keine Taenien wie am Dickdarm
- Auch keine Haustren, keine *Appendices epiploicae*
- Läuft nicht gerade, sondern S-förmig
- Erweiterung am oberen Ende: Ampulle (*Ampulla recti*)

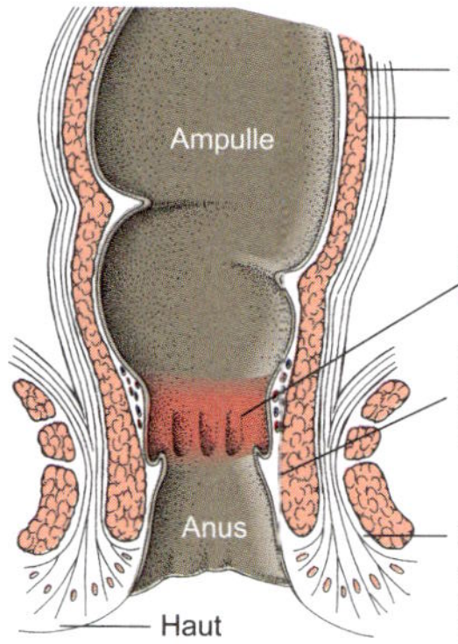

Abb. 49 Mastdarm [L190]

- Am After (*Anus*) mündet Rektum an Körperoberfläche: Übergang v. Schleimhaut zu äußerer Haut mit Haaren u. Talgdrüsen
- Öffnung d. Anus wird v. 2 Schließmuskeln verschlossen: innerer Afterschließmuskel (*M. sphincter ani int.*) u. äußerer Afterschließmuskel (*M. sphincter ani ext.*)
- Hämorrhoidalzone: Venengeflecht (*Plexus venosus rectalis*)

Funktionen

- In Ampulle sammelt sich Kot bis zur Defäkation
- Schließmuskeln verschließen Rektum aktiv
- Venenplexus trägt passiv zur Abdichtung bei

Wichtige Erkrankungen

Knotige Aussackungen d. venösen Schwellkörpers heißen *Hämorrhoiden*. Sie reißen leicht ein, was zu Blutungen u. Schmerzen führt.

Magen-Darm-Trakt – Gefäßverhältnisse

Definition

Die arteriellen Gefäße für die Organe des Magen-Dram-Traktes kommen v.a. aus d. Bauchaorta (*Aorta abdominalis*). Der venöse Abfluss d. unpaaren Bauchorgane hat eine Besonderheit: Er bildet ein Pfortadersystem.

Bau

Gefäße gelangen zu intraperitoneal gelegenen Organen durch Peritonealduplikaturen (*Mesos*), die wie eine Platte v. der Bauchwand zu den Organen ziehen.

Arterieller Zufluss:

- Bis etwa zum absteigenden Teil d. Duodenums aus *Truncus coeliacus*
- Ab absteigendem Teil d. Duodenums bis zur linken Kolonflexur aus *A. mesenterica sup.*
- V. linker Kolonflexur bis zum Rektum aus *A. mesenterica inf.*

Venöser Abfluss:

- Über Pfortader (*V. portae*) zur ➤ Leber
- Pfortadersystem: 2 Kapillargebiete hintereinander geschaltet; 1. Kapillarbett in Darmschleimhaut, Blut fließt dann in Leber u. in Sinusoide (2. Kapillarbett)
- V. Leber fließt das Blut in untere Hohlvene (*V. cava inf.*)

Funktionen

- Nährstoffe u. Giftstoffe fließen zuerst über Leber, um verstoffwechselt zu werden
- Größter Teil d. Fette aus d. Nahrung fließt über Lymphbahnen ab

Wichtige Erkrankungen

Erhöhter Druck in d. Pfortader (z.B. wegen Leberzirrhose) führt dazu, dass Wasser aus d. Gefäßen in d. Bauchhöhle abgepresst wird → Bauchwasser (*Aszites*).

Ein Verschluss der Mesenterialgefäße wird Mesenterialinfarkt genannt u. führt zu lebensbedrohlichen Darmnekrosen. Sein besonderes Zeichen ist d. „faule Friede“, eine schmerzfreie Phase, die eintritt, nachdem das Gewebe abgestorben ist u. bevor sich der Bauchraum als Folge entzündet.

Besondere Information

Ein Pfortadersystem findet man im menschlichen Körper in d. ➤ Leber und in der Hypophyse.

Milz

Definition

Die Milz (*Splen*) ist ein lymphatisches Organ, sie steht v. a. im Dienst der Abwehr. Außerdem beseitigt sie überalterte Erythrozyten (*Erythrozytenmauser*). Sie liegt im linken Oberbauch.

Bau

- Bohnenförmig, misst ca. 11 × 7 × 4 cm.
- Milz-Arterie (*A. splenica, A. lienalis*) u. Milz-Vene (*V. splenica, V. lienalis*) treten an Milzpforte (*Milzhilus*) ein bzw. aus.
- V. Milz-Kapsel aus ziehen bindegewebige Balken (*Milztrabekel*) ins Milzinnere → stützendes Gerüst.
- Das Innere der Milz besteht aus weißer u. roter *Pulpa*
  - Weiße Pulpa: lymphatisches Gewebe, umgibt Zentralarterien
  - Rote Pulpa: durchzogen v. Milz-Sinus (weite Gefäße mit dünnen Wänden)
- Zw. Zentralarterie u. Sinus fließt Blut frei durch Gewebe u. tritt durch Wand d. Sinus wieder ins Gefäßsystem ein → alte Erythrozyten können sich nicht mehr genügend verformen, um durch Sinuswand zu treten

Funktionen

Die Milz ist als Filter in Blutstrom eingeschaltet. Blut kommt in weißer Pulpa mit Abwehrzellen in Kontakt. In roter Pulpa beseitigen Makrophagen Fremdkörper u. überalterte Blutzellen.

Wichtige Erkrankungen

In Folge eines Traumas kann es zur Milzruptur kommen. Die dabei entstehende Blutung ist lebensbedrohlich → chirurgische Entfernung der Milz. Dadurch, dass die Milz von ihrer derben Kapsel umgeben ist, kann zwischen Unfall u. vollständiger Ruptur ein mehrtägiger Zeitraum liegen. Die Kapsel füllt sich dabei so lange mit Blut, bis sie zerreißt. Liegt dieser Fall vor, wird auch von einer zweizeitigen Milzruptur gesprochen.

Bei Patienten ohne Milz findet die Erythrozytenmauser in der ➤ Leber statt.

Besondere Information

Einen offenen Kreislauf, bei dem Blut frei im Gewebe fließt, findet man nur in der Milz.

Muskulatur, glatte

Definition

Glatte Muskulatur ist willkürlich nicht zu steuern. Sie findet sich an vielen Stellen, v. a. in der Wand v. Hohlorganen, um Blut- u. Lymphgefäße sowie an Haaren.

Bau

- Spindelförmige Zellen, 5–10 µm lang → kleiner als Skelettmuskelfasern
- Zigarrenförmiger Kern in Mitte d. Zelle
- Keine Querstreifung erkennbar
- Verbunden durch *Nexus* (*Gap Junctions*; „Kurzschlüsse" zw. d. Zellen)

Funktionen

- Glatte Muskulatur reguliert Weite v. Blutgefäßen, transportiert Inhalt d. ➤ Magen-Darm-Trakts, ist an Stuhl- u. Harnkontinenz beteiligt (➤ Kontinenz), lässt Haare zu Berge stehen etc.
- Glatte Muskelzellen können u. a. durchs vegetative Nervensystem, Hormone od. auch lokale Faktoren (z. B. Dehnung, pH-Wert, Sauerstoffkonzentration) erregt werden
- Durch Gap Junctions sind alle glatten Muskelzellen eines Netzwerks miteinander verbunden → Erregung einer Zelle führt zur Erregung aller Zellen d. Netzwerks (wichtig z. B. für Peristaltik im Magen-Darm-Trakt)

Wichtige Erkrankungen

Tumore, die v. der glatten Muskulatur ausgehen, heißen *Leiomyome*, wenn sie gutartig sind; *Leiomyosarkome*, wenn sie bösartig sind.

Die Kontraktionen d. glatten Muskulatur sind langsamer u. dauern länger an als die v. Skelettmuskeln. Außerdem ermüdet glatte Muskulatur nicht.

Muskulatur, quergestreifte

Definition

Quergestreifte Muskulatur ist die Muskulatur der Skelettmuskeln. Sie kann willkürlich kontrolliert werden u. ist Teil des aktiven Bewegungsapparats (➤ Bewegungsapparat, aktiver).

Bau

Quergestreifte Muskelzelle:

- Lange (bis 10 cm), schlauchförmige Zelle (heißt auch *Muskelfaser*)
- Viele (500–10 000) Zellkerne, ganz am Rand d. Zelle
- Im Zytoplasma liegen *Myofibrillen*:
  - Bündel aus Proteinen, die sich über ganze Länge d. Faser ziehen
  - Bestehen aus Myofilamenten: *Aktin* (dünner) u. *Myosin* (dicker)
  - Myofilamente sind regelmäßig angeordnet, überlappen sich tw. → überlappende Abschnitte erscheinen dunkler → Querstreifen
  - Die kleinste kontraktile Einheit heißt *Sarkomer* (jedes Sarkomer ist an genau einem Streifen beteiligt)

Hüllen d. Skelettmuskels:

- Viele Muskelfasern bilden einen Muskel
- Muskel ist v. Bindegewebshülle (*Faszie*) umgeben
- Unter Faszie liegt lockeres Bindegewebe (*Epimysium*)
- Bindegewebssepten (*Perimysium*) um einzelne Gruppen v. Muskelfasern
- Bindegewebshülle um jede einzelne Muskelfaser (*Endomysium*)

Funktionen

Kontraktion:

- Nervenreiz lässt Ca^{2+} einströmen
- Auf Ca^{2+}-Reiz gleiten Filamente ineinander und lösen sich unter ATP-Verbrauch
- Myosinfilament hat kleine Köpfchen, die an Aktinfilamente binden u. mit einer Art Ruderschlag Filamente gegeneinander verschieben → Sarkomere verkürzen sich

Muskulatur – Steuerung

Definition

Die Kontraktion v. Muskelzellen wird durch verschiedene Einflüsse auf die Muskelzellen ausgelöst. Quergestreifte Muskeln können nur durch Aktionspotenziale v. Nerven erregt werden, glatte Muskulatur auch durch andere Reize. Herzmuskelzellen erzeugen die Erregung selbst (➤ Muskulatur – Herzmuskelzellen).

Beteiligte Strukturen

Skelettmuskulatur:

- *Axon* eines Motoneurons (Nervenzelle, die Skelettmuskulatur steuert) bildet mit Muskelfaser spezielle *Synapse* (neuromuskuläre Endplatte):
  - Axon u. Muskelfaser berühren sich nicht (Zwischenraum: synaptischer Spalt)
  - Auf Axonseite d. neuromuskulären Endplatte: Überträgerstoff Acetylcholin in kleinen Bläschen (*Vesikeln*) gespeichert
  - Auf Muskelfaserseite: nikotinische Acetylcholin-Rezeptoren
- Jede Muskelfaser hat eigene muskuläre Endplatte
- Gruppe v. Muskelfasern, die v. Motoneuron versorgt wird, heißt motorische Einheit

Glatte Muskulatur:

- Steuerung durch vegetatives Nervensystem über Synapsen
- Steuerung durch lokale Faktoren über Rezeptoren in Zellmembran

Herzmuskulatur:

- Alle Zellen elektrisch gekoppelt
- Keine Synapsen o. Ä. für direkten nervalen Einfluss → *autonome* Erregungsbildung

Funktionsmechanismen

Skelettmuskulatur:

- Ankommendes Aktionspotenzial im Axon führt zu Ca^{2+}-Einstrom ins Axon → Acetylcholin wird ausgeschüttet
- Acetylcholin bindet an Rezeptoren auf Muskelfaser → Kanäle für Natrium öffnen sich → Muskelzelle depolarisiert
- Spannungsgesteuerte Ca^{2+}-Kanäle öffnen sich → Kontraktion wird ausgelöst
- Acetylcholin in synaptischem Spalt wird v. Enzym (Acetylcholinesterase) gespalten → Ende d. Erregung
- Alles-oder-nichts-Regel: jedes Aktionspotenzial an neuromuskulärer Endplatte führt zu maximaler Kontraktion d. Muskelfaser → Stärke d. Muskelkontraktion wird nicht v. Stärke d. Erregung, sondern v. Zahl der zum Einsatz kommenden motorischen Einheiten gesteuert

Glatte Muskulatur:

- Öffnung v. Kalzium-Kanälen kann durch verschiedene Reize erfolgen:
  - Durch Nerven d. Parasympathikus (Überträgerstoff Acetylcholin; bindet an muskarinische Acetylcholin-Rezeptoren) od. Sympathikus (Überträgerstoff Noradrenalin)

  - Durch Bindung v. Stoffen wie Histamin, Serotonin, ATP an Rezeptoren
  - Durch Dehnung d. Muskelzelle
- Multi-Unit-Typ: Muskelzellen sind wenig elektrisch gekoppelt → Erregung springt nicht v. einer Zelle auf ganzen Zellverband über
- Single-Unit-Typ: alle Zellen eines Verbandes sind elektrisch miteinander gekoppelt (durch Gap Junctions) → wird eine Zelle erregt, springt die Erregung auf alle anderen Zellen über

Wichtige Erkrankungen

Die Myasthenia gravis ist eine Autoimmunerkrankung, bei der Autoantikörper gegen nikotinischen Acetylcholin-Rezeptor gebildet werden → Zahl d. Rezeptoren verringert sich → Muskelschwäche, rasche Ermüdbarkeit.

Bei Skelettmuskeln, die feine Bewegungen ausführen, besteht eine motorische Einheit aus wenigen Muskelfasern, bei Muskeln, die eher grobe Halteaufgaben haben, aus mehreren.

Muskulatur – Herzmuskelzellen

Definition

Die Zellen des Herzmuskels zeigen zwar eine Querstreifung wie die Skelettmuskelzellen, sie weisen aber auch einige Merkmale glatter Muskulatur auf. Da Herzmuskelzellen (*Kardiomyozyten*) auch Eigenschaften haben, die weder bei glatter noch bei Skelettmuskulatur vorkommen, ist es am sinnvollsten, sie als gesonderte Art v. Muskelzellen zu betrachten.

Bau

- Kleiner als Skelettmuskelzellen (40–100 µm lang, 10–20 µm im Durchmesser)
- Zellen verzweigen sich
- Kontraktiler Apparat: entspricht v. Anordnung d. Myofilaments weitgehend d. Skelettmuskel (→ Querstreifung)
- Zellkern ist längsoval, liegt mittig in Zelle
- Glanzstreifen: Zone, an d. eine Zelle an die andere stößt; mit Gap Junctions
- Manche Zellen sind spezialisiert zu Zellen, die Erregung erzeugen od. leiten

Funktionen

- Ermüden nicht
- Zellen sind alle elektrisch miteinander gekoppelt (über die Glanzstreifen)
- Können Erregung selbst erzeugen
- Nach einer Kontraktion dauert es bis zu 300 ms, bis die Zelle erneut erregt werden kann (*Refraktärzeit*; Vergleich: Refraktärzeit d. Skelettmuskels 1 ms)

Herzmuskelzellen können sich nicht mehr teilen. Abgestorbene Zellen (z. B. nach Infarkt) werden durch bindegewebige Narben ersetzt. Narbengewebe am Herzmuskel kann Herzrhythmusstörungen begünstigen (Extrasystolen, Kammerflimmern, etc.).

Nase – Bau

Definition

Die Nase ist der erste Teil der oberen Luftwege u. beherbergt das Riechorgan. Ihr Gerüst besteht aus Knorpeln u. Knochen. Mit der Nasenhöhle stehen die Nasennebenhöhlen (*Sinus paranasales*) in Verbindung.

Bau

(➢ Abb. 50)
V. außen sichtbar:

- Nasenlöcher
- Nasenflügel
- Nasenrücken
- Nasenwurzel
- Nasenspitze

Knochen u. Knorpel:

- Oberer Teil d. Nasenrückens: Nasenbein (*Os nasale*)
- Rest d. v. außen sichtbaren Form: hyaliner Knorpel

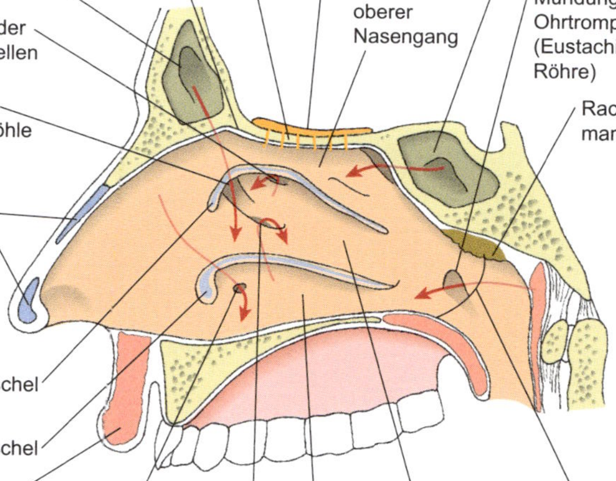

Abb. 50 Schnitt durch die Nasenhöhle [L190]

- Beteiligt an Begrenzung d. Nasenhöhle:
  - Nasenbein
  - Oberkiefer (*Maxilla*)
  - Siebbein (*Os ethmoidale*)
  - Pflugscharbein (*Vomer*)

Nasenhöhle:

- Dreieckiger Hohlraum, v. Nasenscheidewand (*Septum nasi*) in 2 Hälften geteilt
- Eingang: Nasenlöcher, geschützt v. Haaren (*Vibrissen*)
- Ausgang zum Rachen: Nasenmuscheln (*Conchae*); 3 mit Schleimhaut bedeckte Knochenlamellen, die in Nasenhöhle ragen
- Unter oberer Nasenmuschel (*Concha nasalis sup.*): oberer Nasengang (*Meatus nasi sup.*) mit Mündung d. hinteren Siebbeinzellen u. Keilbeinhöhle
- Unter mittlerer Nasenmuschel (*Concha nasalis med.*): mittlerer Nasengang (*Meatus nasi med.*) mit Mündung v. Kieferhöhle, Stirnhöhle, vorderen u. mittleren Siebbeinzellen
- Unter unterer Nasenmuschel (*Concha nasalis inf.*): unterer Nasengang (*Meatus nasi inf.*) mit Mündung Tränennasengang
- Unter Schleimhaut: Venenplexus mit Schwellkörperfunktion

Feinbau Schleimhaut:

- Mehrreihiges Flimmerepithel (mit *Kinozilien*)
- Schleimbildende Becherzellen

Nasennebenhöhlen:

- Hohlräume in Knochen:
  - Stirnhöhlen (*Sinus frontalis*)
  - Kieferhöhlen (*Sinus maxillaris*)
  - Siebbeinzellen (*Sinus ethmoidales*)
  - Keilbeinhöhlen (*Sinus sphenoidales*)
- Mit Schleimhaut ausgekleidet

Unter Dach d. Nasenhöhle (gebildet v. d. *Lamina cribrosa* d. *Os ethmoidale*) liegt Riechorgan.

Funktionen

Nasenhöhle:

- Reinigung Atemluft (Schleimhaut, Vibrissen)
- Anfeuchtung Atemluft (Schleimhaut)
- Anwärmung Atemluft (Schleimhaut, Venenplexus)
- Beherbergt d. Riechorgan

Nasennebenhöhlen:

- Gewichtsverminderung d. Schädelknochen
- Resonanzraum für Stimme

Wichtige Erkrankungen

- Schnupfen: Virusinfektion Schleimhaut → Anschwellen
- Schwillt Schleimhaut so an, dass die Eingänge d. Nebenhöhlen verschlossen werden, staut sich in ihnen Sekret, in dem sich Bakterien vermehren können → Nebenhöhlenentzündung (*Sinusitis*)

Nase – Geruchssinn

Definition

Der Geruchssinn ermöglicht es, Chemikalien in der Einatemluft zu identifizieren. Die Sinneszellen dafür liegen in der Riechschleimhaut im Dach der Nasenhöhle.

Beteiligte Strukturen

Riechschleimhaut:
- Im oberen Nasengang
- Mehrreihiges Epithel mit 3 Zelltypen
  - Säulenförmige Stützzellen
  - Tief liegende Basalzellen
  - Riechzellen: primäre Sinneszellen (→ erstes Neuron d. Riechbahn), mit 6–8 Riechhärchen
- Unter Epithel: schleimproduzierende Bowman-Drüsen

Alle Neurone, die Informationen d. Geruchssinns leiten u. verarbeiten, werden als Riechbahn zusammengefasst.

N. olfactorius:
- I. > Hirnnerv
- Besteht aus Axonen d. Riechzellen
- Zieht durch Siebbeinplatte (*Lamina cribrosa*)

Im Großhirn:
- Riechkolben (*Bulbus olfactorius*): erste Verschaltungsstelle d. Riechbahn; an Unterseite d. Frontallappens
- Riechstrang (*Tractus olfactorius*): zieht an Unterseite d. Frontallappens zur Riechrinde

Funktionsmechanismen

Geruchssinn:
- Warnt vor chemischen Stoffen in Atemluft
- Ist auch für Großteil d. Schmeckens verantwortlich
- Hat wahrscheinlich Einfluss auf Partnerwahl/Sexualität (über Sexualduftstoffe, Pheromone)

- Basalzellen: Stammzellen für Riechzellen
- Bowman-Drüsen: produzieren Schleim, d. Duftstoffe binden kann
- Riechzellen: Sinneszellen stecken im Schleim d. Bowman-Kapseln, haben Chemorezeptoren für Duftstoffe

Riechzellen haben eine vergleichsweise kurze Lebenszeit u. werden ständig ausgetauscht.

Nebennieren

Definition

Die beiden Nebennieren (*Gll. suprarenales*) sind jeweils etwa 5–15 g schwere, endokrine Hormondrüsen, die den > Nieren oben aufsitzen. Sie sind sowohl funktionell als auch entwicklungsgeschichtlich aufgeteilt in Nebennierenrinde u. Nebennierenmark. Die Nebennieren sind sehr stark durchblutet.

Bau

Nebennierenrinde ist aufgeteilt in 3 Zonen (v. außen n. innen):
- *Zona glomerulosa*: relativ schmal, bogen- bis knäuelförmige Zellformationen
- *Zona fasciculata*: Zellen mit vielen Lipidtropfen (mikroskopisch v. schaumigem Aussehen)
- *Zona reticularis*: verzweigte Zellstränge

Nebennierenmark:
- Besteht entwicklungsgeschichtlich aus Nervenzellen des Sympathikus.
- Hat 2 Zelltypen zur Produktion v. Adrenalin od. Noradrenalin

Funktionen

Die Nebennierenrinde stellt aus Cholesterin sog. Steroidhormone her.
- Zona glomerulosa: produziert Aldosteron (Mineralokortikoid)
- Zona fasciculata: produziert Glukokortikoide (v. a. Cortisol)
- Zona reticularis: produziert Sexualhormone (v. a. Androgene)

Das Nebennierenmark stellt v.a. die Katecholamine Adrenalin u. Noradrenalin aus d. Aminosäure Tyrosin her.

Wichtige Erkrankungen

Eine Überproduktion v. Glukokortikoiden (z. B. wg. eines Tumors) führt zum Cushing-Syndrom mit Stammfettsucht, Bluthochdruck, dem typ. Mondgesicht u. erhöhtem Blutzuckerspiegel.

Ein bestimmter Tumor des Nebennierenmarks heißt Phäochromozytom. Er produziert Adrenalin u. Noradrenalin u. führt so zu Blutdruckkrisen, Tachykardien u. Brustenge.

Glukokortikoide wirken u. a. immunsuppressiv u. werden als Entzündungshemmer eingesetzt.

Nerven – Aufbau

Definition

Ein N. ist im *peripheren* Nervensystem (PNS) ein Bündel aus vielen Nervenfasern. Eine Nervenfaser ist das *Axon* (Fortsatz) einer Nervenzelle. Es gibt in N. *myelinisierte* (markhaltige) u. *nichtmyelinisierte* (marklose) Nervenfasern.

Bau

(➢ Abb. 51)
Nervenfaser:

- Axon einer Nervenzelle
- Nervenfasern werden v. *Gliazellen* umgeben (im PNS: Schwann-Zellen, im ZNS Oligodendrozyten), die die Fasern umhüllen
- Marklose Nervenfasern:
  - Mehrere Nervenfasern liegen in Einsenkungen d. Zellmembran einer Schwann-Zelle
  - Keine Markscheiden

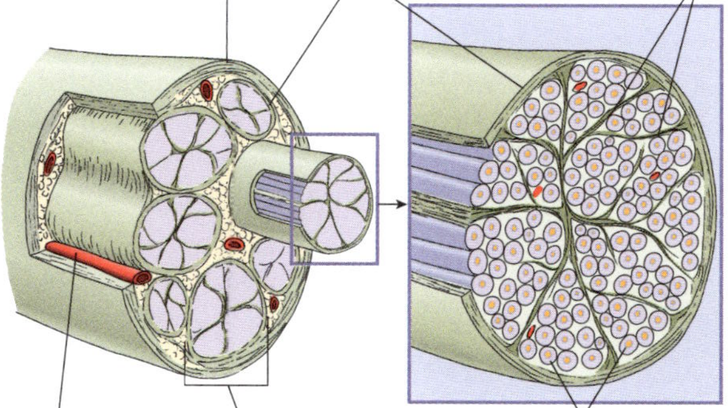

Abb. 51 Bau eines Nervs [L190]

- Markhaltige Nervenfasern:
  - Eine Gliazelle umhüllt einen Abschnitt nur einer Nervenfaser
  - Gliazelle bildet Markscheide um Nervenfaser
  - Markscheide: Gliazelle wickelt sich in mehreren Windungen um Faser → Nervenfaser wird umgeben v. mehreren Lagen Zellmembran mit *Myelin* (Fett-Eiweißgemisch)
  - In gewissen Abständen ist Markscheide unterbrochen → *Ranvier-Schnürringe*
- Markhaltige Nervenfasern kommen in PNS u. ZNS vor

- Marklose Nervenfasern kommen nur im PNS vor
- Nervenfasern, die vom ZNS in Peripherie ziehen: *efferente* Nervenfasern
- Nervenfasern, die v. Peripherie zum ZNS ziehen: *afferente* Nervenfasern

Nerv:

- Nur im PNS
- Viele Nervenfasern zusammengefasst durch Bindegewebe:
  - Bindegewebshülle um jede einzelne Nervenfaser: *Endoneurium*
  - Mehrere Nervenfasern werden v. Bindegewebe d. *Perineuriums* zu Bündeln zusammengefasst
  - Der ganze N. (bestehend aus mehreren Nervenbündeln) wird v. Bindegewebshülle d. *Epineuriums* umgeben u. im umgebenden Gewebe befestigt

Funktionen

Markscheiden:

- Beschleunigen Leitungsgeschwindigkeit d. Nerven
- Aktionspotenziale wandern an Nervenfaser entlang → wenn jeder Abschnitt d. Nervenfaser eigens erregt wird, dauert es ziemlich lange
- Markscheiden isolieren Nervenfaser zw. Schnürringen elektrisch → in diesem Bereich erreicht Spannungsunterschied d. Aktionspotenzials Nervenfaser nicht → Nervenfaser wird hier nicht erregt
- Nur an Ranvier-Schnürringen erreicht Spannungsunterschied d. Zelloberfläche → Erregung springt v. Schnürring zu Schnürring → saltatorische Erregungsleitung
- Marklose Nervenfasern leiten langsamer

Wichtige Erkrankungen

Bei der Multiplen Sklerose (MS) werden die Myelinscheiden im ZNS durch einen Autoimmunprozess zerstört u. die Erregungsleitung beeinträchtigt → Missempfindungen, Taubheitsgefühl, Lähmungen.

Eine ähnliche Erkrankung nur bezogen auf d. PNS ist d. Guillain-Barré-Syndrom.

Die Myelinisierung v. Nervenfasern ist nach Geburt noch nicht abgeschlossen. Ihr Fortschreiten zeigt sich u.a. in den wachsenden motorischen Fähigkeiten d. Kindes.

Nerven – Aktionspotenzial und Erregungsleitung

Definition

Nervenzellen geben Informationen als elektrische Impulse weiter. Ein solcher Impuls heißt Aktionspotenzial. Ein Aktionspotenzial kann über die Nervenzelle u. ihre Fortsätze wandern (Erregungsleitung).

Beteiligte Strukturen

Kanäle u. Pumpen in Zellmembran d. Nervenzelle:

- Kanäle lassen bestimmte Ionen passiv entlang eines Konzentrationsgefälles durch Zellmembran fließen, z. B. Na^+-Kanäle, K^+-Kanäle
- Pumpen können Ionen unter Energieverbrauch gegen ein Konzentrationsgefälle befördern, z. B. Na^+-Ka^+-ATPase: verbraucht ATP als Energieträger

Funktionsmechanismen

Elektrische Verhältnisse an Zellmembran in Ruhe:

- Das Innere jeder Zelle ist im Vergleich zu ihrer Umgebung elektrisch geladen
- In Zelle sind mehr negative Ladungen, außerhalb mehr positive → es könnte zw. Zellinnerem u. -äußerem Strom fließen, wenn die isolierende Schicht d. Zellmembran nicht wäre (es gibt ein „Potenzial") → Ruhemembranpotenzial v. ca. −70 mV
- Wegen Ungleichverteilung v. Ionen (außerhalb d. Zelle mehr Na^+, innerhalb mehr K^+), streben Na^+-Ionen ins Zellinnere, K^+-Ionen wollen Zelle verlassen

Aktionspotenzial:

- Wird Zelläußeres negativer geladen, wird Membranpotenzial kleiner
- Ab ca. −60 mV ist Schwelle für Auslösung eines Aktionspotenzials überschritten („Alles-oder-nichts-Regel") → viele Kanäle für Na^+-Ionen öffnen sich → schneller Einstrom v. Na^+-Ionen → Zellinneres wird positiver geladen (*Depolarisation*) → Membranpotenzial schießt auf Werte v. ca. +20–+30 mV (jetzt ist Zellinneres positiver!)
- Währenddessen öffnen sich Kanäle für K^+; Na^+-Kanäle schließen sich wieder → Na^+-Einstrom stoppt, K^+ strömt aus Zelle aus → Zahl positiver Ladungen im Zellinneren nimmt ab → Membranpotenzial erreicht wieder Ausgangswerte (*Repolarisation*)
- Na^+-Ka^+-ATPase pumpt Na^+ aus Zelle u. K^+ in Zelle → Ausgangssituation wird hergestellt
- Nach jedem Aktionspotenzial können sich Na +-Kanäle eine kurze Zeit lang nicht mehr öffnen → kein neues Aktionspotenzial (*Refraktärperiode*)

Erregungsleitung:

- Zellinneres des Abschnitts, a. d. ein Aktionspotenzial abläuft, ist positiver geladen als Zellinneres benachbarter, nicht erregter Abschnitte → negative Ladungen fließen zum erregten Teil d. Zellinneren
- Ebenso verhält es sich am Zelläußeren mit positiven Ladungen
- Zellinneres d. nicht erregten Bereichs wird positiver, Zelläußeres negativer → Membranpotenzial wird kleiner
- Sinkt Membranpotenzial im noch nicht erregten Bereich d. Zelle unter Schwellenwert, wird auch hier ein Aktionspotenzial ausgelöst → Aktionspotenzial wandert über Nervenzelle
- Durch Refraktärperiode können gerade erregte Zellabschnitte nicht sofort noch einmal ein Aktionspotenzial auslösen → Erregung wandert nur in eine Richtung

Ein Aktionspotenzial gibt es nicht nur bei Nerven-, sondern auch bei Muskelzellen.

Wichtige Erkrankungen

Entladen sich Nervenzellen unkoordiniert, kann es zu Krampfanfällen kommen. Diese können nur einzelne Bereiche des Körpers betreffen (fokale Anfälle) od. den ganzen Körper miteinbeziehen (generalisierte Anfälle).

Nerven – Erregungsübertragung an Synapsen

Definition

Für die Weitergabe v. Informationen bilden Nervenzellen spezielle Strukturen aus, die *Synapsen.*

Bau

Synapsenarten:
- Zw. Nervenzellen: *interneurale* Synapse
- Zw. Nerven- u. Muskelzellen: *neuromuskuläre* Synapse (neuromuskuläre Endplatte)
- Zw. Nerven- u. Drüsenzelle: *neuroglanduläre* Synapse
- Chemische Synapse: elektr. Signal wird durch Botenstoff (*Neurotransmitter*) weitergegeben
- Elektr. Synapse: elektr. Signal wird direkt über Gap Junctions weitergegeben (selten)

Aufbau einer (chem.) Synapse (➤ Abb. 52):
- *Präsynaptisches* Neuron (Neuron, v. d. Information kommt):

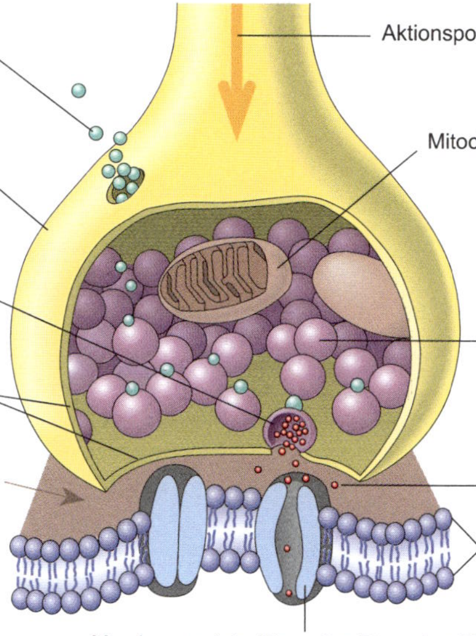

Abb. 52 Bau einer chemischen Synapse [L190]

  - Synaptisches Endknöpfchen: birnenförmige Auftreibung am Ende d. Axons
  - Synaptische Bläschen (*Vesikel*) mit Neurotransmitter
- *Postsynaptisches* Neuron (Neuron, das Information aufnimmt): postsynaptische Membran mit Rezeptoren für Neurotransmitter
- Zw. Neuronen: synaptischer Spalt

Funktionen

Je nachdem, welcher Neurotransmitter ausgeschüttet wird u. mit welchen Rezeptoren die postsynaptische Membran ausgestattet ist, kann man hemmende u. erregende Synapsen unterscheiden:

- Hemmende Synapsen: Membranpotenzial d. postsynaptischen Neurons wird erhöht, Neuron wird hyperpolarisiert (inhibitorisches postsynaptisches Potenzial, IPSP); typischer Transmitter: GABA
- Erregende Synapsen: Membranpotenzial d. postsynaptischen Neurons wird gesenkt, Neuron wird depolarisiert (erregendes postsynaptisches Potenzial, EPSP); typischer Transmitter: Glutamat

Ablauf Erregungsübertragung:

- Aktionspotenzial kommt am Endknöpfchen an → spannungsabhängige Kalziumkanäle öffnen sich → Vesikel verschmelzen mit Zellmembran, setzen Transmitter frei
- Transmitter bindet an Rezeptoren d. präsynaptischen Membran, die direkt od. indirekt Ionenkanäle öffnen
- Transmitter wird wieder aus synaptischem Spalt entfernt durch:
  - Wiederaufnahme ins präsynaptische Neuron
  - Aufnahme in umgebende Zellen
  - Spaltung durch Enzyme

Nervenzellen erhalten meist Eingänge v. mehr als einer Synapse. Je nachdem, wie schnell hintereinander Aktionspotenziale an d. Synapse ankommen u. ob mehr erregende od. hemmende Eingänge registriert werden, verändert die Nervenzelle die Frequenz ihrer Aktionspotenziale. Sie errechnet also aus ihren Eingängen ein neues Signal.

Nervensystem – Grundlagen

Definition

Die Gesamtheit des Nervengewebes bezeichnet man als Nervensystem. Man kann es funktionell einteilen in willkürliches (*somatisches, animales*) u. unwillkürliches (*vegetatives, autonomes*) Nervensystem. Rein topographisch lässt sich das *zentrale* Nervensystem (ZNS) vom *peripheren* Nervensystem (PNS) unterscheiden.

Bau

ZNS:
- ➢ Gehirn
- ➢ Rückenmark

PNS:
- Periphere Nerven
- *Afferenzen*: Nerven, die Informationen zum ZNS leiten; sensorische Nervenfasern; Informationen aus Gelenken, Haut, Sinnesorganen: Somatosensorik; Informationen aus inneren Organen: *Viszerosensorik*
- *Efferenzen*: Nerven, die Informationen vom ZNS in Peripherie leiten; motorische Nervenfasern; Innervation Skelettmuskulatur: Somatomotorik; Innervation glatter Muskulatur, Drüsen, Herzmuskulatur: *Viszeromotorik*

Autonomes Nervensystem:
- Viszeromotorik, Viszerosensorik
- Autonome Zentren im ZNS
- Intramurales Nervensystem (in Wänden v. Hohlorganen)

Somatisches Nervensystem:
- Somatosensorik, Somatomotorik

Funktionen

ZNS:
- Steuerzentrum
- Fasst Informationen zusammen (*integriert*), stimmt sie aufeinander ab (*koordiniert*), setzt sie zueinander in Beziehung (*assoziiert*)
- Entwirft Steuerbefehle u. schickt sie in Peripherie

PNS:
- Leitet Informationen v. ZNS in Peripherie u. v. Peripherie ins ZNS

Autonomes Nervensystem:
- Reguliert unbewusst Funktion innerer Organe

Somatisches Nervensystem:
- Leitet u. verarbeitet bewusste Sinnesreize
- Steuert willkürliche Muskulatur

Nervensystem, autonomes

Definition

Das *autonome* (od. *vegetative*) Nervensystem steuert unbewusst wichtige Körperfunktionen wie Atmung, Kreislauf, Stoffwechsel u. Wasserhaushalt. Funktionell kann man die beiden Gegenspieler Sympathikus u. Parasympathikus sowie das Darm- bzw. enterische Nervensystem unterscheiden.

Bau

Sympathikus u. Parasympathikus werden v. Nervenkernen in Rückenmark, Hirnstamm u. tw. auch höheren Gehirnanteilen gesteuert.

In d. Peripherie werden d. Nervenfasern auf ein 2. Neuron umgeschalten. Diese Neuronen liegen in Gruppen u. bilden Ganglien. Die peripheren Anteile v. Sympathikus u. Parasympathikus bestehen also aus einem *präganglionären* Neuron (Ursprung im Rückenmark) u. einem *postganglionären* Neuron.

Sympathikus:

- Sitz d. präganglionären Neurons: Nervenkerne in Seitenhörnern d. ➢ Rückenmarks (C8–L3 → *thorakolumbal*)
- Fasern verlassen Rückenmark mit ➢ Spinalnerven
- Umschaltung auf postganglionäres Neuron für Kopf, Hals u. Brustregion erfolgt im Grenzstrang (mehrere Ganglien, neben Wirbelsäule angeordnet, vertikal durch Nervenfasern perlschnurartig verbunden)
- Umschaltung auf postganglionäres Neuron für Bauch- u. Beckenorgane in prävertebralen Ganglien (in Umgebung d. großen Arterien), Nervenfasern bilden in ihrer Umgebung große Geflechte (u. a. *Plexus coeliacus* u. *Plexus aorticus abdominalis*)
- Transmitter d. präganglionären Neurons: Acetylcholin
- Transmitter d. postganglionären Neurons: Noradrenalin
- Sonderfall: Nebennierenmark ist funktionell sympathisches Ganglion, dessen Zellen Adrenalin u. Noradrenalin ausschütten → wird v. präganglionärem Neuron innerviert

Parasympathikus:

- Ursprung d. präganglionären Neurons: Nervenkerne d. Hirnnerven VII, IX, X im Hirnstamm, Seitenhörner des Rückenmarks v. S2–S4
- Ganglien liegen in Nähe od. in Wand d. Erfolgsorgane
- Transmitter beider Neurone: Acetylcholin

Darmnervensystem:

- Neurone liegen in Darmwand (Auerbach- u. Meissner-Plexus)

Funktionen

Sympathikus:

- U. a.: erweitert Pupillen, vermindert Darmbewegungen, vermindert Sekretion

d. Speicheldrüsen, verengt Blutgefäße im Magen-Darm-Bereich u. Haut, erweitert Bronchien, verstärkt Herzarbeit → möglichst große körperliche Leistung

Parasympathikus:

- U. a.: verengt Pupille, erhöht Darmbewegungen, erhöht Sekretion d. Speicheldrüsen, erweitert Blutgefäße, verengt Bronchien, verringert Herzfrequenz → Ruhe, Verdauung

Darmnervensystem:

- Steuert Aktivität im Magen-Darm-Trakt (u. a. Wandbewegungen)
- Erhält modulierende Reize v. Sympathikus u. Parasympathikus

Der Sympathikus macht den Körper bereit für „fight or flight", der Parasympathikus für Ruhe u. Erholung.

Nervenzellen

Definition

Nervenzellen sind die funktionstragenden Einheiten des Nervensystems.

Bau

Nervenzellen bestehen aus Fortsätzen u. einem Zellkörper (*Perykarion, Soma*). Es gibt Fortsätze, die Erregungen aufnehmen (*Dendriten*), u. solche, die sie weitergeben (*Axon*). Nervenzellen können mehrere verzweigte Dendriten haben, aber nur ein Axon. Bei manchen Nervenzellen ist das Axon v. Markscheiden umhüllt, die die Erregungsleitung beschleunigen.

Synapsen sind Kontakte, die Nervenzellen untereinander od. mit anderen Strukturen (z. B. Muskeln, Drüsen) haben.

Verschiedene Typen v. Nervenzellen:
- *Bipolare* Nervenzellen: ein Dendrit, ein Axon
- *Pseudounipolare* Nervenzellen: dem Perykarion entspringt nur ein Fortsatz, der sich in Axon u. Dendrit aufspaltet
- *Unipolare* Nervenzellen: nur ein Axon, Reiz wird über Perykarion aufgenommen (in Sinnesorganen, z. B. Riechschleimhaut)
- *Multipolare* Nervenzellen: häufigste Nervenzellen im ZNS, viele Dendriten, ein Axon

Funktionen

Nervenzellen leiten elektrische Reize (*Aktionspotenziale*) weiter u. können sie dabei verändern.

In manchen Sinnesorganen sind Nervenzellen die primäre Sinneszellen, d. h. sie empfangen Sinnesreize u. verarbeiten sie selbst zu Aktionspotenzialen.

Wichtige Erkrankungen

Bei neurodegenerativen Erkrankungen wie der Alzheimer- od. Parkinson-Krankheit werden Nervenzellen zerstört. Das führt zu charakteristischen Ausfallserscheinungen (z. B. Demenz).

Erst das Zusammenspiel der über 100.000.000.000 Nervenzellen des Menschen ermöglicht die verschiedenen Leistungen des Nervensystems.

Niere – Grundlagen

Definition

Die beiden Nieren (*Renis, Nephri*; Einzahl: *Ren, Nephros*) liegen in der hinteren Bauchwand. Ihre Hauptaufgaben sind die Filtration des Blutes sowie Produktion u. Abgabe v. Harn.

Bau

Lage:
- In hinterer Bauchwand, unter Zwerchfell
- Retroperitoneal; hinter Bauchfell, vor Rückenmuskulatur

Bau (➢ Abb. 53):
- Bohnenförmig
- Größe: etwa 11 × 6 × 2,5 cm
- Medial: Nierenpforte (*Nierenhilum*), mit Nierenbecken u. Gefäßen
- Ins Nierenbecken münden 8–12 trichterförmige Nierenkelche (*Calices*, Einzahl *Calix*)

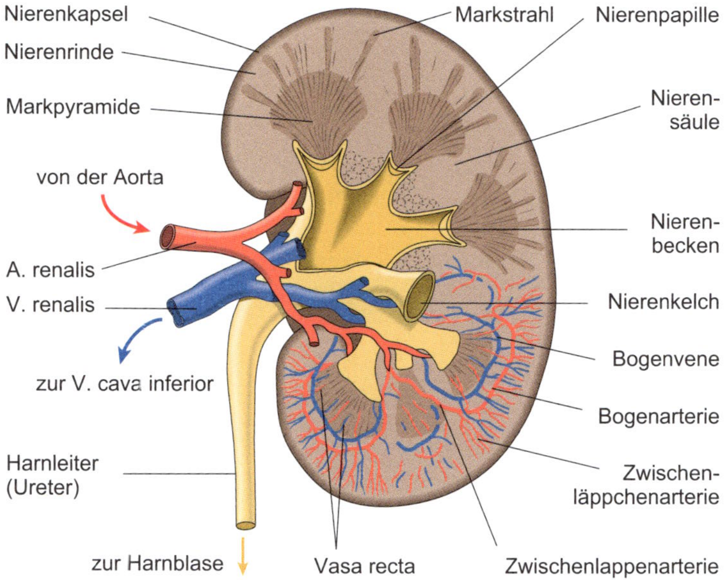

Abb. 53 Niere im Längsschnitt, oben Strukturen des Nierengewebes, unten Blutgefäßsystem [L190]

- Im Längsschnitt: 3 Schichten:
  - Nierenbecken (*Pelvis renalis, Pyelon*)
  - Nierenmark (*Medulla renalis*): angeordnet in Pyramiden, deren Spitze (*Markpapille*) in Nierenkelch hineinragt
  - Nierenrinde (*Cortex renalis*): umgibt Pyramiden, Ausläufer (*Nierensäulen*) füllen auch Raum zw. ihnen
- Jede Markpyramide u. d. sie umgebende Nierenrinde sind ein Nierenlappen

Gefäße:

- Arterieller Zufluss: Nierenarterie (*A. renalis*)
- Verzweigt sich in Zwischenlappenarterien (*Aa. interlobares*), die in Nierensäulen Richtung Oberfläche ziehen
- Auf Höhe Basis d. Markpyramiden gehen Bogenarterien (*Aa. arcuatae*) ab
- Ziehen als Zwischenläppchenarterien (*Aa. interlobularis*) Richtung Kapsel
- Aus den Aa. interlobularis gehen Arteriolen hervor, die als Vas afferens zu Nierenkörperchen ziehen (➢ Niere – Nierenkörperchen)
- Am Nierenkörperchen bildet das Gefäß ein Knäuel (*Glomerulum*)
- *Vas efferens* verlässt Nierenkörperchen
- *Vasa efferentia* bilden entweder Kapillarnetz um Nierentubulus in d. Rinde od. steigen als gerade Gefäße (*Vasa recta*) tief ins Mark ab
- Venöser Abfluss: Nierenvene (*V. renalis*), v. dort in untere Hohlvene (*V. cava inf.*)

Funktionen

Niere:

- Bildet u. konzentriert Harn
- Reguliert Wasser- u. Elektrolythaushalt
- Ist beteiligt an Blutdruckregulation
- Reguliert Säure-Basen-Gleichgewicht
- Wandelt Vitamin-D-Vorstufe in aktives Vitamin D um
- Bildet Hormone (Renin, Erythropoetin)

Autoregulation Durchblutung:

- Vas afferens u. Vas efferens regulieren ihre Weite u. damit Blutdruck u. Durchblutung d. Glomerulus

Druck im Glomerulum bleibt bei arteriellem Mitteldruck zw. 80 mmHg u. 180 mmHg konstant.

Niere – Nierenkörperchen

Definition

Die kleinste funktionelle Einheit d. Niere ist das Nephron. Es besteht aus dem Nierenkörperchen (*Corpusculum renale*), in dem der Primärharn abgefiltert wird, u. einem Harnkanälchen (*Tubulusapparat*), in dem der Harn konzentriert wird. Die Tubuli mehrerer Nephrone münden in ein Sammelrohr, das den Harn zum Nierenbecken leitet.

Bau

(➢ Abb. 54)

- Geformt wie Weinglas
- Am Gefäßpol (oben) tritt *Vas afferens* ein, *Vas efferens* aus
- Gefäßknäuel des Glomerulus senkt sich in „Glas" ein

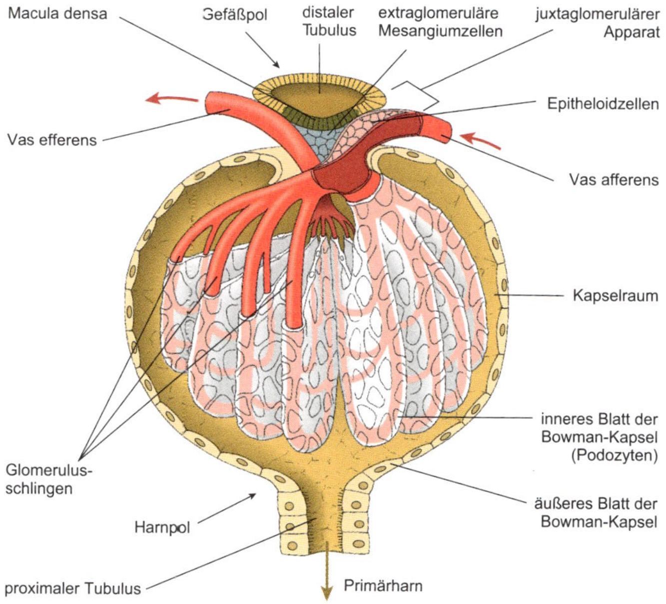

Abb. 54 Nierenkörperchen [L190]

- Wand des Kelchs: Bowman-Kapsel; 2 Schichten:
  - Äußere Schicht: Plattenepithel
  - Innerer Schicht: Podozyten; Zellen, deren füßchenartige Fortsätze Kapillaren des Glomerulus einhüllen
- Hohlraum zw. 2 Blättern der Bowman-Kapsel: Kapselraum
- In Kapselraum wird Primärharn abgepresst
- Am Harnpol (unten) tritt Primärharn in Tubulusapparat über

Juxtaglomerulärer Apparat:

- Distaler Tubulus tritt wieder an Gefäßpol seines Nierenkörperchens heran, bildet juxtaglomerulären Apparat mit:
  - Spezialisierten Tubuluszellen (*Macula densa*)
  - *Epitheloidzellen*: umgewandelte glatte Muskelzellen in Wand d. Vas afferens
  - *Mesangiumzellen* (hier: extraglomeruläre Masangiumzellen): sitzen zw. Tubulus u. Vas afferens

Funktionen

Glomerulärer Filtrationsdruck:

- Druck, mit d. Wasser u. gelöste Blutbestandteile in Kapselraum gepresst werden
- Resultiert aus:
  - *Hydrostatischem* (Blut-)Druck im Glomerulus (ca. 50 mmHg)
  - *Kolloidosmotischem* Druck v. a. der Bluteiweiße (wirkt entgegengesetzt, ca. 25 mmHg)
  - *Hydrostatischem* Druck im Kapselraum (ca. 15 mmHg)
- 50 mmHg – 25 mmHg – 15 mmHg = 10 mmHg glomerulärer Filtrationsdruck
- Als Primärharn abgepresst werden: Blutserum, alle gelösten Blutbestandteile
- Nicht abgepresst werden: Blutzellen, fast alle Serumproteine

Glomeruläre Filtrationsrate (GFR):

- Menge Glomerulusfiltrat, die in 1 Minute in beiden Nieren produziert wird
- Normalwert ca. 120 ml/min (→ ca. 180 l täglich!)
- Durch Autoregulation d. Nierendurchblutung werden glomerulärer Filtrationsdruck u. glomeruläre Filtrationsrate relativ konstant gehalten

Juxtaglomerulärer Apparat:

- *Macula densa*: misst NaCl-Konzentration im Harn (bei hoher Konzentration zieht sich Vas afferens zusammen → GFR sinkt)
- Epitheloid-Zellen: schütten bei Druckabfall im Vas efferens Renin aus (Teil d. RAAS ➤ Hormone – Renin-Angiotensin-Aldosteron-System) → Blutdruck steigt

Wichtige Erkrankungen

Nierenkörperchen können entzündlich geschädigt werden (*Glomerulonephritis*). Auslöser können z. B. Antigenen-Antikörper-Komplexe sein, die im Glomerulus hängen bleiben.

> Die Kreatininkonzentration im Blut ist ein Marker für die Nierenfunktion u. ermöglicht das grobe Abschätzen der GFR.

Niere – Tubulusapparat

Definition

Im Harnkanälchen (*Tubulusapparat*) wird der Harn konzentriert. Die Tubuli mehrerer Nephrone münden in ein Sammelrohr, das den Harn zum Nierenbecken leitet.

Bau

- Aus Nierenkörperchen entspringt proximaler Tubulus (am Harnpol); mit gewundenem u. geradem Teil (zieht hinunter ins Nierenmark)
- Daran anschließend: *intermediärer* Tubulus; macht eine Kurve (Henle-Schleife), zieht wieder Richtung Rinde
- *Distaler* Tubulus: gerader Teil, daran anschließend gewundener Teil; berührt mit einem Abschnitt, in dem spezialisierte Zellen vorkommen (*Macula densa*), den Gefäßpol seines eigenen Nierenkörperchens (bildet mit Teilen d. Nierenkörperchens juxtaglomerulären Apparat)
- Die Anteile v. proximalem u. intermediärem Tubulus, die ins Nierenmark absteigen, heißen absteigender Schleifenschenkel
- Die Anteile v. Intermediär- u. distalem Tubulus, die zur Rinde aufsteigen, heißen aufsteigender Schleifenschenkel
- Verbindungstubulus: verbindet distalen Tubulus u. Sammelrohr
- Sammelrohr: zieht zum Nierenbecken

Funktionen

Über 99 % des Primärharns werden rückresorbiert.
Proximaler Tubulus:

- Ca. 2/3 der Ionen (Cl^-, Na^+, K^+, Ca^{2+}) werden im proximalen Tubulus aktiv aufgenommen
- Wasser wird v. Elektrolyten passiv mitgezogen
- Glukose u. Aminosäuren werden überwiegend im proximalen Tubulus resorbiert

Im Tubulussystem werden Stoffe auch in d. Harn abgegeben (*sezerniert*). Bsp: Harnstoff, Medikamente, je nach Konzentration im Blut K^+-Ionen.
Harnkonzentration im Gegenstromprinzip (vereinfacht):

- Auf- u. absteigender Schleifenschenkel sowie Sammelrohr laufen parallel
- Fließrichtung v. Harn ist im aufsteigenden Schleifenschenkel gegenläufig zu Sammelrohr u. absteigendem Schenkel
- Urin im absteigenden Schenkel hat ca. die gleiche *Osmolarität* wie das umgebende Gewebe
- Im aufsteigenden Schenkel wird NaCl aktiv resorbiert, Tubulus ist hier aber für Wasser undurchlässig → Urin wird hypoton, Osmolarität im Gewebe steigt
- Wasser fließt aus absteigendem Schenkel ins hypertone Markgewebe
- Auf Weg Richtung Rinde wird Harn im aufsteigenden Schenkel wieder hypotoner (wg. NaCl-Resorption)

- Sammelrohr taucht wieder ins hypertone Mark ab → Wasser fließt ab
- Am Ende d. Sammelrohrs sind dem Harn NaCl u. Wasser größtenteils entzogen

Wichtige Erkrankungen

Diabetes mellitus schädigt die Niere. Durch Schäden an Nierengefäßen u. Tubuli kann es zum Nierenversagen kommen. Bis zu 50 % aller Dialysepatienten sind Diabetiker !

Die Nierenschwelle für Glukose liegt bei etwa 180 mg/dl. Ist im Blut mehr Glukose, kann sie nicht mehr vollständig aus dem Harn entfernt werden → Glukose wird mit dem Urin ausgeschieden (*Glukosurie*). Da die Glukose Wasser mitzieht, ist dann die Urinmenge erhöht (*Polyurie*).

Niere – Wasser-, Elektrolyt- und Säure-Basen-Haushalt

Definition

Die Nieren können die Ausscheidung v. Wasser u. Elektrolyten je nach Bedarf entweder hochfahren (*Diurese*) od. extrem drosseln (*Antidiurese*). Über diese Mechanismen werden das Volumen u. die Osmolarität des Extrazellulärraumes (also auch d. Blutes) sehr genau eingestellt. Über die Ausscheidung v. Bikarbonat od. sauren H^+-Ionen spielen die Nieren überdies eine Rolle im Säure-Basen-Haushalt.

Beteiligte Strukturen

- Hypophyse: sezerniert ADH
- Nebenniere: sezerniert Mineralokortikoide (v. a. Aldosteron)
- Zellen im Herzvorhof: sezernieren ANP
- Juxtaglomerulärer Apparat: sezerniert Renin (RAAS) u. reguliert die GFR (Nierenkörperchen)
- Tubulusepithelzellen: kleiden Tubulusapparat aus, verändern ihre Durchlässigkeit für Wasser, Elektrolyte, Bikarbonat u. H^+-Ionen

Funktionen

Antidiurese:

- Juxtaglomerulärer Apparat registriert verminderten Blutdruck, verminderte NaCl-Konzentration an *Macula densa*
- Spez. Zellen schütten Renin aus
- Renin wandelt Angiotensinogen in Angiotensin I um, Angiotensin Converting Enzyme (ACE) wandelt Angiotensin I in Angiotensin II um
- Angiotensin II wirkt an *Vas afferens* u. *Vas efferens* → verringert Nierendurchblutung u. damit GFR
- Außerdem löst es Durst aus, führt zu Ausschüttung v. ADH, Aldosteron u. Katecholaminen (Adrenalin, Noradrenalin)
- Wirkungen am Tubulusapparat:
  - Aldosteron: vergrößert Na^+-Resorption im Sammelrohr
  - ADH: baut im Sammelrohr verstärkt Wasserkanäle in Zellmembran d. Epithelzellen ein → mehr Wasser strömt aus Sammelrohr

Diurese:

- ADH-Ausscheidung nimmt bei verminderter Blutosmolarität ab
- Zellen im Herzvorhof erkennen eine erhöhte Dehnung d. Vorhofs (also ein vergrößertes Blutvolumen) → schütten ANP aus

- ANP wirkt am Vas afferens erweiternd → Nierendurchblutung, GFR steigt, führt zu verstärkter NaCl- u. Wasser-Ausscheidung

Säure-Basen-Haushalt:
- Nieren können Entgleisungen d. Säure-Basen-Haushalts längerfristig kompensieren (kurzfristige Kompensation: ➤ Atmung)
- Alkalose: Nieren scheiden mehr Bikarbonat, weniger H^+ aus
- Azidose: Nieren scheiden weniger Bikarbonat, mehr H^+ aus

Wichtige Erkrankungen

Beim Diabetes insipidus (der nichts mit der Blutglukose zu tun hat) wird entweder zu wenig ADH in d. Hypophyse ausgeschüttet, od. die Nieren reagieren nicht auf ADH → extreme Diurese (Polyurie mit mehr als 20 l täglich u. vermehrtem Durst, Polydipsie).

Viele gängige *Diuretika* („Entwässerungsmittel", z.B. Schleifendiuretika wie Furosemid) verringern die Resorption v. NaCl im Tubulus → aus osmotischen Gründen wird mehr Wasser mit dem NaCl ausgeschüttet. Da im Sammelrohr Na^+ im Austausch gegen K^+ resorbiert wird, führt ein vermehrtes Na^+-Angebot im Sammelrohr zu einer höheren K^+-Ausscheidung → viele Diuretika können als Nebenwirkung zu Elektrolytentgleisung (v. a. *Hypokaliämie*) führen.

Ohr – Äußeres Ohr und Gehörgang

Definition

Das äußere Ohr (*Auris externa*) ist der 1. v. 3 Abschnitten des Ohrs. Es umfasst Ohrmuschel (*Auricula*) u. äußeren Gehörgang (*Meatus acusticus externus*). Das Trommelfell (*Membrana tympani*) trennt es vom Mittelohr.

Bau

(➤ Abb. 55)

Ohrmuschel:

- Grundgerüst: elastischer Knorpel
- Bedeckt mit Körperhaut

Äußerer Gehörgang:

- Mit Drüsen u. Haaren
- Erste 2/3: Wand aus Knorpel
- Letztes 1/3: knöcherne Wände, zieht ins Felsenbein des Schläfenbeins (*Pars petrosa* des *Os temporale*)
- Knöcherner Teil ist gegenüber Knorpelteil nach hinten oben abgewinkelt

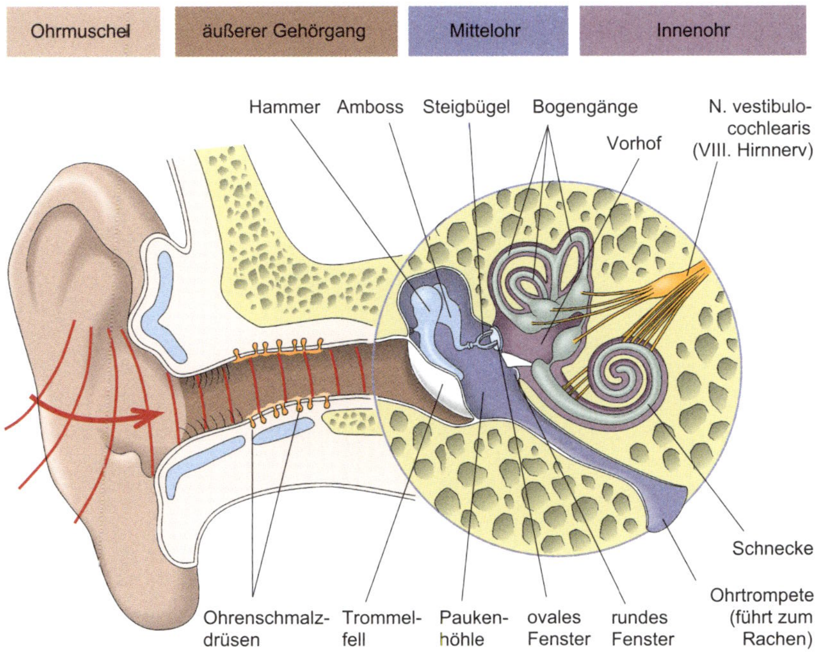

Abb. 55 Übersicht über äußeres Ohr, Mittel- und Innenohr [L190]

Trommelfell:
- Dünne Membran aus Bindegewebe, dichtet Gehörgang ab
- Steht schräg im Gehörgang

Funktionen

- Ohrmuschel: Schalltrichter; verbessert Aufnahme d. Schallwellen
- Drüsen im Gehörgang: produzieren Ohrenschmalz (*Zerumen*), welches den Gehörgang schützt
- Trommelfell: gerät durch Schallwellen in Schwingung, überträgt Schwingung auf Gehörknöchelchen d. Innenohres

Wichtige Erkrankungen

Zerumen kann den Gehörgang verstopfen u. zu vorübergehender Hörminderung führen.

Ohr – Mittelohr

Definition

Das Mittelohr (*Auris media*) ist der mittlere der 3 Abschnitte des Ohrs. Es besteht aus der Paukenhöhle (*Cavum tympani*) mit den Gehörknöchelchen (*Ossicula auditoria*). Die Paukenhöhle ist mit dem Nasenrachen durch die Ohrtrompete (*Tuba auditiva, Eustachische Röhre*) verbunden.

Bau

Paukenhöhle:

- Hohlraum im Felsenbein
- Wände mit Epithel ausgekleidet
- Grenze zum äußeren Ohr: Trommelfell (➢ Ohr – Äußeres Ohr)
- Grenze zum Innenohr: 2 mit Membranen verschlossene Fenster im Knochen (rundes u. ovales Fenster) (➢ Ohr – Innenohr)

Eustachische Röhre:

- Mit Schleimhaut ausgekleidet
- Erstes Drittel läuft im Knochen; die letzten zwei Drittel haben eine Wand aus Knorpel

Gehörknöchelchen:

- Hammer (*Malleus*): ist mit Hammergriff am Trommelfell befestigt
- Amboss (*Incus*): ist gelenkig mit Hammer u. Steigbügel verbunden
- Steigbügel (*Stapes*): ist mit seiner Platte ins ovale Fenster zum Innenohr eingelassen

Funktionen

Ohrtrompete:

- Ermöglicht Druckausgleich zw. Paukenhöhle u. Umgebung
- Öffnet sich beim Schlucken u. Gähnen

Gehörknöchelchen:

- Übertragen Bewegungen d. Trommelfells aufs Innenohr
- Durch die viel größere Fläche d. Trommelfells im Vergleich zum ovalen Fenster u. ihre Hebelwirkung verstärken die Gehörknöchelchen den Schalldruck, sodass ausreichend Schallenergie das Innenohr erreicht

Wichtige Erkrankungen

Durch die Ohrtrompete können Viren od. Bakterien ins Mittelohr gelangen → Mittelohrentzündung (*Otitis media*). Bei Kindern ist die Ohrtrompete vergleichsweise kürzer u. weiter, deshalb sind sie häufiger betroffen.

Ohr – Innenohr

Definition

Das Innenohr (*Auris interna*) liegt in einem Hohlraumsystem im Felsenbein (*knöchernes Labyrinth*). Es beherbergt die Sinnesrezeptoren für die Tonwahrnehmung in der Schnecke (*Cochlea*) u. das Gleichgewichtsorgan in den Bogengängen (*Ductus semicirculares*).

Bau

(➤ Abb. 56)
Knöchernes Labyrinth besteht aus:
- Vorhof (*Vestibulum*) mit ovalem Fenster; v. ihm gehen ab
- Knöcherne Schnecke: spiralig aufgewundener Knochengang
- 3 Bogengänge: stehen im 90°-Winkel zueinander in 3 Raumebenen

Das knöcherne Labyrinth ist mit *Perilymphe* gefüllt, deren Zusammensetzung etwa dem Extrazellulärraum entspricht.

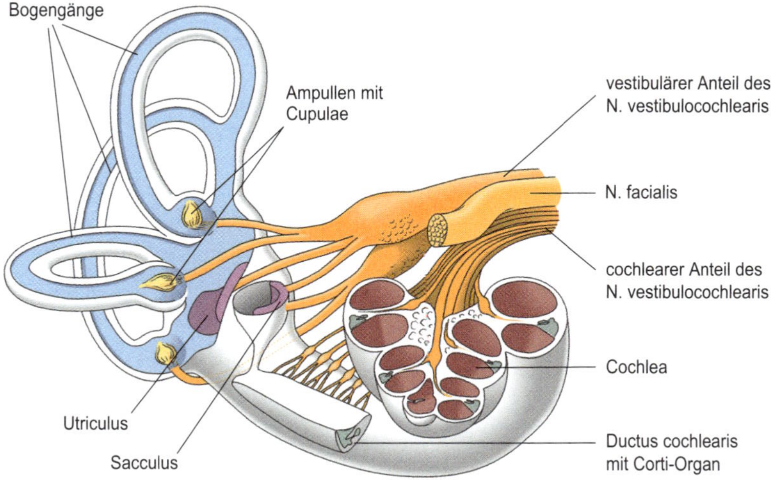

Abb. 56 Menschliches Innenohr (Schema) mit kochleärem und vestibulärem Anteil. [L190]

Häutiges Labyrinth:
- Ist in knöchernes Labyrinth eingelassen
- Sitz d. Sinneszellen

Das häutige Labyrinth ist mit *Endolymphe* gefüllt, deren Zusammensetzung dem Intrazellulärraum entspricht

Schnecke:

- Geformt wie Schneckenhaus, mit knöcherner Achse (*Modiolus*)
- In der Mitte des Schneckenganges trennen Basilarmembran u. dünnere Reissner-Membran die Schnecke in 3 Etagen:
  - Vorhoftreppe (*Scala vestibuli*)
  - Schneckengang (*Ductus cochlearis*) mit Endolymphe
  - Paukentreppe (*Scala tympani*)

Funktionen

- Schnecke: Sitz Gehörsinn
- Bogengänge: Sitz Gleichgewichtssinn

Ohr – Hörempfindung

Definition

Die Sinneszellen für das Hören (*Haarzellen*) sitzen in der Schnecke der Basilarmembran auf. Gehörte Töne u. Geräusche können nach Tonhöhe, Lautstärke u. Richtung, aus der sie kommen, unterschieden werden.

Beteiligte Strukturen

Schallleitung:
- ➤ Ohr – Äußeres Ohr
- ➤ Ohr – Mittelohr

Schalldetektion:
- Strukturen d. Schnecke
- Sinneszellen auf Basilarmembran; Corti-Organ:
  - Auf Basilarmembran sitzen Stütz- u. Sinneszellen
  - Sinneszellen: Haarzellen (sekundäre Sinneszellen; mit Sinneshärchen am oberen Ende); 3 Reihen äußerer u. 1 Reihe innerer Haarzellen
  - Haarzellen sitzen unter gallertiger Tektorialmembran, Sinneshärchen haben mit ihr Verbindung

Hörbahn:
- Über Fasern d. VIII. ➤ Hirnnervs zu Cochlearis-Nervenkernen im Hirnstamm
- Oberer Olivenkomplex im Hirnstamm
- Thalamus (➤ Gehirn – Thalamus)
- Primäre u. sekundäre Hörrinde im Großhirn (➤ Gehirn – Großhirn)

Funktionsmechanismen

Auslösen Hörempfindung:
- Schallwellen = Luftdruckschwankungen; Schwingungen
- Schallwellen bringen Trommelfell zum Schwingen, Trommelfell bewegt Gehörknöchelchen
- Steigbügelplatte bringt ovales Fenster zum Schwingen → Perilymphe schwingt
- Schwingung setzt sich durch *Scala vestibuli* fort, geht am *Helicotrema* (Verbindung v. Scala vestibuli u. *Scala tympani* an Schneckenspitze) auf Scala tympani über u. verebbt am runden Fenster
- Schallwellen bringen Basilarmembran zum Schwingen → Haarzellen bewegen sich gegen Tektorialmembran
- Über Sinneshärchen erkennen Haarzellen Bewegung → innere Haarzellen erzeugen an den sie innervierenden Neuronen Aktionspotenziale
- Je stärker die Amplitude d. Schallwelle, desto häufiger sind Aktionspotenziale → Lautstärke wird über Frequenz d. Aktionspotenziale codiert

Schallverstärkung:
- Erste Station: Gehörknöchelchen im Mittelohr
- Zweite Station: äußere Haarzellen; können sich, wenn Basilarmembran in Schwingung gerät, zusammenziehen u. verstärken so Schwingung

Analyse Tonhöhe:

- Dicke u. Struktur d. Basilarmembran verändern sich:
  - An Schneckenbasis ist sie dünn u. steif → schwingt bes. gut bei hohen Frequenzen
  - An Spitze dick u. flexibel → schwingt bes. gut bei tiefen Frequenzen
- Haarzellen werden je nach Frequenz an einer anderen Stelle max. erregt → Stelle, v. der das stärkste Signal kommt, entspricht der gehörten Frequenz

Richtungshören:

- Geräusche werden je nach Richtung, aus der sie kommen, auf einem Ohr früher gehört
- Olivenkomplex errechnet aus minimalen Laufzeitunterschieden Richtung d. Geräuschs

Wichtige Erkrankungen

Schwerhörigkeit im Alter heißt *Presbyakusis*.

Daneben existieren aber auch noch zahlreiche andere Formen der Hörstörung, die teilweise schon im Kindesalter auftreten.

Auch Schall, der direkt über den Knochen auf die Schnecke einwirkt, wird gehört (Knochenleitung).

Ohr – Gleichgewichtssinn

Definition

Der Gleichgewichtssinn gibt Informationen über Position u. Drehungen des Kopfes u. ermöglicht – zusammen mit anderen Sinnesorganen – eine Orientierung im Raum. Im Innenohr ist das Gleichgewichtsorgan der Vestibularapparat mit Vorhof (*Vestibulum*) u. den 3 Bogengängen (*Ductus semicirculares*).

Beteiligte Strukturen

Häutiges Labyrinth d. Gleichgewichtsorgane:

- Im Vorhof: kleine Säckchen (*Utriculus* u. *Sacculus*), durch Gänge miteinander verbunden
- Bogengänge: 3 halbkreisförmige Gänge, stehen im 90°-Winkel zueinander, münden in Utriculus:
  - Vorderer Bogengang: steht in Frontalebene
  - Hinterer: steht in Sagittalebene
  - Seitl.: steht in Horizontalebene
  - Jeder Bogengang hat am Ende eine Erweiterung: *Ampulle*

Rezeptoren:

- *Macula statica*:
  - In Sacculus u. Utriculus
  - Liegt im Utriculus horizontal, im Sacculus vertikal
  - Sekundäre Sinneszellen mit Sinneshärchen, Härchen ragen in gallertige Masse hinein
  - Gallertige Masse: Statolithen-Membran; Decke über den Haarzellen, in die Kalziumkarbonatkristalle eingelagert sind → schwerer als *Endolymphe*
- *Crista ampullaris*:
  - Jeweils eine in Ampullen der Bogengänge
  - Leiste, auf der Sinnes- u. Stützzellen liegen
  - Sinneshärchen d. Sinneszellen ragen in eine gallertige Kuppel hinein: *Cupula*
  - Cupula liegt wie Segel im Bogengang

Zentrale Schaltstationen:

- VIII. ➤ Hirnnerv (*N. vestibulocochlearis*) leitet Informationen zu den Vestibularis-Nervenkernen im Hirnstamm
- Informationen werden u. a. weitergeleitet zu: Thalamus, Nervenkernen für Augenbewegungen, Kleinhirn, Rückenmark

Funktionsmechanismen

Macula-Organe:

- Wenn Statolithen-Membran sich bewegt, knicken Sinneshärchen ab → Aktionspotenziale d. VIII. Hirnnerven
- Statolithen-Membran ist schwerer als Endolymphe → schwimmt nicht → folgt Schwerkraft
- Im Stand: Sinneszellen im Utriculus (horizontal) nicht erregt; Sinneszellen im Sacculus (vertikal) maximal erregt
- Im Liegen: genau umgekehrt

- → Gehirn kann Position d. Kopfes errechnen
- Maculae nehmen außerdem Beschleunigung wahr: Statolithen-Membran ist träge, folgt Bewegungen des Schädels mit Verzögerung

Bogengangsorgane:

- Endolymphe ist träge → bei Drehbewegungen d. Kopfes folgt sie zuerst nicht → drückt gegen Cupula
- Bewegung d. Cupula führt zum Abknicken d. Sinneszellen

Verschaltungen im ZNS:

- Fasern zu Nervenkernen für Augenbewegung: Augen bleiben auch bei Bewegung d. Kopfes auf fixiertes Objekt gerichtet
- Fasern zu Rückenmark u. Kleinhirn: Körperstellung wird justiert

Wichtige Erkrankungen

Bei Bewegungskrankheiten (*Kinetosen*) kommt es durch die Verknüpfung d. Gleichgewichtssinns mit vegetativen Zentren bei ungewohnten Bewegungen zu Übelkeit, Erbrechen, Schwindel. Bsp.: Reisekrankheit.

Reflexe

Definition

Reflexe sind Reaktionen auf äußere Reize, die immer gleich und unwillkürlich ablaufen. Dabei unterscheidet man zw. Eigenreflexen (Reizaufnahme u. -antwort erfolgen im gleichen Organ, Reizverarbeitung über nur eine Synapse, immer in der Skelettmuskulatur) u. Fremdreflexen (Reizaufnahme in einem anderen Organ als Reizantwort, Verarbeitung über mehr als eine Synapse).

Vegetative Reflexe lassen sich in *viszeroviszerale* (Reizaufnahme u. -antwort über autonomes Nervensystem), *viszerosomatische* (Reizaufnahme über autonomes, Reizantwort über somatisches Nervensystem) u. *viszerokutane* Reflexe (Wechselwirkung zw. Haut u. inneren Organen) unterteilen.

Beteiligte Strukturen

Sensoren:
- Schmerzrezeptoren in Haut od. Eingeweiden
- Rezeptoren in Muskulatur:
  - Muskelspindeln (Muskellänge)
  - Golgi-Sehnenorgane (Muskelspannung)

Reflexzentrum:
- Nervenkerne im ZNS

Funktionsmechanismen

Eigenreflexe (z. B. Patellarsehnenreflex):
- Passive Dehnung des Muskels (z. B. durch Schlag auf Patellasehne) erregt Längenrezeptoren der Muskelspindeln
- Afferenz ins Rückenmark erregt α-Motoneurone
- Motorische Fasern erregen Muskulatur → passive Dehnung wird mit aktiver Verkürzung ausgeglichen

Fremdreflexe (z. B. Beugereflex):
- Schmerzreiz, z. B. durch Tritt in einen Nagel
- Afferenz ins Rückenmark erregt Beugemuskulatur des betroffenen Beins → Entfernung v. der Schmerzquelle
- Kollateralen erregen Strecker des anderen Beins → Umkippen wird verhindert
- Reflexantwort durch vom Großhirn absteigende Fasern willkürlich beeinflussbar

Wichtige Erkrankungen

Zahlreiche neurologische Krankheiten lassen sich durch Abweichungen vom normalen Reflexverhalten diagnostizieren. Beispiel: Babinski-Reflex lässt sich bei Patienten mit Pyramidenbahnläsionen auslösen. Bestreichen des lateralen Fußrandes führt zu Streckung der Großzehe u. Spreizung der anderen Zehen → „Babinski-positiv".

Neben dem Patellarsehnenreflex sind in der neurologischen Diagnostik Achilles-Bizeps- u. Trizepssehnenreflex bedeutende Eigenreflexe (Schlag auf die Sehne führt jeweils zu Kontraktion). Wichtige Fremdreflexe sind u. a. Bauchhautreflex (Bestreichen der Bauchhaut führt zu Kontraktion der Bauchmuskulatur) od. Pupillenreflex (Lichteinfall führt zu Pupillenverengung).

Rückenmark

Definition

Das Rückenmark (*Medulla spinalis*) ist Teil des zentralen Nervensystems. Es geht auf Höhe der Schädelbasis ohne Unterbrechung ins Gehirn über. Das Rückenmark liegt im Wirbelkanal, umgeben v. den Hirnhäuten. Es besteht aus Nervenzellkörpern sowie auf- u. absteigenden Bahnen aus Nervenfasern. Je nachdem, auf welcher Höhe die das Rückenmark verlassenden Fasern aus dem Wirbelkanal austreten, unterteilt man das Rückenmark in Segmente v. C 1 (C = *cervikal*) bis Co 3 (Co = *coccygeal*; Steißbeinsegmente).

Bau

(➤ Abb. 57)
Das Rückenmark füllt den Wirbelkanal bis zur Höhe des 1. od. 2. Lendenwirbels aus. Die Wurzelfäden der unterhalb v. L2 austretenden ➤ Spinalnerven ziehen als Pferdeschweif (*Cauda equina*) weiter abwärts.

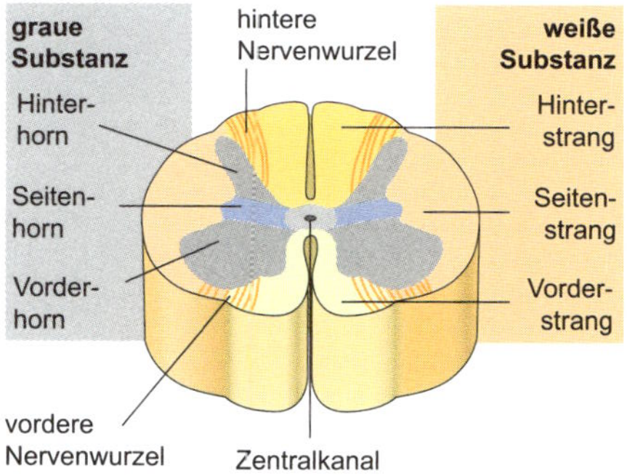

Abb. 57 Querschnitt durch das Rückenmark [L190]

Im Querschnitt erkennt man eine Gliederung in weiße u. graue Substanz.

- Weiße Substanz: auf- u. absteigende Bahnen (*Tractus*)
- Graue Substanz: schmetterlingsförmig, auf jeder Seite ein Vorder-, Seiten- (Achtung: nicht im ganzen Rückenmark!) u. Hinterhorn

Funktionen

Weiße Substanz:

- Aufsteigende Bahnen mit sensorischen Informationen
  - Hinterstrangbahn (*lemniskales* System): Tastsinn, Vibrationsempfinden, Tiefensensibilität
  - Kleinhirnseitenstrangbahn (*Tractus spinocerebellaris*): Informationen über Bewegung u. Lage des Körpers (*Propriozeption*) zum Kleinhirn.
  - Vorderseitenstrangbahn (*Tractus spinothalamicus ant.* u. *lat.*): Druck-, Temperatur- u. Schmerzempfinden
- Absteigende Bahnen:
  - Pyramidenbahn (*Tractus corticospinalis*): motorische Informationen v. a. für Präzisionsbewegungen
  - Extrapyramidale Bahnen: motorische Informationen für grobe u. unwillkürliche Bewegungen

Graue Substanz:

- Vorderhorn: Motoneurone, versorgen motorisch Skelettmuskulatur; Ausgangspunkt der motorischen Fasern aus Vorderwurzeln der Spinalnerven, auch Schaltstationen für motorische ➤ Reflexe.
- Seitenhorn: Nervenzellen des autonomen Nervensystems (C8–L2/3: Sympathikus; Sakralmark: Parasympathikus)
- Hinterhorn: sensorische Nervenzellen; Endpunkt der sensiblen Fasern aus Hinterwurzeln d. Spinalnerven

Wichtige Erkrankungen

- Bei der in Entwicklungsländern noch grassierenden Kinderlähmung (*Poliomyelitis*) werden Motoneurone in Vorderhorn u. Hirnstamm zerstört → schlaffe Lähmung der Extremitäten, Sensibilität bleibt voll erhalten
- Werden durch Trauma, Tumor od. Entzündung die Bahnen des Rückenmarks unterbrochen, entwickelt sich das Bild der Querschnittslähmung: unterhalb der Läsion kommt es zuerst zur schlaffen, nach mehreren Wochen zur spastischen Lähmung.

Rückenmuskulatur

Definition

Die Rückenmuskulatur untergliedert sich in:
- Oberflächliche Rückenmuskulatur: entwicklungsgeschichtlich in den Rücken eingewandert
- *Autochthone* (tiefe, *paravertebrale*) Rückenmuskulatur: zusammengefasst als Rumpfaufrichter (*M. erector spinae*); entwicklungsgeschichtlich am Rücken entstanden (autochthon = v. selbst entstanden)

Bau

Die oberflächliche Rückenmuskulatur gehört funktional zur Schulter- bzw. Schultergürtelmuskulatur u. wird dort besprochen.
Die autochthone Rückenmuskulatur:
- Erstreckt sich vom Kreuz- bzw. Darmbein bis zum Hinterkopf
- Schließt auch tiefe Nackenmuskulatur mit ein
- Wird im LWS- u. unteren BWS-Bereich v. derber Bindegewebshülle (*Fascia thoracolumbalis*) umhüllt
- Wird aus den *Rr. posteriores* der ➤ Spinalnerven innerviert
- Gliedert sich in medialen u. lateralen Trakt
- Medialer Trakt: tiefer gelegen, besteht aus:
  - *Spinalem* System (gerader Faserverlauf, ziehen v. Dornfortsatz [*Proc. spinosus*] zu Dornfortsatz): Zwischendornmuskeln (*Mm. interspinales*, ziehen jeweils zu benachbarten Wirbeln), Dornmuskeln (*Mm. spinales*, überspannen mehrere Wirbel), hintere gerade Kopfmuskeln (*Mm. recti capitis posteriores*, Teil der Nackenmuskulatur)
  - *Transversospinalem* System (schräger Faserverlauf, ziehen v. Quer- [*Proc. transversus*] zu Dornfortsätzen): Drehmuskeln (*Mm. rotatores*, ziehen jeweils zu benachbarten Wirbeln), Halbdornmuskeln (*Mm. semispinales*, überspringen 4–7 Wirbel), vielgefiederte Muskeln (*Mm. multifidi*, vielgeschichtet)
- Lateraler Trakt: oberflächlich gelegen, lange Muskelzüge, besteht aus:
  - *Sakrospinalem* System (ziehen vom Kreuz- bzw. Darmbein zu Querfortsätzen bzw. Rippen): längster Muskel (*M. longissimus*), Darmbein-Rippen-Muskel (*M. iliocostalis*), Rippenheber (*Mm. levatores costarum*)
  - *Spinotransversalem* System (ziehen v. Dornfortsätzen v. Hals- u. Brustwirbeln seitl. zu den ersten 3 Halswirbeln bzw. zum Kopf): Riemenmuskeln (*Mm. splenii*), unterer schräger Kopfmuskel (*M. obliquus capitis inferior*, zieht zum Kopf, Teil der Nackenmuskulatur)
  - *Intertransversalem* System (ziehen v. Querfortsatz zu Querfortsatz, bzw. zum Kopf): Zwischenquerfortsatzmuskeln (*Mm. intertransversarii*), oberer schräger Kopfmuskel (*M. obliquus capitis superior*, Teil der Nackenmuskulatur)

Funktionen

- Medialer Trakt: v. a. Haltefunktionen der WS
- Lateraler Trakt: bei beidseitiger Kontraktion: Zurückbeugen der WS; bei einseitiger Kontraktion: Neigen der WS zur Seite

Wichtige Erkrankungen

Mangelndes Training der Rückenmuskeln kann zu Rückenschmerzen u. Haltungsschäden führen.

Schädel – Knochen

Definition

Der knöcherne Schädel (*Cranium*) besteht aus Gesichtsschädel (*Viscerocranium*) u. Hirnschädel (*Neurocranium*).

Bau

Hirnschädel:

- Unten: Schädelbasis
- Oben: Schädelkalotte
- Knochen Hirnschädel (➤ Abb. 58):
  - Stirnbein (*Os frontalis*) mit Stirnhöhlen (*Sinus frontalis*)
  - Scheitelbein (*Os parietale*): paarig
  - Schläfenbein (*Os temporale*): paarig, bildet Teil v. Schädelbasis u. -kalotte; im Felsenbein (*Pars petrosa*) liegen Hör- u. Gleichgewichtsorgan

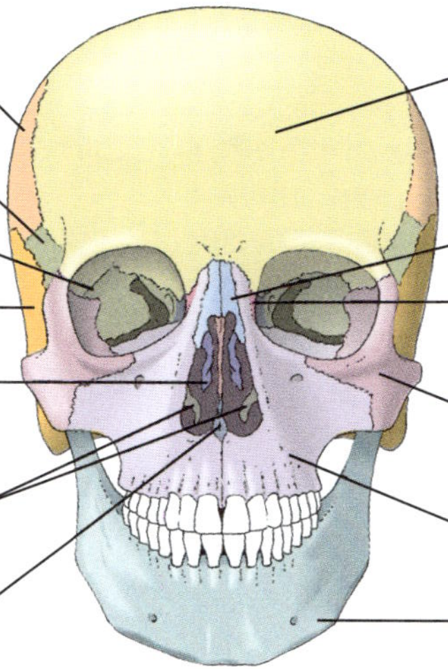

Abb. 58 Schädelknochen von vorne [L190]

  - Hinterhauptbein (*Os occipitale*): mit großem Hinterhauptsloch (*Foramen magnum*); trägt an Unterseite Gelenkflächen für ersten Halswirbel
  - Keilbein (*Os sphenoidale*): mit Keilbeinhöhle (*Sinus sphenoidalis*); im Türkensattel (*Sella turcica*) liegt Hypophyse
  - Siebbein (*Os ethmoidale*): v. außen nicht zu sehen, liegt zw. Augenhöhlen, enthält Siebbeinzellen (*Cellulae ethmoidalis*), Siebbeinplatte (*Lamina cribrosa*, mit Durchtritt I. Hinnerv) bildet Dach d. Nasenhöhle

Gesichtsschädel:

- Öffnung zur Mundhöhle
- ➢ Nase u. Nasenhöhle
- Augenhöhlen (*Orbitae*; Einzahl *Orbita*)
- Knochen Gesichtsschädel:
  - Tränenbein (*Os lacrimale*): kleine Knochen in Augenhöhle
  - Oberkiefer (*Maxilla*): mit Kieferhöhlen (*Sinus maxillaris*), trägt auf Zahnfortsatz (*Proc. alveolaris*) Zähne; nach hinten geht Jochfortsatz (*Proc. zygomaticus*) ab
  - Unterkiefer (*Mandibula*)
  - Jochbein (*Os zygomaticum*): formt Großteil d. Jochbogens (*Arcus zygomaticus*)
  - Gaumenbein (*Os palatinum*): v. außen nicht sichtbar; formt mit Gaumenfortsatz (*Proc. palatinus*) Maxilla d. harten Gaumens (*Palatum durum*)
  - Nasenbein (*Os nasale*): bildet oberen Teil d. Nasenrückens
  - Pflugscharbein (*Vomer*): v. außen nicht sichtbar; Teil d. Nasenseptums
  - Untere Nasenmuschel (*Concha nasalis inferior*): paarig, ragt in Nasenhöhle
  - Zungenbein (*Os hyoideum*): Hals
  - Gehörknöchelchen (*Ossicula auditiva*): Mittelohr (➢ Ohr – Mittelohr)

Funktionen

Der Hirnschädel schützt d. Gehirn. Durch Löcher (*Foramina*) treten Nerven u. Gefäße aus u. ein.

Wichtige Erkrankungen

Während der Embryonalentwicklung wachsen rechte u. linke Oberkieferhälfte in d. Mitte zusammen. Läuft dies unvollständig ab, resultiert eine Gesichtsspalte (schwerster Fall: Lippen-Kiefer-Gaumen-Spalte).

Schädel – Schädelnähte und Fontanellen

Definition

Die platten Knochen des Hirnschädels sind untereinander durch Knochennähte (*Suturae*) verbunden. Bei Neugeborenen sind zw. den Schädelknochen Lücken, die mit Bindegewebe ausgefüllt sind. Diese Lücken heißen *Fontanellen*.

Bau

(➢ Abb. 59)
Schädelnähte:

- Stirnnaht (*Sutura frontalis*): trennt Hälften d. Os frontalis
- Kranznaht (*Sutura coronalis*): zw. Os frontalis u. Ossa parietale
- Pfeilnaht (*Sutura sagittalis*): zw. Ossa parietale
- Lambdanaht (*Sutura lambdoidea*): zw. Ossa parietale u. Os occipitale

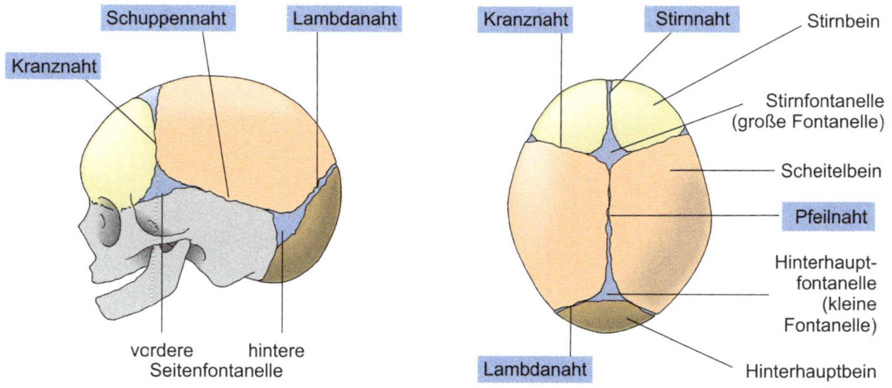

Abb. 59 Fontanellen und Schädelnähte [L190]

- Schuppennaht (*Sutura squamosa*): zw. Os temporale u. Os parietale.
  Mit zunehmendem Alter verknöchern die Suturen.

Fontanellen:

- Stirnfontanelle (*Fonticulus ant.*): Verschluss etwa im 2.–3. Lebensjahr
- Hinterhauptfontanelle (*Fonticulus post.*): Verschluss etwa im 3. Lebensmonat

- Vordere Seitenfontanelle (*Fonticulus sphenoidalis*): Verschluss bald nach Geburt
- Hintere Seitenfontanelle (*Fonticulus mastoideus*): Verschluss bald nach Geburt

Funktionen

Fontanellen machen den kindl. Kopf beim Durchtritt durchs mütterl. Becken flexibler.

Ist beim Säugling die Stirnfontanelle eingesunken, besteht ein Flüssigkeitsmangel (z. B. bei Durchfall, Fieber).

Schädel – Schädelbasis

Definition

Auf den Gruben der Schädelbasis ruht das Gehirn. Sie hat Durchtrittsstellen (*Foramina*) für Nerven u. Gefäße. Man unterscheidet vordere, mittlere u. hintere Schädelgrube, die treppenartig hintereinander angeordnet sind.

Bau

(➢ Abb. 60)

Vordere Schädelgrube (*Fossa cranii anterior*):

- Darunter: Augenhöhlen
- Nur durch dünne Knochenschuppe v. Augenhöhle getrennt
- Gebildet v. Stirnbein (*Os frontale*), Siebbein (*Os ethmoidale*) u. den kleinen Flügeln d. Keilbeins (*Os sphenoidale*)
- In vorderer Schädelgrube liegt Frontallappen d. Großhirns (➢ Gehirn – Großhirn)

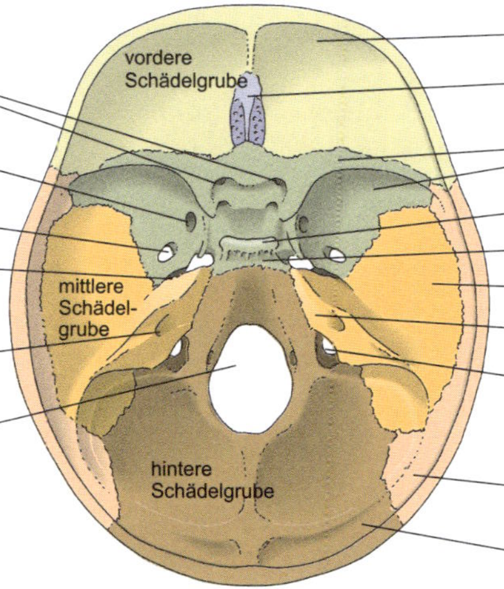

Abb. 60 Innere Schädelbasis [L190]

- Durch Siebbeinplatte tritt I. Hirnnerv (*N. olfactorius*) ein

Mittlere Schädelgrube (*Fossa cranii media*):

- Gebildet v. Körper u. großen Flügeln d. Os sphenoidale
- Körper d. Os sphenoidale hat mittig Grube, die an Reitsattel erinnert: Türkensattel (*Sella turcica*), in d. Hypophyse liegt
- Enthält Parietallappen d. Großhirns
- Durch *Foramen orbitale* tritt II. Hirnnerv (*N. opticus*) ein
- Durch *Canalis caroticus* (Kanal der inneren Halsarterie) tritt *A. carotis int.* ein
- Durch *Foramen jugulare* treten u. a. die *V. jugularis int.* aus u. X. Hirnnerv (*N. vagus*) ein
- Hinterrand bildet Felsenbeinpyramiden (*Pars petrosa* d. *Os temporalis*)

Hintere Schädelgrube (*Fossa cranii posterior*):

- Gebildet v. Hinterseite Sella turcica (*Dorsum sellae*), Hinterhauptsbein (*Os occipitale*) u. Felsenbeinpyramide
- Enthält Kleinhirn
- Durch inneren Gehörgang (*Meatus acusticus internus*) treten VIII. Hirnnerv (*N. vestibulocochlearis*) und VII. Hirnnerv (*N. facialis*) ein
- Verlängertes Mark verlässt Schädel durch großes Hinterhauptsloch (*Foramen magnum*), die beiden *Aa. vertebralis* treten hier ein

Schädelbasis v. außen:

- Neben Hinterhauptsloch: Gelenkflächen des *Antlantookzipitalgelenks* zw. Schädelbasis u. erstem Halswirbel (*Atlas*)
- Prominente Vorsprünge lateral d. Hinterhauptlochs:
- Griffelfortsatz (*Proc. styloideus*): spitz, v. ihm geht ein Band zum Zungenbein aus
- Warzenfortsatz (*Proc. mastoideus*): abgerundet, v. ihm entspringt *M. sternocleidomastoideus*; mit Hohlräumen: *Cellulae mastoideae*

Wichtige Erkrankungen

Bei Frakturen d. Schädelbasis können je nach Lokalisation – Nerven od. Gefäße abgerissen u. geschädigt werden.

Bei Verdacht auf Schädelbasisfrakturen auf Blutungen od. Liquoraustritt aus Nase od. Ohren achten.

Schilddrüse

Definition

Die Schilddrüse (*Gl. thyreoidea*) ist eine hormonproduzierende, endokrine Drüse. Sie liegt direkt unterhalb des Schildknorpels des ➢ Kehlkopfes vor der Luftröhre. Die 4 Nebenschilddrüsen (*Gll. parathyreoideae, Epithelkörperchen*) liegen der S. unmittelbar an der Rückseite an. Sie sezernieren Parathormon.

Bau

Die Schilddrüse besteht aus 2 Seitenlappen, die durch eine Engstelle in der Mitte (*Isthmus*) verbunden sind.

Feinbau:

- Bindegewebige Septen unterteilen Schilddrüse in Läppchen
- Einzelne Läppchen sind gefüllt mit unterschiedl. (bis 1 mm) großen Bläschen (*Follikel*), die v. Follikelepithelzellen umgeben sind
- Zw. Follikeln liegen C-Zellen

Funktionen

- Follikel: enthalten Kolloid (enthält v. a. Thyreoglobulin: Speicherform der Schilddrüsenhormone) (➢ Hormone – Schilddrüsen- und Nebenschilddrüsenhormone)
- Follikelepithel:
  - Produziert Thyreoglobulin
  - Jodiert Thyrosinreste des Thyreoglobulins → erzeugt Vorstufen der Schilddrüsenhormone
  - Spaltet bei Bedarf T3 u. T4 v. Thyreoglobulin ab u. sezerniert sie
- C-Zellen: sezernieren Calcitonin (Hormon, das Kalzium in Knochen einlagert)
- Nebenschilddrüsen: eigenständige Organe, sezernieren Parathormon

Wichtige Erkrankungen

Eine Vergrößerung der Schilddrüse („Kropf“) heißt *Struma*. Häufigste Ursache ist Jodmangel.

Eine Überproduktion an Schilddrüsenhormonen wird als Hyperthyreose, ein Mangel als Hypothyreose bezeichnet.

Jeder sechste Erwachsene in Deutschland hat eine Struma. Die meisten Strumen gehen mit normaler Stoffwechsellage der Schilddrüse einher (→ euthyreote Strumen).

Schmerz

Definition

Schmerz ist eine negativ empfundene Sinneswahrnehmung. Sie ist überlebenswichtig, da sie das Vorhandensein v. schädigenden Ursachen anzeigt u. es ermöglicht, diesen auszuweichen.

Beteiligte Strukturen

- Sensoren: freie Nervenendigungen im ganzen Körper
- Zentrale Verarbeitung:
  - Zellkörper der Rezeptoren in Hinterwurzel d. ➢ Rückenmarks u. best. Hirnnervenkernen
  - Weiterleitung zur sensorischen Großhirnrinde
- Absteigendes Hemmsystem: vom Gehirn aus absteigende Bahnen hemmen Schmerzneurone über *Endorphine, Enkephaline*

Funktionsmechanismen

- Produkte v. Entzündung od. Gewebeschädigung (u. a. Prostaglandin, Bradykinin, Histamin, Serotonin) reizen Nervenfasern
- Schädigung od. Durchtrennung v. Nervenfasern → neurogener S. (hell, einschießend)

Unterschiedliche Arten v. Schmerz:

- Oberflächenschmerz: aus d. Haut; zuerst: hell, rasch nach Verletzung/Schädigung; später: dumpf, brennend, klingt langsamer ab
- Tiefenschmerz: aus Muskeln, Gelenken, Knochen: dumpf, schlecht zu lokalisieren
- Viszeraler Schmerz: aus inneren Organen: dumpf, schlecht zu lokalisieren

Wichtige Erkrankungen

Bei fast allen Erkrankungen ist die Bekämpfung v. Schmerz eines der wichtigsten Therapieziele. Ebenso soll die Chronifizierung des Schmerzes verhindert werden.

Eine optimale Schmerztherapie stellt eine große Herausforderung an Mediziner u. Pflegende dar. Das Deutsche Netzwerk für Qualitätsentwicklung in der Pflege hat einen „Expertenstandard Schmerzmanagement in der Pflege" als Leitlinie herausgegeben.

Schultergürtel – Knochen

Definition

Das knöcherne Gerüst des Schultergürtels besteht aus Schulterblatt (*Scapula*) u. Schlüsselbein (*Clavicula*). Das Schlüsselbein ist gelenkig mit dem Brustbein (*Sternum*) verbunden. Am Schultergürtel ist die obere ➤ Extremität befestigt (➤ Abb. 61).

Bau

Schlüsselbein:
- S-förmig gebogen
- Gelenk mit Brustbein: *Sternoclavicular*-Gelenk

Schulterblatt:
- Platter, etwa dreieckiger Knochen
- Liegt Brustkorb v. hinten an
- An Rückseite: vorspringende Leiste, die Schulterblattgräte (*Spina scapulae*)
- Spina scapulae hat an äußerem Ende dachartigen Vorsprung: Schulterhöhe (*Akromion*)
- Rabenschnabelfortsatz (*Proc. coracoideus*) zeigt am Außenrand nach vorne
- Am Akromion treffen Schulterblatt u. Schlüsselbein im *Akromioclavicular*-Gelenk (Schultereckgelenk) aufeinander
- Unterhalb d. Akromions liegt Schultergelenkspfanne (*Cavitas glenoidale*)

Bänder:
- Zw. Schlüsselbein u. Brustbein
- Zw. Schlüsselbein u. Schulterblatt

Funktionen

- Sternoclavicular- u. Akromioclaviculargelenk: Kugelgelenke mit eingeschränkter Drehbewegung (Einschränkung durch Bänder)
- Schultergelenk: Kugelgelenk

Wichtige Erkrankungen

Bei der Schultereckgelenkssprengung reißen Bänder zw. Schlüsselbein u. Akromion → Schlüsselbeinende steht nach oben.

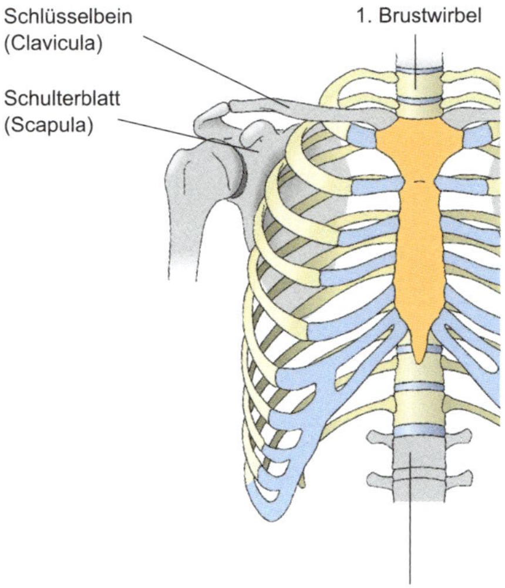

Abb. 61 Rechter Schultergürtel [L190]

Schultergürtel – Muskulatur

Definition

Die Muskulatur des Schultergürtels kann eingeteilt werden in die Schultergürtelmuskulatur im engeren Sinne, die das Schulterblatt am Rumpf fixiert, u. in die Schultermuskeln, die auf den Oberarm wirken.

Bau

Vordere (ventrale) Schultergürtelmuskulatur:
- Kleiner Brustmuskel (*M. pectoralis minor*): entspringt am Brustkorb, setzt am Schulterblatt an
- Vorderer Sägemuskel (*M. serratus ant.*): entspringt mit mehreren Zacken am Brustkorb, setzt am Schulterblatt an
- Unterschlüsselbeinmuskel (*M. subclavius*): v. erster Rippe zum Schlüsselbein

Hintere (*dorsale*) Schultergürtelmuskulatur:
- Kapuzenmuskel (*M. trapezius*): entspringt entlang einer langen Linie v. Hinterkopf über Dornfortsätze d. Wirbelkörper bis zur Brustwirbelsäule, setzt am Schlüsselbein u. am Akromion d. Schulterblatts an
- Schulterblattheber (*M. levator scapulae*): v. Querfortsätzen d. oberen 4 Halswirbel zum Schulterblatt
- Großer u. kleiner Rautenmuskel (*M. rhomboideus major* u. *minor*): v. letztem Hals-/erstem Brustwirbeln zum Schulterblatt

Hintere (*dorsale*) Schultermuskulatur (setzen alle am Humeruskopf an):
- *M. supraspinatus*: läuft in Rinne über Spina scapulae v. oben zum Humeruskopf
- *M. infraspinatus*: entspringt v. Schulterblattfläche unter Spina scapulae
- *M. teres minor*: entspringt v. Außenrand d. Schulterblatts, tritt v. seitl. unten zum Humeruskopf
- *M. teres major*: v. unterer Ecke d. Scapula zum Humeruskopf
- *M. deltoideus*: entspringt v. Spina scapulae, dem Akromion u. Schlüsselbein, setzt am weitesten unten am Humerus an, legt sich wie Kapuze über Schultergelenk u. andere Muskeln
- *M. latissimus dorsi*: entspringt entlang einer langen Linie v. d. unteren Brustwirbeln bis zum Kreuzbein u. Beckenkamm

Vordere (*ventrale*) Schultermuskulatur:
- *M. subscapularis*: entspringt v. der dem Brustkorb zugewandten Schulterblattseite
- Großer Brustmuskel (*M. pectoralis major*): v. Schlüsselbein u. Brustbein zum Humeruskopf

Funktionen

Schultergürtelmuskulatur:
- Fixieren Schultergürtel
- Kippen Schulterblatt → ermöglichen größere Beweglichkeit d. Arms

Schultermuskulatur:
- *Abduktion*: M. deltoideus, M. supraspinatus
- *Adduktion*: M. pectoralis major, M. latissimus dorsi, M. teres major, M. deltoideus
- *Anteversion*: M. deltoideus, M. pectoralis major
- *Retroversion*: M. deltoideus, M. latissimus dorsi, M. teres major, M. supraspinatus
- *Innenrotation*: M. subscapularis, M. pectoralis major, M. deltoideus, M. teres major, M. latissimus dorsi
- *Außenrotation*: M. infraspinatus, M. teres minor, M. deltoideus

Wichtige Erkrankungen

Bei Atemnot werden die ventralen Schultergürtelmuskeln als Atemhilfsmuskeln eingesetzt.

Intramuskuläre Injektionen am Oberarm erfolgen in M. deltoideus.

Schultergürtel – Schultergelenk

Definition

Im Schultergelenk (*Articulatio humeri*) treffen Oberarm (*Humerus*) u. Schulterblatt (*Scapula*) aufeinander. Es ist die einzige Verbindung zw. oberer ➢ Extremität u. Rumpf.

Bau

Gelenkfläche:

- Sehr großer Gelenkkopf (*Caput humeri*)
- Kleine Gelenkpfanne (*Cavitas glenoidalis*)
- Rand d. Cavitas glenoidalis wird v. Gelenklippe (*Labrum glenoidale*) aus Faserknorpel umgeben → vergrößerte Kontaktfläche

Nach oben wird Beweglichkeit v. Akromion begrenzt, das wie ein Dach über d. Schultergelenk liegt.

Funktionen

Sicherung Schultergelenk:

- Sehne d. langen Bizepskopfs
- Bänder sind kaum beteiligt
- In Gelenkkapsel einstrahlende Sehnen d. Muskeln d. Schulter als sog. Rotatorenmanschette:
  - *M. teres minor*
  - *M. infraspinatus*
  - *M. supraspinatus*
  - *M. subscapularis*

Bewegungen:

- Innen-/Außenrotation
- Abduktion/Adduktion
- Anteversion/Retroversion
- *Zirkumduktion* (Kreisen d. Arms, Kombination aus allen anderen Bewegungen)

Wichtige Krankheiten

Das Schultergelenk kann auskugeln (*luxieren*). Bes. häufig nach unten, da hier eine Schwachstelle in d. Rotatorenmanschette ist.

Vor dem Einrenken einer luxierten Schulter sollte man sich vergewissern, dass der N. axillaris (der unter d. Schultergelenk läuft) nicht beschädigt wurde. Dazu überprüft man die Sensibilität d. Haut über dem M. deltoideus.

Besondere Information

Das Schultergelenk ist das beweglichste Kugelgelenk im Körper.

Schwangerschaft – Befruchtung und Einnistung

Definition

Die Schwangerschaft beginnt mit der Befruchtung des Eis im Eileiter (*Tuba uterina*). Nach 5–6 Tagen nistet sich die Frucht in der Gebärmutterschleimhaut (*Endometrium*) des Uterus ein.

Beteiligte Strukturen

- Eierstock (*Ovar*): gibt in Zyklusmitte Eizelle mit den sie umgebenden Granulosazellen u. d. Zona pellucida ab
- Eileiter (*Tuba uterina*): nimmt Eizelle auf, transportiert sie Richtung Uterus
- Samenzellen: kommen im Eileiter mit Eizelle in Kontakt
- Gebärmutterschleimhaut (*Uterus-Endometrium*)

Funktionsmechanismen

Befruchtung:

- 200–300 (v. ca. 500 Millionen) Spermien erreichen Eizelle im Eileiter
- Mit Hilfe v. Enzymen aus ihrer Spitze (*Akrosom*) durchdringen Spermien Schicht aus Granulosazellen u. *Zona pellucida* der Eizelle
- Nur ein Spermium verschmilzt mit Eizelle, danach gibt Eizelle Enzyme ab, die Eindringen weiterer Spermien verhindern (*Polyspermieblock*)
- Eizelle vollendet 2. Reifeteilung
- Genmaterial v. Eizelle u. Spermium vermischt sich → aus 2 *haploiden* Zellen ist 1 *diploide* geworden, die *Zygote*
- Biologisches Geschlecht d. Kindes ist festgelegt: Eizelle hat immer ein X-Geschlechts-Chromosom, die Samenzelle ein X od. Y-Chromosom → XX = Mädchen, XY = Junge

Entwicklung bis zur Einnistung:

- Zellteilungen führen zum *Morula*-Stadium (Zellkugel; erinnert an Beere)
- Etwa am 4. Tag wird aus Morula ein hohler Ball, die Keimblase (*Blastozyste*)
- In Blastozyste liegt an einer Wand ein Zellhaufen, der *Embryoblast* (eigentliche Embryonalanlage, im Gegensatz zum umgebenden *Trophoblast*)

Einnistung (*Nidation*):

- Blastozyste legt sich Endometrium an
- Trophoblast produziert Enzyme, die Eindringen d. Blastozyste ins Endometrium ermöglichen
- Trophoblast produziert humanes Chorion-Gonadotropin (hCG), das Abstoßen d. Endometriums verhindert (wird bei Schwangerschaftstests nachgewiesen)

Weitere Entwicklung:

- Ca. am 8. Tag nach Empfängnis (*post conceptionem, p. c.*) wird Embryoblast zur Keimscheibe mit zunächst 2, letzten Endes dann 3 Keimblättern:
  - Äußeres Keimblatt (*Ektoderm*): aus ihm entwickeln sich Nervensystem, Sinnesorgane, Haut
  - Mittleres Keimblatt (*Mesoderm*): aus ihm entwickeln sich Muskeln, Binde- u. Stützgewebe, Geschlechtsorgane, Blutzellen, Nieren, lymphatische Organe, Unterhaut
  - Inneres Keimblatt (*Entoderm*): aus ihm entwickeln sich Epithelien, Atmungs- u. Verdauungsorgane, ableitende Harnwege, Leber, Schilddrüse, Pankreas

Wichtige Erkrankungen

Nistet sich das befruchtete Ei nicht im Uterus ein, spricht man v. einer *ektopen* Schwangerschaft (*Extrauteringravidität*). Am häufigsten sind Eileiter-, Eierstock- u. Bauchhöhlenschwangerschaften.

Eine Eizelle bleibt ca. 12–48 Stunden nach dem Eisprung befruchtungsfähig, Spermien 2–4 Tage (in Einzelfällen bis zu 7 Tagen).

Besondere Information

Nur ⅓ bis ½ aller mit Spermien in Kontakt gekommenen Eizellen schafft es, sich im Uterus einzunisten.

Schwangerschaft – Verlauf

Definition

Während der 38 Wochen dauernden Schwangerschaft entwickelt sich die Frucht vom *Keim* (1.–3. Entwicklungswoche) über den *Embryo* (4.–8. Entwicklungswoche) zum *Fötus* (9.–38. Entwicklungswoche). Der reife Fötus kommt bei der Geburt zur Welt. Während der Schwangerschaft wird das Kind vom Körper der Mutter durch die Plazenta ernährt. Um den Anforderungen der Schwangerschaft gerecht zu werden, verändert sich der Körper der Mutter.

Beteiligte Strukturen

Plazenta:

- Während Einnistung teilt sich der Trophoblast d. Embryos auf in äußeren *Synzytiotrophoblast*, u. innen gelegenen *Zytotrophoblast*
- Ab ca. 8. Tag p. c. bilden sich Hohlräume (*Lakunen*) im Synzytiotrophoblast, ab 12. Tag eröffnet Synzytiotrophoblast mütterl. Blutgefäße → Blut strömt in Lakunen
- Zytotrophoblast wird zur Zottenhaut (*Chorion*); aus Chorion stülpen sich auf d. dem Uterus-Myometrium zugewandten Seite fingerförmige Zotten mit Blutgefäßen in Synzytiotrophoblast
- Teil mit Zotten: Chorionplatte; zottenloser Teil: Chorionhaut
- Uterus-Endometrium hat sich um Embryo herum in *Dezidua* umgewandelt; Teil unter Chorionplatte heißt *Decidua basalis*
- Kindl. Seite d. Plazenta besteht aus Chorionplatte u. Zottenbäumen (Zotten mit Ausstülpungen zur Oberflächenvergrößerung)
- Mütterl. Seite d. Plazenta besteht aus Decidua basalis

Amnionhöhle, Fruchtwasser:

- Oberhalb d. Embryonalplatte gelegene Amnionhöhle umgibt schließlich ganzen Embryo
- Ab 8. Tag gibt Epithel d. Amnionhöhle Flüssigkeit ab: Fruchtwasser
- Später ist Großteil d. Fruchtwassers fetaler Urin

Veränderungen am mütterl. Körper, u. a.:

- Uterus vergrößert sich, ist etwa ab 12. Schwangerschaftswoche (SSW) am Oberrand d. Symphyse tastbar
- Gewichtszunahme (8–12 kg)
- Pulsfrequenz, Herzzeitvolumen, Blutvolumen steigen
- 6.–16. SSW: Übelkeit und Schwangerschaftserbrechen
- Wachstum der Brüste
- stellenweise vermehrte Pigmentierung

Funktionsmechanismen

Ernährung d. Kindes:

- Bis zum Einstrom mütterl. Bluts in Lakunen d. Synzytiotrophoblast: Ernährung aus umgebendem Gewebe (*histiotrophe* Phase)

- Danach Ernährung durch mütterl. Blut (*hämatotrophe* Phase)
- In Plazenta umspült mütterl. Blut Zottenbäume → Übertritt v. Nährstoffen u. Atemgasen in kindl. Gefäße (durch Plazentaschranke – Chorion, Bindegewebe, Kapillarendothel – hindurch), Übertritt von Kohlendioxid und Abfallprodukten des Ungeborenen in mütterliches Blut

Wichtige Erkrankungen

Schwangerschaftsgestose: Krankheitsbild d. 2. Schwangerschaftshälfte mit Ödemen, Proteinurie u. Bluthochdruck.

> Die Entwicklungsdauer in Wochen meint die Zeit, die seit der Befruchtung vergangen ist. Die Schwangerschaftswochen (SSW) werden dagegen ab dem ersten Tag der letzten Menstruation vor Beginn der Schwangerschaft gezählt. Also ist die 2. Entwicklungswoche zugleich die 4. SSW.

Besondere Information

- Die Schwangerschaft wird in 3 Trimena zu je 3 Monaten eingeteilt
- Errechnen d. Geburtstermins nach Naegele-Regel: 1. Tag d. letzten Regel + 7 Tage – 3 Monate + 1 Jahr

Speicheldrüsen

Definition

Die Speicheldrüsen sind exokrine Drüsen, die in die Mundhöhle münden u. Teil des Verdauungssystems sind. Man unterscheidet große Speicheldrüsen u. kleine Speicheldrüsen.

Bau

Es gibt 3 große, paarige Speicheldrüsen, die sich in der Beschaffenheit ihres Sekrets unterscheiden:

- Ohrspeicheldrüse (*Gl. parotidea*; klin.: *Parotis*); liegt im Bereich des Kieferwinkels; Ausführungsgang durchbricht M. masseter u. mündet bei seitl. Oberkieferzähnen; rein serös
- Unterkieferspeicheldrüse (*Gl. submandibularis*); liegt an Unterkieferinnenseite; mündet unter der Zunge; gemischt sero-mukös, überwiegend serös
- Unterzungenspeicheldrüse (*Gl. sublingualis*); liegt Mundbodenmuskulatur auf; mehrere kleinere Ausführungsgänge; gemischt sero-mukös, überwiegend mukös

Funktionen

- Speichel hält Mundhöhle feucht u. macht Nahrung gleitfähig
- Enthält IgA-Antikörper u. antibakterielles Lysozym zur Abwehr v. Krankheitserregern
- Enthält Enzyme (u. a. α-Amylase)

Speicheldrüsen bilden in ihren Drüsenendstücken einen isotonen Primärspeichel. In den Streifenstücken wird dieser durch Entzug v. Na^+ u. Cl^- hypoton.

Wichtige Erkrankungen

Charakteristisch für Mumps ist Entzündung u. Schwellung der Parotis (*Parotitis*) → dicke Backe.

Bei starker Sympathikusaktivierung (Angst, sportliche Höchstleistungen) wird ein zäher, schleimiger Speichel abgesondert, bei Parasympathikusaktivität ist der Speichel dünnflüssig.

Spinalnerven

Definition

Spinalnerven (auch: Rückenmarksnerven) sind der Zusammenschluss v. Nervenfasern, die als Vorder- u. Hinterwurzel aus dem ➢ Rückenmark ziehen. Spinalnerven verlassen den Wirbelkanal durch die Zwischenwirbellöcher.

Bau

- Nervenfasern der Vorderwurzel (*Radix anterior*):
  - Treten aus Rückenmarks-Vorderhorn aus
  - Leiten motorische Nervenimpulse
- Nervenfasern der Hinterwurzel (*Radix posterior*):
  - Treten in Rückenmarks-Hinterhorn ein
  - Führen sensorische Nervenimpulse
  - Haben den Nervenzellkörper im Spinalganglion

Vereinigen sich zum Spinalnerv, der außerdem noch Fasern des autonomen ➢ Nervensystems führt. Der Spinalnerv verzweigt sich in hinteren (*Ramus posterior*) u. vorderen Ast (*Ramus anterior*).

Funktionen

- Ramus posterior: Versorgung v. Haut u. tiefer Muskulatur d. Rückens
- Ramus anterior:
  - Aus den Brustsegmenten 2–11: gürtelförmige Versorgung v. Brustkorb u. Bauch
  - Sonst Bildung v. Nervengeflechten (*Plexus*) → Versorgung v. Haut u. Muskeln d. Extremitäten u. d. Kopfes
- Außerdem Äste zum autonomen Nervensystem

Wichtige Erkrankungen

Beim Bandscheibenvorfall kann Bandscheibe Druck auf Spinalnerv ausüben → Schmerzen u. Ausfallerscheinungen.

Bei der Periduralanästhesie werden Nervenwurzeln mit Lokalanästhetikum umspült u. so d. Schmerzleitung unterbrochen.

Venen – Grundlagen

Definition

Venen sind Gefäße, die das zum Herzen fließende Blut führen. Sie beginnen am Ende des Kapillarbetts als *Venolen* u. vereinigen sich zu immer größeren Venen. In Venen fließt nicht immer sauerstoffarmes Blut: Im Lungenkreislauf führen sie sauerstoffreiches Blut.

Bau

Wandbau:

- Ähnlich ➤ Arterien: *Intima, Media, Externa*
- Schichten aber schlechter gegeneinander abzugrenzen
- Dünnere Wand (wg. niedrigerem Druck)
- Dehnbarer als Arterien
- Intima bildet in Venen d. Extremitäten u. d. Rumpfwand Klappen aus

Funktionen

- Venen sind Kapazitätsgefäße: in ihnen befindet sich ständig ca. 75 % des gesamten Blutvolumens
- Der venöse Rückfluss zum Herzen wird unterstützt v.:
  - Sog: Senkung d. Ventilebene d. Herzens bewirkt Ansaugen v. Blut aus herznahen V.
  - Muskelpumpe: werden Venen durch Muskeln komprimiert, kommt durch Klappen ein gerichteter Blutstrom Richtung Herzen zustande
  - Atmung: durch Unterdruck, der bei Einatmung im Brustkorb entsteht, werden großen Venen hier erweitert → saugen Blut an
  - arteriovenöse Kopplung: Venen und Arterien verlaufen parallel, Pulswelle der Arterie komprimiert Vene
- Beim Wechseln vom Liegen zum Stehen (*Orthostase*) versacken etwa 500 ml Blut in Venen d. unteren Körperhälfte → Rückstrom zum Herzen wird kleiner

Wichtige Erkrankungen

Nach kleinen Verletzungen kann es zur Entzündung v. oberflächlichen Venen (*Thrombophlebitis*) kommen.

Dies ist somit auch eine mögliche Komplikation v. Venenpunktionen.

Die tiefe Venenthrombose (TVT) entsteht durch Blutgerinnsel in den tiefen Venen, welche als lebensgefährliche Komplikation eine Lungenarterienembolie (LAE) verursachen können.

> Das große Blutvolumen in d. V. macht man sich bei Schocklagerung zu Nutzen: Patient wird mit erhöhten Beinen gelagert → vermehrter venöser Rückstrom → arterieller Blutdruck steigt.

Venen – Rumpf

Definition

In den Leibeshöhlen des Rumpfes finden sich V. beider Kreisläufe. Obere u. untere Hohlvene (*V. cava sup*. u. *inf.*) führen das Blut aus Kopf u. Armen, bzw. Bauch, Becken u. Beinen, zum rechten Herzen (*Körperkreislauf*).

Die Lungenvenen (*Vv. pulmonales*) führen sauerstoffreiches Blut aus den Lungen zum linken Herzen (*Lungenkreislauf*).

Bau

V. cava sup.:

- Aus Vereinigung v. *V. jugularis int.* u. *V. subclavia* im sog. Venenwinkel geht *V. brachiocephalica* hervor
- *Vv. brachiocephalicae* beider Seiten vereinigen sich etwa auf Höhe d. 2. Rippe zur V. cava sup.
- Läuft etwa hinter dem rechten Brustbeinrand zum rechten Vorhof

V. cava inf.:

- Entsteht auf Höhe d. 4./5. Lendenwirbels aus Zusammenfluss d. *Vv. iliacae*
- Nimmt Zuflüsse aus paarigen Bauchorganen auf (Blut aus unpaaren Bauchorganen fließt über *V. portae* ab)
- Nimmt V. portae auf, zieht durchs Zwerchfell
- Mündet in rechten Vorhof

Vv. pulmonales:

- Auf jeder Seite 2 (obere u. untere)
- Münden in linken Vorhof

Funktionen

- Zw. V. cava inf. u. V. cava sup. bestehen *Anastomosen* (Verbindungen)
- Zw. V. cava inf. u. V. portae bestehen sog. *portocavale Anastomosen*

Bei Pfortaderhochdruck (z.B. bei Leberzirrhose) fließt das Blut über die portocavalen Anastomosen ab. Zur Gefahr kann die Umleitung über die Ösophagusvenen werden: Wenn sie erweitert sind (bis zu Varizen) u. reißen, kann es zu lebensgefährlichen Blutungen kommen.

Venen – Kopf

Definition

Die V. am Kopf leiten das Blut aus ➤ Gehirn u. Gesicht. Im Gehirn gibt es venöse Gefäße, die sich v. den anderen Venen im Körper unterschieden, die Hirnblutleiter (*Sinus durae matris*).

Bau

(➤ Abb. 62)
Im Gehirn unterscheidet man tiefe u. oberflächliche V.
Oberflächliche V.:
- Durchbrechen Arachnoidea als sog. Brückenvenen
- Münden in Hirnblutleiter

Tiefe V.:
- Münden in *V. magna cerebri*
- V. magna cerebri mündet in *Sinus rectus*

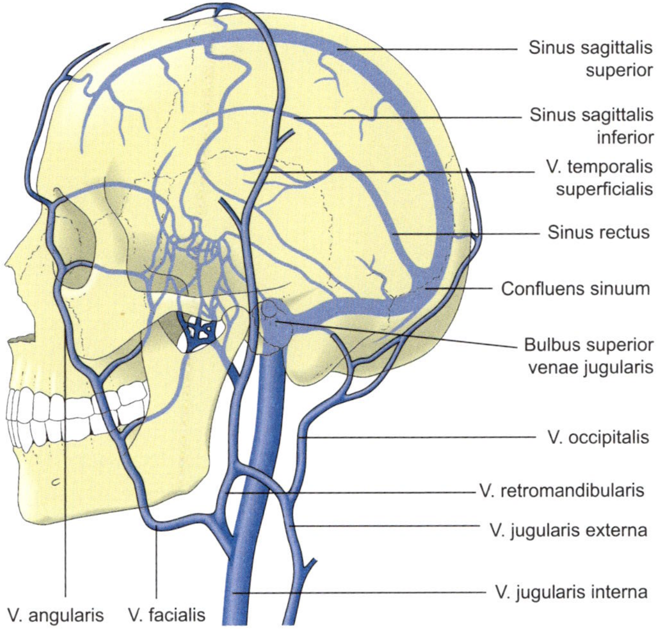

Abb. 62 Venen von Gehirn und Kopf [L190]

Hirnblutleiter:

- Starre Hohlräume in Dura mater. Größter: *Sinus sagittalis sup.*
- Trifft im *Confluens sinus* auf Sinus rectus
- V. Confluens aus führen Sinus transversus u. Sinus sigmoideus zum Sinus cavernosus
- Sinus cavernosus leitet Blut in V. jugularis int.

Gesichtsvenen:

- Wichtige V.: *V. facialis, V. retromandibularis, V. jugularis ext.*
- Münden in V. jugularis int. bzw. direkt in V. subclavia

Funktionen

- Sinus durae matris: leiten Blut aus Gehirn
- Gesichtsvenen: leiten Blut aus Weichteilen des Kopfs

Wichtige Erkrankungen

Bei Schädeltraumen können Brückenvenen reißen, was zum Blutaustritt in d. Duraspalt führt (*subdurale* Blutung).

Verdauung – Aufschließen der Nährstoffe

Definition

Die aufgenommene Nahrung muss im ➢ Magen-Darm-Trakt in ihre Bestandteile zerlegt werden. Dies geschieht durch mechanische und chemische Verdauung (u. a. durch Enzyme). Gallensäuren emulgieren die Fette aus der Nahrung, d. h. statt großer Fettaugen entstehen mikroskopisch kleine Fetttröpfchen.

Beteiligte Strukturen

Herkunft Verdauungsenzyme:

- Kohlenhydratverdauung:
  - α-Amylase v. a. aus Speicheldrüsen, ➢ Bauchspeicheldrüse
  - Maltase-Glukoamylase u. Saccharase-Isomaltase aus Dünndarmschleimhaut
  - Laktase aus Dünndarmschleimhaut
- Eiweißverdauung:
  - Pepsin: als inaktives Pepsinogen aus Hauptzellen d. ➢ Magens
  - Trypsin u. Chymotrypsin: als inaktives Trypsinogen u. Chymotrypsinogen aus Pankreas
  - Carboxypeptidase aus Pankreas
  - Aminopeptidasen aus Dünndarmschleimhaut
- Fettverdauung:
  - Zungengrundlipase aus Drüsenzellen am Zungengrund
  - Pankreaslipase aus Pankreas
  - Cholesterinesterase aus Pankreas

Herkunft Emulgatoren:

- Gallensäuren aus Galle

Funktionsmechanismen

Kohlenhydratverdauung:

- Vielfachzucker (*Polysaccharide*) wie z. B. Stärke: viele Zuckermoleküle hängen wie eine Kette aneinander; *Disaccharide* mit 2 Zuckermolekülen: Milchzucker (*Laktose*), Rohr-, Rübenzuker (*Saccharose*)
- Stärkeabbau:
  - α-Amylase spaltet im Mund Zweier-, Dreier- od. längere Stücke ab (Maltose u. Isomaltose, Maltotriose bzw. Grenzdextrine)
  - Im Magen wird α-Amylase durch sauren Magensaft inaktiviert
  - Im Dünndarm übernimmt Pankreas-α-Amylase
  - Die Bruchstücke werden v. Maltase-Glukoamylase u. Saccharase-Isomaltase in Einfachzucker gespalten
- Saccharoseabbau erfolgt durch Saccharase-Isomaltase
- Laktoseabbau erfolgt durch Laktase

Eiweißverdauung:

- Eiweiße = Proteine = Aminosäureketten
- Salzsäure u. Pepsin im Magen beginnen Eiweißverdauung

- Im Dünndarm wird Pepsin inaktiviert, dafür übernehmen Chymotrypsin, Trypsinogen u. Carboxypeptidasen
- Spalten zusammen mit Aminopeptidasen einzelne Aminosäuren ab
- Durch Verdauung entstehen einzelne Aminosäuren u. *Oligopeptide* (bis 8 Aminosäuren)
- Oligopeptide werden v. Peptidasen d. Enterozyten zu Di- u. Tripeptiden (2 bzw. 3 Aminosäuren) zerlegt

Fettverdauung:

- Neutralfette (*Triglyzeride*) sind 3 Fettsäuren, die an Glyzerin gebunden sind
- Triglyzeride werden durch Lipasen in freie Fettsäuren u. Monoglyzeride gespalten
- Cholesterinester (Verbindung aus Cholesterin u. Fettsäure) werden v. Cholesterinesterase gespalten
- Durch Gallensäuren lagern sich Fettsäuren, Cholesterin, fettlösliche Vitamine, Monoglyzeride u. Phospholipide zu mikroskopisch kleinen Kügelchen, den Mizellen, zusammen

Wichtige Erkrankungen

Bei fast allen Asiaten u. ca. 15 % d. Mitteleuropäer kommt es im Jugendalter zu einer Abnahme d. Laktaseproduktion → Laktose kann nicht gespalten u. aufgenommen werden → Blähungen, Diarrhö.

Die fettlöslichen Vitamine (Merkhilfe: EDEKA) können nur in Gegenwart anderer Fette über Mizellen resorbiert werden.

Verdauung – Aufnahme der Nährstoffe

Definition

Die mit der Nahrung aufgenommenen Nährstoffe werden größtenteils im Dünndarm in Blut u. Lymphe aufgenommen (*resorbiert*) (➢ Magen-Darm-Trakt – Dünndarm).

Beteiligte Strukturen

Dünndarmzotten:
- Extrem große Oberfläche durch Mikrovilli-Besatz d. *Enterozyten*
- Pro Zotte eine Blut- u. eine Lymphkapillare
- In Zellmembran d. Enterozyten: Transporter u. Kanäle für Nährstoffe, Elektrolyte u. Wasser

Parietalzellen d. Magens produzieren Intrinsic-Factor, ohne den Vitamin B_{12} nicht aufgenommen werden kann (➢ Magen-Darm-Trakt – Magen).

Funktionsmechanismen

Resorption v. Kohlenhydraten:
- Abbau bis zu Monosacchariden Glukose, Fruktose, Galaktose
- Galaktose u. Glukose werden über Kotransporter zusammen mit Na^+ in Enterozyten aufgenommen
- Fruktose wird über erleichterte Diffusion aufgenommen
- Auf Blutseite d. Enterozyten: Abgabe durch Kanäle in Kapillare

Resorption v. Aminosäuren:
- V. a. als Di- u. Tripeptide
- Intrazellulär Spaltung in Aminosäuren
- Abgabe v. Aminosäuren ins Blut
- Aminosäuren u. Kohlenhydrate gelangen ins Pfortaderblut u. mit Pfortader in Leber

Resorption v. Fetten:
- Mizellen gelangen in Kontakt mit Enterozyten → Fettsäuren, Monoglyzeride, Cholesterin u. fettlösliche Vitamine werden durch Membran aufgenommen
- Kurzkettige Fettsäuren gelangen ins Blut
- Langkettige Fettsäuren u. Monoglyzeride werden in Zelle wieder zu Triglyzeriden zusammengebaut u. mit Proteinen verpackt → Fett-Protein-Kugeln: Chylomikronen
- Chylomikronen gelangen ins Lymphsystem u. über den *Ductus thoracicus* im rechten Venenwinkel in Blutbahn

Resorption v. Wasser u. Elektrolyten:
- Resorption v. a. im Jejunum
- Elektrolyte (Natrium, Kalium, Magnesium, Chlorid) werden teils aktiv, teils passiv aufgenommen
- Wasser folgt osmotisch nach
- im Dickdarm erfolgt weitere Rückresorption von Wasser

Resorption v. Vitaminen:

- Fettlösliche Vitamine direkt durch Zellmembran
- Vitamin B_{12} kann nur in Anwesenheit v. Intrinsic factor resorbiert werden

Wichtige Erkrankungen

Bei der *perniziösen* Anämie zerstören Autoantikörper Parietalzellen u. Intrinsic factor → es kann kein Vitamin B_{12} mehr aufgenommen werden → Blutarmut mit großen Erythrozyten (*megaloblastäre* Anämie).

Durch nicht resorbierbare, osmotisch wirksame Moleküle (z. B. Polyethylenglykol) kann eine verminderte Wasser-Rückresorption erreicht werden → *Diarrhö* (z. B. zur Darmreinigung vor Koloskopie).

Wärmeregulation

Definition

Die Wärmeregulation sorgt für die Beibehaltung einer Körperkerntemperatur v. ca. 37 °C.

Dabei überwiegt je nach Umgebungstemperatur u. Stoffwechsellage Wärmeerzeugung od. Wärmeabgabe.

Beteiligte Strukturen

Regulation:

- Thermosensoren (kalt u. warm) in Haut, inneren Organen u. Rückenmark
- Übergeordnetes Zentrum: Hypothalamus

Wärmeproduktion:

- Muskeln
- Innere Organe
- Braunes Fettgewebe

Wärmeabgabe:

- V. a. Haut (Schweißdrüsen)

Funktionsmechanismen

Wärmeerzeugung:

- Wärme fällt bei Stoffwechselprozessen an
- Zittern, sonst. Muskelbewegung → erhöhter Stoffwechsel im Muskel → Wärme
- Bei Kälte eingeschränkte Hautdurchblutung; hält Wärmeenergie im Körperkern

Wärmeabgabe durch:

- *Konvektion* (an bewegtes Medium; Luftstrom an der Hautoberfläche)
- *Konduktion* (Wärmetransport durch ruhende Stoffe)
- Wärmestrahlung (Radiation, elektromagn. Strahlung)
- V. a. Verdunstung (Evaporation, Schwitzen)
- Bei Wärme verstärkte Hautdurchblutung

Koordination im ZNS:

- Regulationszentrum im Hypothalamus hat Sollwert „gespeichert“
- Bei Abweichung vom Sollwert wird gegengesteuert

Wichtige Erkrankungen

Im Rahmen v. Immunprozessen kann der Sollwert im Hypothalamus verstellt werden → Temperaturerhöhung (37,5–38 °C: *subfebrile* Temperatur; ab 38 °C: Fieber).

Temperaturen über ca. 42,5 °C sind mit dem Leben nicht vereinbar (Eiweißdenaturierung beginnt ab 41,5 °C). Unterkühlung ist ab ca. 30 °C lebensgefährlich.

Wirbel

Definition

Die Wirbel (*Vertebrae*) sind die knöchernen Elemente der Wirbelsäule. Sie unterscheiden sich in ihrem Aussehen je nach ihrer Position in der Wirbelsäule.

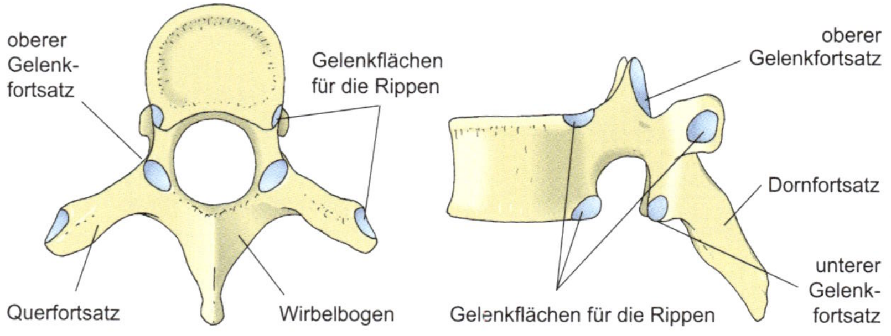

Abb. 63 Brustwirbel [L190]

Bau

(➤ Abb. 63)
Grundelemente der Wirbel:

- Wirbelkörper (*Corpus vertebrae*)
- Dornfortsatz (*Proc. spinosus*)
- Querfortsätze (*Procc. transversi*); tragen bei Brustwirbeln Gelenkflächen für Rippen, bei Lendenwirbeln nur noch rudimentär vorhanden, stattdessen dort Rippenfortsätze
- Gelenkfortsätze (*Procc. articulares*) → obere u. untere Gelenkfortsätze mit benachbarten Wirbeln
- Wirbelbogen (*Arcus vertebrae*)
- Wirbelloch (*Foramen vertebrae*)

Die beiden ersten Wirbel, *Atlas* u. *Axis*, unterscheiden sich v. d. anderen:

- Atlas: knöcherner Ring, der mit seinen seitl. Abschnitten (*Massae laterales*) im oberen Kopfgelenk (*Atlantookzipitalgelenk*) auf Schädelbasis trifft
- Axis: alle Grundelemente eines Wirbels, aber zusätzlicher Knochenzahn (*Dens axis*), dessen Gelenk mit Atlas (unteres Kopfgelenk, *Atlantoaxialgelenk*) das Seitwärtsdrehen des Kopfes erlaubt

Funktionen

Obere u. untere Einschnitte d. Wirbelbögen bilden Zwischenwirbellöcher (*Foramina intervertebralia*), aus ihnen treten ➤ Spinalnerven aus.

Wichtige Erkrankungen

Bei Osteoporosepatienten kommt es oft zu Stauchungsfrakturen der Wirbel.

Wirbelsäule

Definition

Die (*Columna vertebralis*) ist die bewegliche Längsachse des Skeletts. Sie besteht aus 24 ➢ Wirbeln u. den dazwischen liegenden Bandscheiben.

Bau

Die Wirbelsäule lässt sich in 5 Teile untergliedern:

- Halswirbelsäule (HWS; 7 Wirbel; abgekürzt C1–C7)
- Brustwirbelsäule (BWS; 12 Wirbel; abgekürzt Th1–Th12)
- Lendenwirbelsäule (LWS; 5 Wirbel; abgekürzt L1–L5)
- Kreuzbein (*Os sacrum*; 5 Wirbel zu einem Knochen verwachsen)
- Steißbein (*Os coccygis*; 4 od. 5 verkümmerte Wirbel, ebenfalls verwachsen)
- Die Wirbelsäule ist doppel-S-förmig gekrümmt. Vorwölbungen (*Lordosen*) in HWS u. LWS; Krümmungen nach hinten (*Kyphosen*) in BWS u. Os sacrum

Funktionen

- Hauptachse des Skeletts, große Beweglichkeit um 3 Achsen (horizontal, frontal, vertikal)
- Doppel-S-Form verleiht große Stabilität → Belastung wird gleichmäßig verteilt
- BWS ist durch Gelenke mit Rippen verbunden → Beweglichkeit des Brustkorbs bei Atemexkursionen

Wichtige Erkrankungen

- Rückenschmerzen verschiedenster Ursache sind Volkskrankheit Nummer 1
- Verkrümmung der Wirbelsäule zur Seite heißt *Skoliose*

Schwere Lasten immer mit geradem Rücken aus den Knien heraus heben (z. B. Lagern v. Patienten).

Besondere Informationen

Die Wirbelsäule v. Neugeborenen ist gerade. *Lordosen* u. *Kyphosen* bilden sich erst bis zum Schulalter heraus.

Zelle – Grundlagen und Membran

Definition

Eine Zelle ist die kleinste, für sich allein überlebensfähige Bau- u. Funktionseinheit des Organismus. Die Zellen des Körpers unterscheiden sich in ihrem Aussehen u. in ihrer Ausstattung mit Proteinen, haben aber alle das gleiche Genom u. den gleichen Grundbauplan mit einer Membran, einem Kern u. verschiedenen Organellen (➢ Zellen – Organellen).

Bau

Jede Zelle ist umgeben v. einer Zellmembran, die *Zytoplasma* (Flüssigkeit im Zellinneren) im *intrazellulären* Raum vom Zelläußeren (*extrazellulärer* Raum) trennt.
Aufbau Membran (➢ Abb. 64):

- Verformbare Hülle aus Fetten (*Membranlipiden*)
- Mit eingelagerten Membranproteinen
- Ca. 10 nm dick
- Doppelschicht aus Phospho- u. Glykolipiden
- Membranlipide haben *hydrophilen* (Wasser anziehenden) Kopf u. *hydrophoben* (Wasser abstoßenden) Schwanz
- → Membranlipide ordnen sich so zur Doppelschicht an, dass die Schichtung Kopf-Schwanz-Schwanz-Kopf ist
- Zusätzlich kommt Cholesterin vor
- Membranproteine liegen Membran an, sind tw. in ihr versenkt od. durchdringen sie ganz (*periphere*, *integrale* u. *Transmembran-Proteine*)
- Lipide u. Proteine sind auf Membran beweglich → Membran ist eine Art flüssige Wand
- Glykolipide u. viele Proteine tragen antennenförmige Zuckerketten → Zelle ist v. Saum aus Zuckermolekülen umgeben (*Glykokalix*)
- Die Membranen, die Zellorganellen umgeben, sind nach gleichem Prinzip aufgebaut

Zytosol:

- Zytosol = Zytoplasma – Zellorganellen
- Haupts. Wasser
- Rest: Proteine, Elektrolyte, Kohlenhydrate, Fette

Erbinformation liegt auf Chromosomen verteilt im Kern (*Nucleus*):

- Beim Menschen 46 Chromosome (22 Paare Autosomen u. 2 Geschlechtschromosomen – XX genetisch weiblich, XY genetisch männlich)
- Chromosom bestehen aus einem langen DNA-Faden, der auf spezielle Proteine (*Histone*) aufgewickelt ist

Funktionen

- Zellen spezialisieren sich auf best. Aufgaben (funktionale Differenzierung); Zellen gleicher Differenzierung, die zusammen liegen, bilden Gewebe
- Im Zytosol spielen sich die meisten Stoffwechselprozesse ab

Membran:

- Ist nicht für alle Stoffe gleich gut durchlässig (selektive Permeabilität, Semipermeabilität)
  - Gut durchlässig für fettlösliche (*lipophile*) Stoffe u. Gase
  - Schlecht durchlässig für Wasser, wasserlösliche (*hydrophile*) u. geladene Stoffe
- Spezielle Transmembranproteine (Transporter, Kanäle) transportieren nicht membrangängige Stoffe aktiv od. passiv durch Membran
- Glykokalix: mechanischer u. chemischer Schutz d. Zelle

Wichtige Erkrankungen

Alle Krankheiten beruhen letzten Endes auf Zerstörung v. Zellen od. ihrer Fehlfunktion.

Alle Zellen d. Körpers sind aus einer einzigen Zelle (befruchtete Eizelle) hervorgegangen.

Besondere Information

Der menschliche Körper besteht aus 100.000.000.000.000 Zellen.

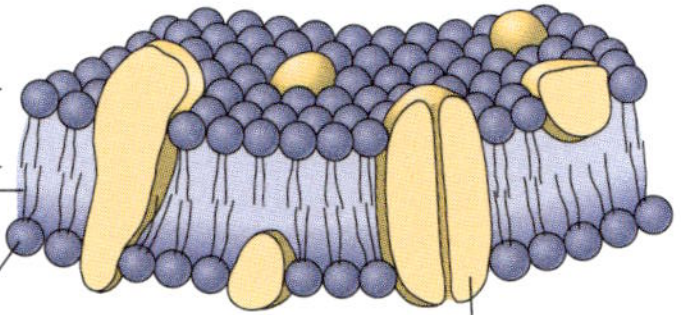

Abb. 64 Die Zellmembran ist chemisch gesehen eine Doppelschicht fettähnlicher Substanzen [L190]

Zelle – Organellen

Definition

Jede Zelle besitzt abgetrennt Reaktionsräume, die *Organellen* (➤ Abb. 65).

Bau

Kern (*Nucleus*):
- 2 Membranen (Kernhülle) mit Poren (Kernporen)
- Gesamter Inhalt Kerninnenraum = *Karyoplasma*
- Enthält DNA auf Chromosomen
- Enthält Kernkörperchen (*Nucleoli*)

Mitochondrien:
- Länglich oval, mit 2 Membranen
- Innere Membran umgibt Matrixraum
- Innere Membran ist zu Leisten (bei Mitochondrien v. Crista-Typ) od. Schläuchen (Tubulus-Typ) aufgeworfen
- Haben eigene DNA, die in Ringform vorliegt

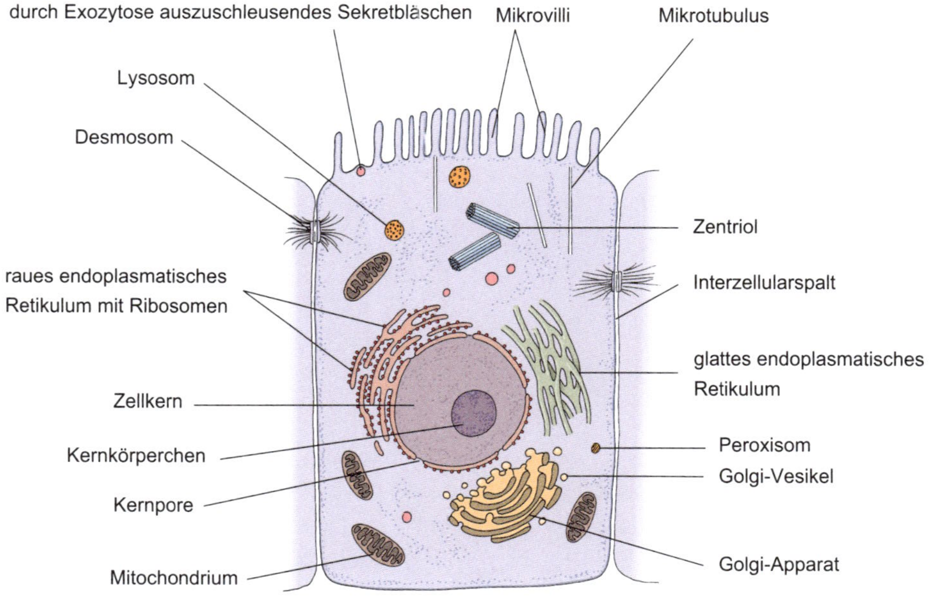

Abb. 65 Zellorganellen [L190]

Ribosomen:
- Kleine Organellen aus RNA (ribosomale RNA, rRNA)
- Bestehen aus 2 Untereinheiten
- Hängen oft kettenförmig als *Polysome* aneinander

Endoplasmatisches Retikulum (ER):
- Verzweigtes Hohlraumsystem, Membran geht kontinuierlich in äußere Kernmembran über
- Rauhes ER: mit Ribosomen besetzt
- Glattes ER: ohne Ribosomen

Golgi-Apparat:
- Stapel aus 5–10 dicht gestapelten, pfannenkuchenförmigen Membransäcken
- Ein Stapel: *Diktyosom*; alle Stapel einer Zelle: Golgi-Apparat

Lysosomen u. *Peroxysomen*:
- V. Membran umgebene Bläschen

Funktionen

Kern:
- DNA wird zu mRNA umgeschrieben
- An Nukleoli wird rRNA gebildet u. zu Ribosomen-Untereinheiten geformt

Mitochondrien:
- An Innenmembran sitzen Enzyme d. Atmungskette, die ATP (Energieträger) herstellen, „Kraftwerk der Zelle“
- Mitochondrien v. Tubulustyp spielen Rolle bei Synthese v. Steroidhormonen

Ribosomen:
- Lesen u. dekodieren mRNA
- Setzen nach Bauplan d. mRNA Aminosäuren zu Proteinen zusammen

Endoplasmatisches Retikulum (ER):
- Glattes ER: Lipidsynthese (Membranlipide!)
- Rauhes ER: Proteinsynthese

Golgi-Apparat:
- Proteine kommen vom ER
- Proteine wandern v. Membransäckchen zu Membransäckchen, werden nach Bestimmungsort sortiert u. verändert
- Auf ER gegenüberliegender Golgi-Seite verlassen Proteine Golgi in Vesikel verpackt

Lysosomen bauen Material v. innerhalb u. außerhalb d. Zelle ab.

Peroxysomen entgiften Stoffe aus Zellstoffwechsel.

Besondere Information

Man nimmt an, dass Mitochondrien ursprünglich Bakterien waren, die in Einzellern in Symbiose lebten. Alle Mitochondrien stammen v. Mitochondrien d. Eizelle ab → mitochondriale DNA wird nur v. Mutter vererbt.

Zelle – Zellskelett und Zellkontakte

Definition

Um ihre Form zu stabilisieren, besitzen Zellen ein Zellskelett (*Zytoskelett*) aus Proteinen. Um sich zu verankern od. mit anderen Zellen Stoffe auszutauschen, besitzen viele Zellen Zellkontakte.

Bau

Zellskelett: Netzwerk aus Röhren (*Mikrotubuli*) u. Fäden (*Filamenten*)

- Mikrotubuli: Röhren aus Tubulin
- Filamente:
  - Aktinfilamente (*Mikrofilamente*): aus Aktin; bilden oft Stützgerüst unter Zellmembran
  - Intermediärfilamente: kleiner als Aktinfilamente

Zellkontakte:

- Haftkontakte: befestigen Zelle auf Basalmembran od. an anderen Zellen; bestehen aus Transmembranproteinen, Plaqueproteinen (liegen auf Zellinnenseite) u. Filamenten, die mit ihnen verbunden sind:
  - *Desmosomen*: fleckförmige Kontakte, mit Intermediärfilamenten
  - *Zonula adhaerens*: Epithelzellen sind mit gürtelförmiger Haftzone an allen ihren Nachbarn befestigt, mit Aktinfilamenten
- Verschlusskontakte (Tight Junctions): gürtelförmige Verschlussleiste aus Transmembranproteinen
- Kommunikationskontakte: *Nexus* (Gap Junctions); Kanäle zw. 2 Zellen

Funktionen

- Mikrotubuli: Transport, Bewegung; sind als Zentriolen am für Zellteilung wichtigen Zentrosom u. am Spindelapparat (zieht b. Zellteilung Chromosomen auseinander) beteiligt
- Aktinfilamente: an Bewegungen beteiligt (z. B. in Muskelzellen zusammen mit Myosin)
- Intermediärfilamente: passive Stützstrukturen

Zunge

Definition

Die Zunge (*Lingua*) ist ein mit Schleimhaut bedeckter Muskelkörper in der Mundhöhle. Sie trägt zur Lautbildung sowie zum Schluckakt bei u. ist der hauptsächliche Ort der Geschmacksempfindung.

Bau

Die Zunge entspringt dem Mundboden an der Zungenwurzel (*Radix linguae*). Sie läuft aus in d. Zungenspitze. Ihre Oberseite ist d. Zungenrücken, d. Unterseite d. Zungengrund. An d. Unterseite befindet sich mittig d. Zungenbändchen (*Frenulum linguae*).

Muskulatur: 2 Schichten:
- Außenmuskulatur: Ursprung in knöchernen u. muskulären Strukturen der Umgebung; Lageveränderungen
- Binnenmuskulatur: Formveränderungen

Die Schleimhaut enthält Papillen, die der Zunge ihre rauhe Oberfläche geben.
- Fadenpapillen (*Papillae filiformes*): mit verhornten Anteilen, mechanische u. Tastfunktion
- Pilzpapillen (*Papillae fungiformes*): Geschmackspapillen
- Blätterpapillen (*Papillae foliatae*): Geschmackspapillen
- Wallpapillen (*Papillae vallatae*): Geschmackspapillen

Innervation: motorisch: XII. ➤Hirnnerv (*N. hypoglossus*), sensibel: Hirnnerven VII. (*N. facialis*) u. IX. (*N. glossopharyngeus*).

Funktionen

Die Geschmackspapillen nehmen 5 Geschmacksqualitäten wahr:
- Süß (Kohlenhydrate, Süßstoffe)
- Sauer (H^+-Ionen)
- Salzig (z. B. NaCl)
- Bitter (Bitterstoffe)
- Umami (Glutamat)

Wichtige Erkrankungen

Weißliche Beläge der Zunge können als *Soor* Ausdruck einer Pilzinfektion sein.

Bei N.-hyoglossus-Schädigungen weicht die Zunge zur betroffenen Seite ab.

Register